RÜCKEN YOGA

Wolfgang Mießner

RÜCKEN YOGA

Fit, gesund und schmerzfrei durch den Alltag

CHRISTIAN

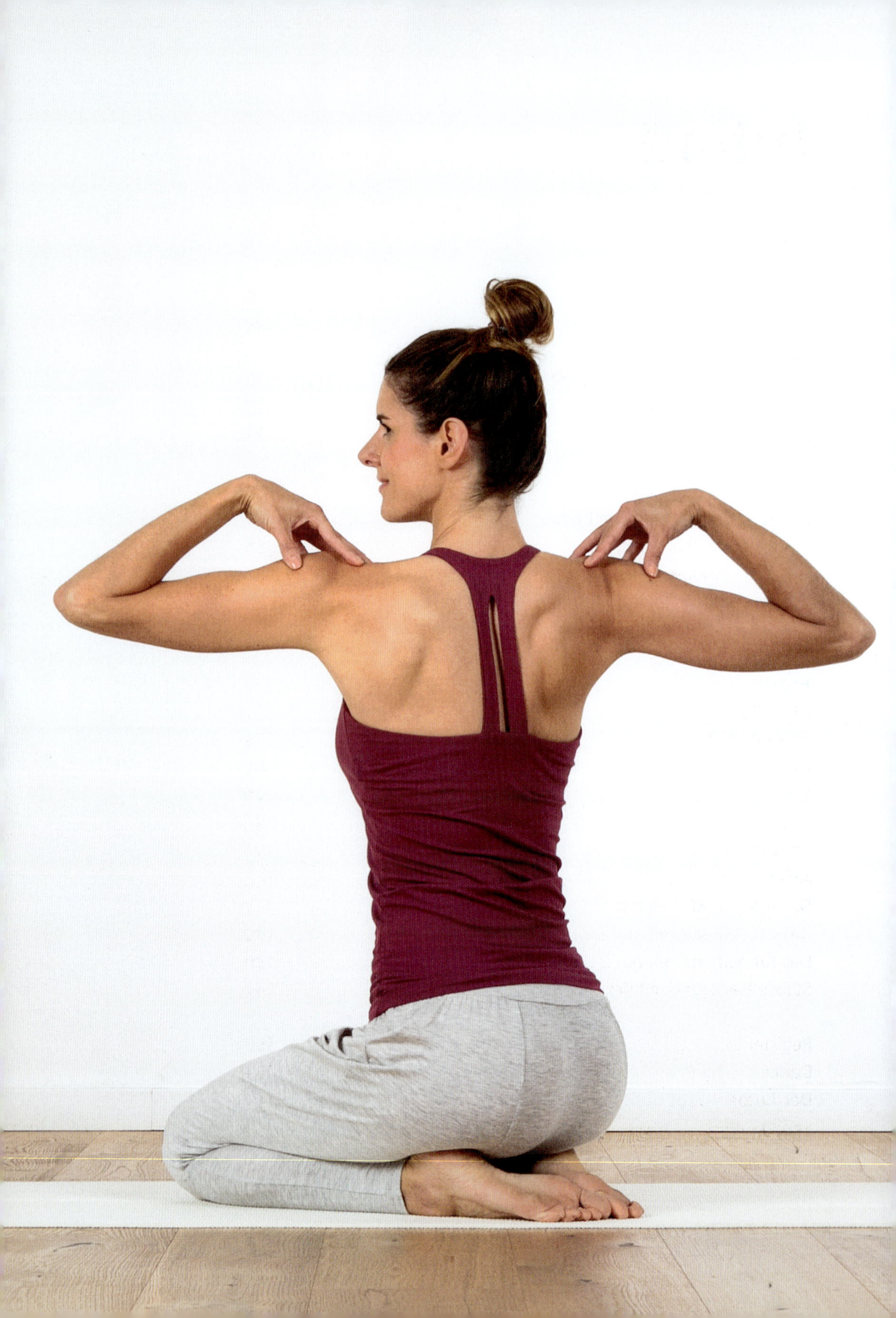

Inhalt

Vorwort

Vor mehr als 25 Jahren habe ich meine Ausbildung zum staatlich geprüften Sport- und Gymnastiklehrer mit einer Prüfung an der TU München beendet. Aufgrund meiner eigenen Rückenprobleme, die bereits in jungen Jahren begannen, habe ich mich für diesen Beruf entschieden. Ich wollte mehr über die Anatomie des Menschen erfahren und lernen, was ich selbst für mich und andere Betroffene tun kann. Nach vielen Jahren aufreibender Arbeit in der Fitness- und Gesundheitssportbranche, in der damals vor allem die äußere Erscheinung, die man mit hartem Fitnesstraining erreichen kann, zählte, suchte ich nach einem Weg, der sprichwörtlich »mehr in die Tiefe geht«. So habe ich in einem der damals noch seltenen Yogastudios in München einen Kurs besucht. Für mich war sofort klar: Das ist es, was ich suche. Hier begann mein ganz persönlicher Yogaweg.

Meine erste Ausbildung zum Yogalehrer absolvierte ich in einem der drei Yogastudios in München. Wir waren zehn Studenten, soweit ich mich richtig erinnere. Ehrlich gesagt fühlte ich mich ein wenig als Exot, wenn ich mit meiner Matte zum Unterricht ging, und noch ehrlicher gesagt, habe ich damals sogar versucht, diese Matte zu verbergen, wenn ich mich in der Öffentlichkeit bewegte. Heute muss ich über dieses Verhalten ein wenig schmunzeln. Die Zeiten haben sich geändert. Die Teilnehmerzahlen sind in guten Ausbildungsschulen mittlerweile so hoch, dass es teilweise gar nicht mehr selbstverständlich ist, einen Studienplatz zu erhalten. Ich erlebe dies gerade selbst an der Akademie, an der ich als Referent unterrichte.

Über die Jahre hinweg folgten weitere zertifizierte Ausbildungen und etliche Fortbildungen bei tollen Lehrern. Auch in anderen Bereichen der gesundheitsorientierten und somatischen Körperarbeit habe ich mich aus- und weiterbilden lassen. Obgleich es schon immer mein eigenes Thema war, habe ich vor einigen Jahren begonnen, den Rücken in den Mittelpunkt meiner unterrichtenden Tätigkeit zu stellen.

Ich freue mich, wenn du Yoga als einen Weg von vielen gefunden hast, um etwas für dich und deinen Rücken zu tun. Dabei spielt es keine Rolle, ob du dabei nur an die Vorsorge denkst oder ob du hin und wieder bereits mit unangenehmen Rückenproblemen zu kämpfen hast. Dieses Buch ist für

»Wenn ich selbst Yoga übe, dann rolle ich spontan meine Matte aus und betrete damit einen inneren Raum in mir. Ich lasse meinen Körper sprechen und übe intuitiv das, was meinem Körper guttut. Manchmal praktiziere ich eine ganze Stunde ausschließlich Körperübungen, ein anderes Mal übe ich nur ein einziges Asana und sitze im Anschluss eine gewisse Zeit einfach nur da und beobachte meinen Atem. Wenn ich auf meiner Matte bin, bin ich frei.«

alle geeignet, die einen präventiven oder rehabilitativen Weg für die eigene Rückengesundheit suchen.

Ich stelle keineswegs den Anspruch, dass der körperlich orientierte Yoga der einzige Weg für einen gesunden und schmerzfreien Rücken ist, aber es ist ein guter Weg. Denn Experten und Ärzte sind sich einig: Bewegungsmangel ist Grund Nummer 1 für Rückenschmerzen. Natürlich können andere Faktoren, wie psychische Belastung oder Stress, ebenso eine Rolle spielen, wenn der Rücken streikt. Doch mit den in diesem Buch spezifisch ausgewählten, körperlichen Übungen kann man auch Zugang zu den anderen Störfaktoren finden. Wenn du kontinuierlich, konzentriert und ohne Leistungsgedanken übst, dann haben diese Yogaübungen auch einen positiven Einfluss auf deinen Geist und letztendlich kann es passieren, dass du deine Denkweise über und Einstellung zu gewissen Dingen veränderst. Manche Menschen, die regelmäßig Yoga üben, fangen ganz von allein an, auch andere Dinge in ihrem Leben neu zu überdenken. Dinge nämlich, die den Rücken belasten. Diesbezüglich weiß ja auch der Volksmund Bescheid: Wenn einem »etwas im Nacken sitzt«, wenn man »eine schwere Last tragen muss« oder wenn man sich »zu viel aufbürdet«, kann man schon mal seine »Haltung verlieren«. Nicht selten ist unser Rücken also auch der Spiegel unserer Seele. Und über eine Übungspraxis, in der man selbst in den Fokus rückt, erkennt man ziemlich schnell, dass die eigenen Probleme nicht selten »hausgemacht« sind.

Ich wünsche dir viel Spaß mit diesem Buch. Und ich wünsche dir Zuversicht, Durchhaltevermögen und vor allem den Glauben an deine dir innewohnende Kraft.

Wolfgang Mießner

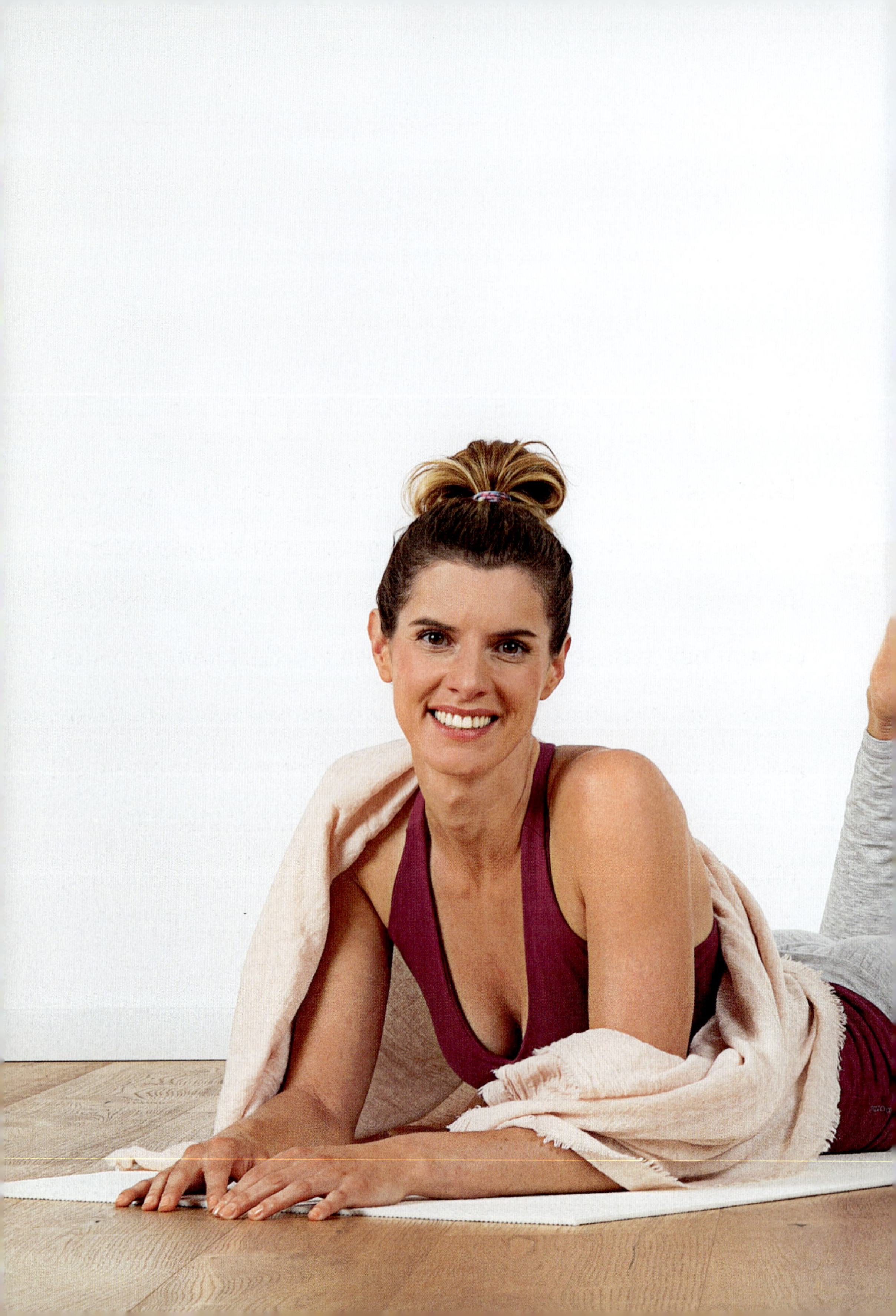

RÜCKEN & YOGA

Die meisten Menschen im Westen beginnen mit Yoga, weil sie sich vor allem vom Bewegungskonzept angesprochen fühlen und sich mehr Beweglichkeit, Ausgeglichenheit und Gesundheit wünschen. Yoga allgemein bedarf keiner besonderen Voraussetzungen. Jeder kann damit beginnen, ganz gleich, ob bereits Rückenprobleme bestehen, oder ob es um Prävention geht. Viele Schüler, die mit den reinen Körperübungen begonnen haben, entdecken über kurz oder lang, dass sich hinter Yoga noch mehr verbirgt.

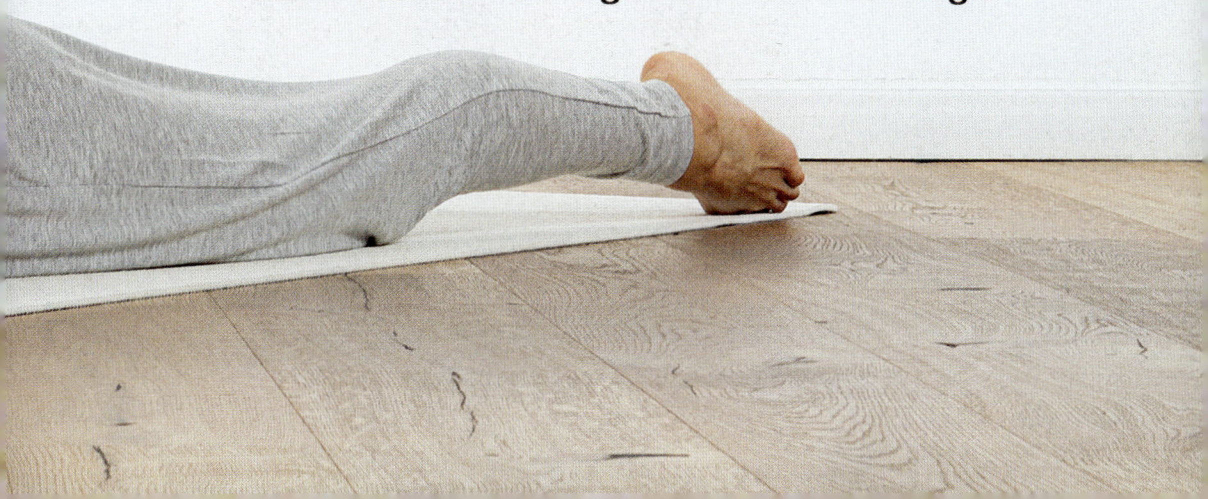

Unser Rücken

Kaum ein Bereich des menschlichen Körpers ist so komplex aufgebaut und muss so viel tragen wie der Rücken.

Wenn ich mich mit Schülern oder Kollegen über den Rücken unterhalte, stehen zwangsläufig die Wirbelsäule und ihre angrenzenden Bereiche im Mittelpunkt der Gespräche. Vor allem für schmerzbetroffene Schüler ist es interessant, wie es denn im Rücken so aussieht. Deshalb gehen all meinen Workshops und Rückenkursen Informationen voraus, die erklären, wie die Wirbelsäule aufgebaut ist und welche Gründe es geben kann, dass irgendetwas aus der Balance geraten ist, und so der Grund für Schmerzen sein könnte. Auch dich möchte ich einladen, dir ein paar Details dazu vor Augen zu führen, damit du ein wenig mehr über deinen Körper lernst und so insbesondere diese zentrale Achse – deine Wirbelsäule – besser verstehen kannst.

Die Wirbelsäule – ein technisches Meisterwerk

Die Wirbelsäule ist ein faszinierendes Stück Körpermechanik. Sie bildet den zentralen Stützpfeiler und spielt bei fast allen Bewegungen eine wichtige Rolle. Eine gesunde Wirbelsäule ist fest und flexibel zugleich. Im aufrechten Stand ist sie stabil und stark genug, um unser Körpergewicht zu tragen, gleichzeitig aber auch biegsam genug, um etliche Bewegungen des Alltags zu vollziehen. Mit ihren knöchernen Wirbeln, den Bändern, den Gelenken, den Bandscheiben und etlichen Muskeln und faszialen Strukturen ist sie ein geniales System.

Die perfekte Schwingung

Die Wirbelsäule ist, von der Seite betrachtet, wie ein doppeltes »S« geschwungen. Dies haben wir unserem aufrechten Gang zu verdanken. Beim Embryo ist sie noch C-förmig. Erst wenn wir uns gegen die Schwerkraft aufrichten, formt sich die typische Doppel-S-Form heraus. Diese Krümmung ist wichtig, denn bei einer stockgeraden Wirbelsäule wären die Erschütterungen beim Gehen für das Gehirn enorm. Die geschwungene Form federt jeden Schritt ab. Betrachtet man die Wirbelsäule von vorne, ist sie gerade.

Expertenlatein

Im Bereich der Hals- und der Lendenwirbelsäule ist die Krümmung jeweils zum Körper hin gerichtet (Lordose). Im Bereich der Brustwirbelsäule und im Kreuzbeinbereich ist sie nach außen gerichtet (Kyphose). Ist die Krümmung im Lendenbereich zu stark ausgeprägt, spricht man von einer Hyperlordose (Hohlkreuz). Ist dagegen die Kyphose im Brustwirbelbereich zu stark, so ergibt sich ein Rundrücken. Weist die Wirbelsäule von hinten betrachtet eine seitliche Verkrümmung auf, eventuell gepaart mit einer Verdrehung, nennt man dies Skoliose.

DIE WIRBELSÄULE bildet von der Seite betrachtet ein doppeltes S, von hinten betrachtet ist sie dagegen ganz gerade.

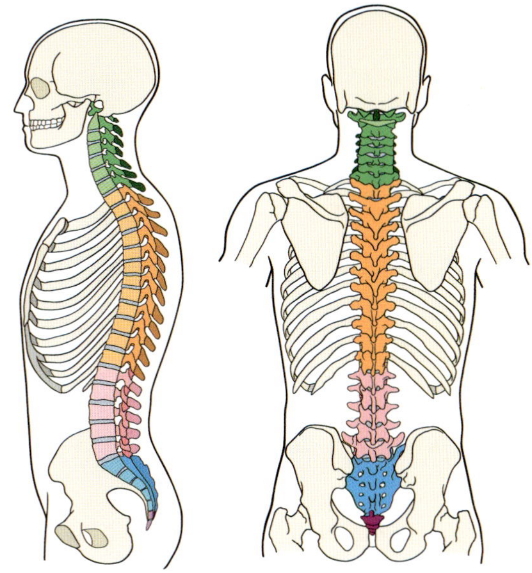

7 Halswirbel, 12 Brustwirbel, 5 Lendenwirbel, 5 Kreuzbeinwirbel, 4 Steißbeinwirbel

33 Bausteine

Die gesamte Wirbelsäule umfasst 33, manchmal 34 Wirbel. Sie besteht aus fünf zusammenhängenden Bereichen, von denen drei beweglich und zwei starr sind. Die beweglichen Bereiche sind die Hals-, Brust- und Lendenwirbelsäule. Daran schließen sich die beiden unbeweglichen und verknöcherten Bereiche Kreuz- und Steißbein an. Vor allem das Steißbein, als unterstes Ende der Wirbelsäule, ist noch ein Relikt aus der Urzeit, als unsere Vorfahren noch einen Schwanz hatten.

Expertenlatein

Die einzelnen Wirbel werden von oben nach unten gezählt. Die sieben Halswirbel tragen die Namen C1 bis C7. Das »C« steht dabei für *cervix* (lateinisch für Nacken, Hals). Die zwölf Brustwirbel werden als Th1 bis Th12 bezeichnet. Das »Th« steht für *thorax* (lateinisch für Brustkorb). Für die fünf Lendenwirbel wird die Bezeichnung L1 bis L5 verwendet. Das »L« steht für *lumbus* (lateinisch für Lende). Die fünf miteinander verschmolzenen Kreuzbeinwirbel bezeichnet man als S1 bis S5. Das »S« steht für *sacrum* (lateinisch für Kreuzbein). Die vier (manchmal fünf) ebenfalls miteinander verwachsenen Steißbeinwirbel tragen die Namen Co1 bis Co4. Die Buchstabenkombination »Co« stammt vom Wort *os coccygis* (lateinisch für Steißbein).

Die einzelnen Abschnitte unserer Wirbelsäule sind unterschiedlich beweglich. So funktionieren Drehbewegungen im Halsbereich und Rückbeugebewegungen in der Lendenwirbelsäule besonders gut. Die unterschiedlich gut ausgeprägten Bewegungsmöglichkeiten liegen einerseits daran, dass alle Wirbel zwar den gleichen schematischen Aufbau haben, sie aber von oben nach unten verschiedenartig geformt sind. Für die unterschiedliche Beweglichkeit sind aber noch andere Faktoren verantwortlich. So ist zum Beispiel im Bereich der Brustwirbelsäule die Rückbeugebewegung (Extension) stark eingeschränkt wegen der festen Verbindung mit dem Brustkorb. In der Abbildung auf der nächsten Seite siehst du die Rippengelenkflächen, an denen die einzelnen Rippen am Wirbel ansetzen.

Auch die kleinen Wirbelgelenke (Facettengelenke), also die beweglichen Verbindungsstellen zwischen den einzelnen

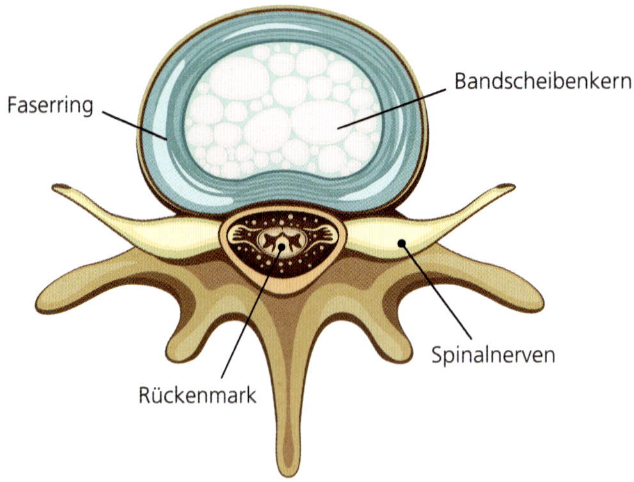

DIE BANDSCHEIBE
mit Kern und Faserring

Wirbeln, haben von oben nach unten betrachtet eine unterschiedliche Anordnung und somit Einfluss auf die Bewegungsfähigkeit in den einzelnen Abschnitten der Wirbelsäule. Die Facettengelenke sind echte kleine Gelenke mit einer Gelenkkapsel, Knorpel und Gelenkschmiere. Regelmäßige Bewegung ist für ein gesundes Knorpelgewebe und somit für eine bewegliche Wirbelsäule unerlässlich.

Die Wirbel

Jeder Wirbel ist ein eigenes Knochengebilde. Der massive Wirbelkörper des Wirbels liegt zum Bauch hin ausgerichtet. Er trägt das meiste Gewicht des Rumpfes. Zum Rücken hin gelegen hat der Wirbel rechts und links je einen sogenannten Querfortsatz und nach hinten hin einen Dornfortsatz. Diese drei Fortsätze dienen als Ansatzstellen für die vielen kleinen und kurzen, aber auch für längere Muskeln, die entlang der Wirbelsäule verlaufen. Sie bilden den Rückenstrecker (*musculus erector spinae*). Der Rückenstrecker stabilisiert zusammen mit gut funktionierenden Bauchmuskeln und anderen Hilfsmuskeln unser Rückgrat. Aus gutem Grund beinhalten die Übungsprogramme ab Seite 50 viele Übungen, die genau diese wichtigen Muskeln in ihrer Funktion verbessern.

Wenn du einen Wirbel von oben betrachtest, erkennst du ein Wirbelloch. Da alle Wirbel übereinanderliegen, entsteht eine Röhre, in der sich das Rückenmark befindet und gut geschützt ist. Diese Röhre nennt man Wirbelkanal oder Spinalkanal. Die hochempfindlichen Spinalnervenwurzeln verlassen das Rückenmark in regelmäßigen Abständen rechts und links, um mit ihren Verlängerungen bestimmte Körperbereiche bis in den letzten Winkel zu erreichen.

Das Bewegungssegment

Ein Wirbel allein ist nicht beweglich, da er aus ganz gewöhnlichem Knochenmaterial besteht. Erst durch die Verbindung der einzelnen Wirbel zu einer ganzen Wirbelsäule sind unsere vielfältigen Bewegungen mit dem Oberkörper möglich. Eine einzige Verbindung von Wirbel zu Wirbel nennt man Bewegungssegment. Viele Bewegungssegmente entlang der gesamten Wirbelsäule ermöglichen unterschiedlichste Bewegungen wie Vorbeugen, Rückbeugen, Seitbeugen und Drehungen.

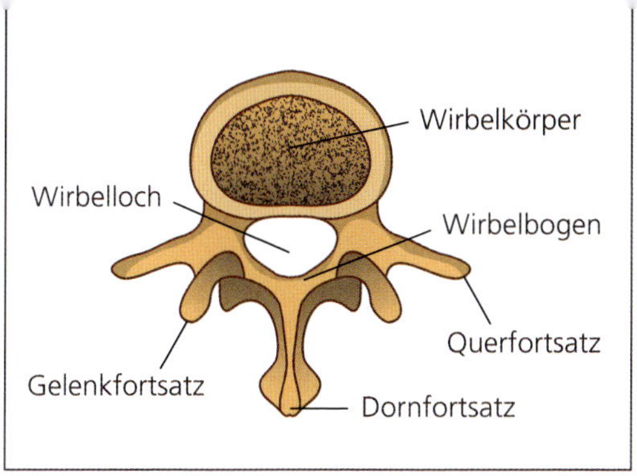

AUFBAU EINES Wirbels

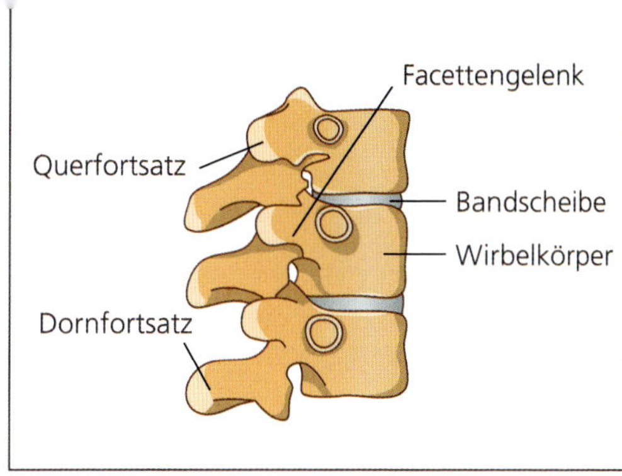

EIN BEWEGUNGSSEGMENT in Seitenansicht

Expertenlatein

Ein Bewegungssegment ist die kleinste bewegliche Einheit der Wirbelsäule. Es besteht aus zwei Wirbeln, einer Bandscheibe, den Bändern sowie den Muskeln und Sehnen.

Die Bandscheiben

Wir besitzen 23 Bandscheiben. Sie befinden sich immer zwischen zwei Wirbeln, dienen als Stoßdämpfer und sind auch an der Bewegung der Wirbelsäule beteiligt, indem sie sich bis zu einem gewissen Grad verformen können. Sind die Bandscheiben gesund, nehmen sie etwa 25 Prozent der Gesamtlänge der Wirbelsäule ein. Man kann sich die Bandscheiben wie robuste Kugellager vorstellen, die innen einen gallertartigen Kern *(nucleus pulposus)* besitzen, der außen herum von einem faserigen und dehnfähigen Knorpelring *(anulus fibrosus)* festgehalten wird.

Die Bandscheibe besitzt einen hohen Wasseranteil und hat, im Gegensatz zu anderen Gewebestrukturen in unserem Körper, so gut wie keine Blutgefäße, weshalb sie nicht über das Kreislaufsystem versorgt werden kann. Sie ist ein Selbstversorger und ernährt sich mit umliegender Gewebeflüssigkeit über Be- und Entlastung. Wie bei einem nassen Schwamm wird bei Belastung Flüssigkeit aus der Bandscheibe herausgedrückt. Bei Entlastung geschieht das Gegenteil – Flüssigkeit wird aufgesaugt und mit ihr lebenswichtige Nährstoffe. Regelmäßige Yogaübungen unterstützen diese Form der Versorgung. Langes unbewegtes Sitzen oder Stehen dagegen verhindert diesen Prozess und schadet der Bandscheibe enorm, sie kann austrocknen und ist der Altersdegeneration stärker ausgesetzt.

Die Bänder

Für Halt und Beweglichkeit der Wirbelsäule sorgen zusätzlich die Bänder, welche vor, hinter und neben den Wirbeln über die gesamte Länge der Wirbelsäule verlaufen. Sie bestehen aus einem starken, faserigen Gewebe und halten die Wirbel an Ort und Stelle. Sie fungieren sozusagen als Sicherheitsgurte. Wenn aufgrund des natürlichen Alterungsprozesses oder aufgrund einer Mangelernährung die Dicke der Bandscheiben abnimmt, hat dies zur Folge, dass auch das Bandsystem nicht mehr so straff sitzt. Die Wirbel könnten dann verrutschen und Schmerzen verursachen.

Damit das Bandsystem gesund und die nötige Festigkeit und Straffheit erhalten bleibt, sind ständige Bewegungsreize nötig, die wir durch Yogaübungen gut erreichen können.

Die Muskeln

Jedes Gelenk ist von Muskeln umspannt. Jedes Muskelende ist mit dem Ende eines Knochens durch die Muskelsehnen verbunden. Wir haben weiter außen liegende und größere Muskeln, die vor allem für Bewegungen zuständig sind, und wir haben tiefere Muskelschichten, die überwiegend für Stabilität sorgen. Je tiefer die Muskeln liegen, desto kleiner sind sie und desto mehr sorgen sie für eine gesunde Körperhaltung. Nahe der Wirbelsäule ist eine wichtige Muskelgruppe, bestehend aus etlichen kleinen Muskeln, die man Rückenstrecker nennt. Ich hatte dies im Vorfeld ja bereits erwähnt.

Die kleinen Muskeln im Körper, die für gewöhnlich nahe an den Gelenken liegen, nennt man Stabilisatoren. Sie sorgen für kleine Bewegungsveränderungen und korrigieren eine bestimmte Haltung. Diese sogenannte Tiefenmuskulatur ist für die Gesundheit des Rückens von enormer Bedeutung. Mit Yogaübungen kann man diese kleinen Muskeln wunderbar trainieren, indem man kleine und kleinste Veränderungen beziehungsweise Korrekturen in seiner Yogahaltung vornimmt. Generell kann man auch Gleichgewichtsübungen durchführen, um diese Muskeln anzusprechen.

Das Bindegewebe

Zu guter Letzt ist auch das Bindegewebe ein wesentlicher Bestandteil unseres Körpers und darf nicht außer Acht gelassen werden, wenn man über Rückengesundheit redet. Jedes Organ, jeder Muskel, jeder Knochen, jedes Blutgefäß, einfach alles ist von Bindegewebe umhüllt. Das Bindegewebe durchzieht als zusammenhängendes System den gesamten Körper und somit ist alles miteinander verbunden. Seit einigen Jahren verwendet man gerne auch den Begriff »Faszien«. Werden diese Faszien nicht regelmäßig in Bewegung gebracht, etwa durch spezifische Dehnübungen, können sie ihre funktionelle Struktur verlieren. Leider ist unser unbewegter Alltag ein Motor dafür, dass Störungen entstehen und die Faszien ihren physiologischen Aufgaben häufig nicht mehr so gut nachkommen können. Sie verkümmern, verkleben und verhärten schließlich. Da die Faszien mit etlichen Schmerzrezeptoren besetzt sind, kann dies letztendlich zu unangenehmen Schmerzen führen.

Da das Bindegewebe, also die Umhüllungen aller Bestandteile in unserem Körper, Verbindungen untereinander haben, können Störungen aus anderen Körperarealen auf den Rücken projiziert werden. Rückenschmerzen könnten deshalb auch ihren Ursprung am Fuß haben, wenn man vor einiger Zeit einmal umgeknickt ist.

Fazit

In unserem Körper stehen alle Teile untereinander in Kontakt. Nerven mit Hormonen, Muskeln mit Gedanken, Faszien mit Stimmungen. Dieses große Ganze funktioniert nach dem Prinzip der Selbstregulation. Verschiedene Einflussfaktoren können dieses System jedoch durcheinanderbringen. Genauso funktioniert es aber auch andersherum, denn völlig unterschiedliche Reize können den eigenen inneren Doktor wecken und alles wieder ins Gleichgewicht bringen. Yoga kann diesbezüglich einen wertvollen Beitrag leisten.

Wenn der Rücken schmerzt

Rückenschmerzen sind eine Volkskrankheit. Doch was verursacht die Beschwerden?

Etwa 80 Prozent der Bevölkerung in den westlichen Industrienationen leiden zumindest phasenweise unter Rückenschmerzen. Viele Experten aus unterschiedlichen Disziplinen sind sich einig, dass Bewegungsmangel der Hauptgrund dafür ist. Bei der Frage, welche Behandlungsmethoden bei Rückenproblemen den meisten Wert haben, scheiden sich jedoch manchmal die Geister und es wird zwischen harten Fakten, sinnvoll erscheinenden Therapien und reiner Spekulation hin und her diskutiert. Letztendlich eignet sich vielleicht am ehesten eine holistische Herangehensweise, bei der man allen Therapie- oder Behandlungsmöglichkeiten ihr Recht einräumt und als Experte oder als Betroffener stets individuell entscheidet. Es gibt jedenfalls kein Allheilmittel auf dem Weg zu einem gesunden Rücken. Aus meiner Erfahrung heraus und aufgrund der vielen Gespräche, die ich mit meinen Schülern bisher geführt habe, kann Yoga für einige Betroffene jedoch ein sehr guter Weg zu mehr Wohlbefinden sein. Genauso wichtig wie eine bestimmte Bewegungstherapie oder Behandlungsmethode sind aber auch die eigenen Ansichten über Rückenschmerzen. Vertraue deshalb auch stets deinen körpereigenen Heilungskräften und entwickle eine gesunde Grundeinstellung.

Ursachen für Rückenbeschwerden

Es ist kaum möglich, ein einzelnes Merkmal herauszustellen, an dem man feststellen kann, warum jemand Rückenbeschwerden hat. Meist kommen mehrere Gründe aus organischer oder psychischer Sicht ins Spiel und sie verstärken sich nicht selten gegenseitig. Deshalb ist es wichtig, dass wir neben den reinen Fakten auch die Risikofaktoren kennen, die wir beeinflussen und verändern können. Hierzu möchte ich dir ein paar Informationen geben.

Alter und Geschlecht

Die meisten von uns leiden unter Rückenbeschwerden im Alter zwischen 30 und 50 Jahren, da in diesem Zeitraum die gesellschaftlichen und beruflichen Anforderungen am höchsten sind. Die Zahl der jüngeren Betroffenen hat in den letzten Jahren jedoch zugenommen.

Frauen sind offenbar anfälliger für Rückenschmerzen als Männer, was an Schwangerschaft, Geburt und der manchmal ziemlich nervenaufreibenden Kinderpflege liegen kann. Das kann schon mal mächtig ins

Kreuz gehen. Männer allerdings lassen sich häufiger krankschreiben, was wiederum mit den typischen Männerberufen zusammenhängen kann.

Körperhaltung

Eine schlechte Körperhaltung ist oft der Grund für Schmerzen im Rücken. Zwanghaftes und stundenlanges Sitzen, etwa an einem ergonomisch ungünstig eingerichteten Schreibtischarbeitsplatz, langes und einseitiges Arbeiten im Stehen oder mit falscher Hebetechnik schwere Lasten bewegen – das alles mag der Rücken nicht.

Wenn Jugendliche bereits Rückenprobleme haben, kann das unter anderem an einer permanent schlaffen und vermeintlich besonders »coolen« Haltung liegen. Die fehlende Bewegung in der Freizeit gesellt sich natürlich hinzu, und wenn ich mich auf der Straße umsehe und die jungen Erwachsenen beobachte, scheint es so, als ob sich eine neue Nackenschmerz-Handy-Generation entwickelt. Sicher weißt du, was ich meine.

Bezüglich einer ungünstigen oder fehlerhaften Körperhaltung kann man drei verschiedene Begriffe unterscheiden: Haltungsfehler, Haltungsschwäche und Haltungsschaden.

1. DER HALTUNGSFEHLER

Ein Haltungsfehler besteht nur vorübergehend und ist schlichtweg ein momentaner Zustand, den man meist leicht beseitigen könnte, etwa bei einem falsch eingerichteten Arbeitsplatz, bei schlechter Körperhaltung während verschiedener Tätigkeiten oder beim Tragen von zu hohen Schuhen.

2. DIE HALTUNGSSCHWÄCHE

Bleibt ein Haltungsfehler über mehrere Wochen oder Monate bestehen, können im Laufe der Zeit muskuläre Dysbalancen entstehen. Eine korrekte Haltung kann nur noch mit einer gewissen Anstrengung eingenommen werden.

3. DER HALTUNGSSCHADEN

Ein Haltungsschaden kann das Resultat einer dauerhaften Haltungsschwäche, aber auch anderer Krankheiten sein. Die Entwicklung pathologischer Wirbelsäulenveränderungen kann auch angeboren sein. Hierbei liegen Veränderungen von Knochen, Gelenken und Gewebestrukturen vor, die durch ein Asana-Programm kaum mehr zu beheben, manchmal aber zu lindern sind.

Typische Haltungsschwächen

sind der Rundrücken, das Hohlkreuz oder Kombinationen von beidem. Gerade bei Haltungsschwächen ist ein gezieltes und regelmäßig durchgeführtes Yogaprogramm bei vielen Betroffenen sehr erfolgreich.

Bewegung & Körperkraft

Bewegungsmangel erhöht das Rückenschmerzrisiko deutlich. Der unbewegte Mensch hat zwangsläufig schwächere und weniger elastische Muskeln. Ein Untrainierter braucht auch wesentlich länger, um nach Krankheiten oder Verletzungen wieder zu genesen. Jemand, der regelmäßig Sport treibt, kann jedoch auch von Rückenproblemen betroffen sein. Nämlich der, der eine körperlich einseitige Betätigung, wie Tennis oder Golf, ausübt, oder der, der mit

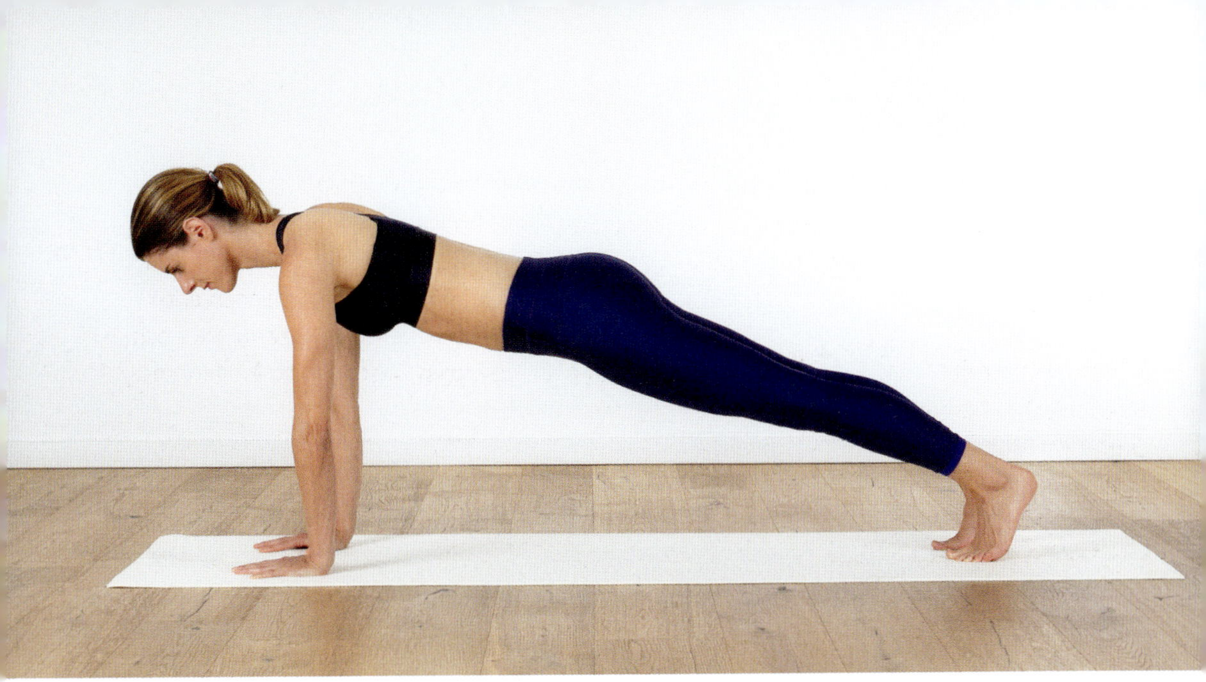

STÜTZHALTUNGEN, WIE das Brett, können den typischen Haltungsschwächen entgegenwirken.

falscher oder minderwertiger Ausrüstung dreimal pro Woche zum Joggen geht. Vor allem Sportvereinsmitglieder, die auch kleine Amateurturniere austragen, verletzen sich im eifrigen Wettkampf häufig.

Manche wundern sich, dass sie unter Rückenschmerzen leiden, obwohl sie doch – laut eigener Aussage – den ganzen Tag in Bewegung sind. Doch dabei handelt es sich meist um ein stressiges Hin- und Herhetzen von A nach B oder es geht darum, möglichst viele Dinge gleichzeitig zu erledigen. Wirklich koordinierte Bewegung ist das nicht, denn bei unseren alltäglichen Beschäftigungen sind die Bauchmuskeln wenig in Gebrauch und der Rücken meist in unkontrollierter Aktion. Hat man dagegen starke Bauchmuskeln, würden diese helfen, die Wirbelsäule, insbesondere den unteren Teil, zu stützen und den Rücken weniger schmerz- und verletzungsanfällig sein zu lassen.

Psychische Faktoren

Manchmal neigt der eine Mensch zu Rückenschmerzen und der andere nicht, obwohl beide einen ähnlichen Körperbau und Fitnesszustand haben und sie sich in ähnlichen Lebensumständen befinden. Hier kommen wahrscheinlich die emotionalen und psychischen Faktoren zum Tragen. Wir wissen ja, dass es zahlreiche Beispiele für körperliche Reaktionen auf emotionale Zustände gibt, beispielsweise das Erröten in einer peinlichen Situation oder Übelkeit beim Anblick eines leidenden Tieres. Möglicherweise kommen Rückenschmerzen in manchen Fällen auf ähnliche Weise zustande.

Auch der psychische Druck, der bei vielen Menschen von außen kommt, wird unterschiedlich empfunden und verarbeitet. Fast erscheint es logisch, dass andauernder Stress zu funktionalen Veränderungen im Körper führt und sich auf dem Rücken niederschlagen kann. Mit den

Aussagen, sich »viel aufzubürden« oder »eine schwere Last zu tragen«, weiß diesbezüglich ja auch der Volksmund Bescheid.

Stimmung

Ist dir schon einmal aufgefallen, dass auch die aktuelle Tageslaune deine Rückenbefindlichkeit beeinflussen kann? Tatsächlich ist es so, dass viele Betroffene an manchen Tagen sämtliche anfallende Aufgaben ohne Probleme bewältigen können, während der Rücken an anderen Tagen schon beim kleinsten Anlass streikt. Klingt logisch – denn wenn man traurig oder niedergeschlagen ist, lässt man schon mal den Kopf und die Schultern hängen, oder man geht krummer, wenn man in einer resignierenden Stimmung ist. Vermutlich wird sich der Rücken bei einigen kaum bemerkbar machen, wenn sie fröhlich, entspannt und zuversichtlich sind.

Pathologische Veränderungen der Wirbelsäule

Pathologische, also krankhafte Veränderungen der Wirbelsäule, liegen meist dem fortschreitenden Lebensalter und dem damit zusammenhängenden natürlichen Verschleiß zugrunde. Manche Wirbelsäulenanomalien sind auch genetisch bedingt. Es gibt auch noch etliche andere lokale oder systemische Erkrankungen, die zu verschiedenen Wirbelsäulenleiden führen.

Neben vielen weiteren pathologischen Veränderungen möchte ich nur kurz auf die Probleme eingehen, mit denen auch meine Schüler am meisten zu kämpfen haben. Auf diese Beschwerden stoße ich oft.

BANDSCHEIBEN

Anatomisch haben wir die Bandscheiben bereits näher betrachtet und wir haben festgestellt, dass Bewegungsmangel, falsche Belastung und der natürliche Alterungsprozess die Widerstandsfähigkeit des Faserrings beeinträchtigen. Unter falscher Belastung weicht dann das Gewebe des Bandscheibenkerns zwangsläufig in Richtung der größten Schwachstelle. Es kommt zunächst zu einer Bandscheibenvorwölbung und, wenn der Faserring letztendlich reißt, zu einem Bandscheibenvorfall. Drückt das Kerngewebe dann auf das Rückenmark beziehungsweise auf einen Spinalnerv, kann dies Schmerzen, Sensibilitätsstörungen und manchmal auch Lähmungserscheinungen im betroffenen Areal hervorrufen.

Bandscheibenprobleme treten häufig im Lenden- und Halswirbelsäulenabschnitt auf. Manchmal kann bereits eine Vorwölbung der Bandscheibe spürbar sein, bevor der Faserring gerissen ist. Erste Anzeichen können Kribbeln in den Händen oder Füßen sein.

Expertenlatein

Eine Bandscheibenvorwölbung wird als Bandscheibenprotrusion bezeichnet. Einen tatsächlichen Bandscheibenvorfall nennt man Bandscheibenprolaps.

FACETTENGELENKSYNDROM

Bandscheiben, die einen Vorfall erleiden oder dem natürlichen Prozess der Alterung unterliegen, werden dünner. Dadurch nähern sich im betroffenen Abschnitt die Wirbel einander an. Hierunter leiden die Facettengelenke, indem sie zusätzlicher Belastung ausgesetzt sind. Diese Überbeanspruchung wird dem Gehirn gemeldet und bei unkontrollierten Rumpfbewegungen können heftige Schmerzen entstehen. Im fortgeschrittenen Stadium haben die Gelenkflächen der Facetten permanent Kontakt und es kann Arthrose entstehen.

WIRBELGLEITEN

Als Wirbelgleiten bezeichnet man einen Vorgang, bei dem sich zwei Wirbel gegeneinander verschieben. Der Fachbegriff lautet Spondylolisthesis. Meistens verschiebt sich ein oberer, kopfwärts gelegener Wirbel einige Millimeter nach vorne in Richtung Bauchraum, während der untere Wirbel seine Stellung beibehält. Auch seitliche Verschiebungen sind möglich.

Wirbelgleiten kann in seltenen Fällen angeboren sein. Meistens entwickelt es sich jedoch im Laufe des Lebens. Oft liegt die Ursache darin, dass die Wirbelsäule mit ihren Bandscheiben verschleißt und die Wirbelsäulenbänder, die ja bekanntlich ein Sicherheitsgurtsystem darstellen, dadurch an Zugkraft verlieren. Aufgrund der Schwächung der Bänder sitzen die Wirbel dann nicht mehr so fest an Ort und Stelle, sie können verrutschen. Die meisten Therapieansätze beinhalten für die Betroffenen fast ausnahmslos eine Kräftigung der Bauch- und Rückenmuskulatur, um wieder Stabilität zu schaffen.

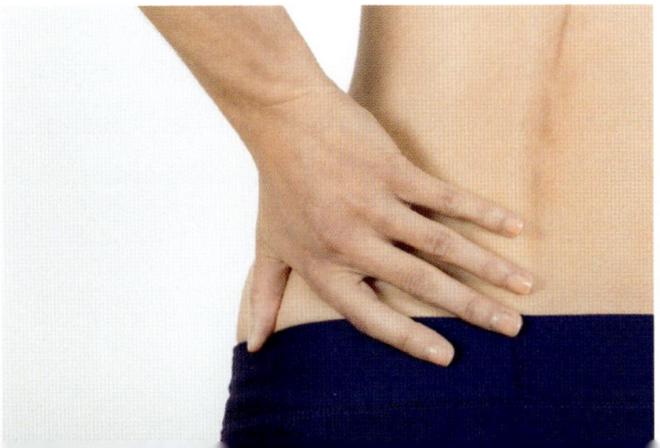

Auf Nummer sicher

Wer unter lockeren Bändern und infolge dessen unter Wirbelgleiten leidet, lässt sich meistens auch physiotherapeutisch mit passenden Körperübungen behandeln. Wichtig ist, dass man diese Übungen eigenständig weiterführt, selbst wenn die Behandlung bereits abgeschlossen ist.

Wenn du für dich selbst übst, dann vermeide sicherheitshalber stoßartige und axiale Belastungen der Wirbelsäule. Sei behutsam mit Übungen, welche die Wirbelsäule zu stark drehen. Vermeide ruckartige Bewegungen, welche die Wirbelsäule zu stark ins Hohlkreuz bringen.

Gut geeignet sind Balanceübungen und Stützhaltungen, bei denen die Tiefenmuskulatur angesprochen wird.

HEXENSCHUSS

Der Begriff Hexenschuss ist keine Diagnose im eigentlichen Sinn. Er beschreibt eher einen aktuellen Krankheitszustand, der medizinisch korrekt als Lumbago bezeichnet wird.

Beim volkstümlichen »Hexenschuss« tritt meistens im unteren Rücken ein plötzlicher, stechender Schmerz auf. Dieser wird häufig durch eine Bagatellbewegung im Alltag ausgelöst. Im akuten Zustand können sich die Betroffenen kaum mehr bewegen. Bevor mit Yoga begonnen wird, sollte man sich ärztlich und therapeutisch behandeln lassen. Yoga dient dann als gute Präventivmaßnahme, um weiteren Ereignissen dieser Art vorzubeugen.

EIN HEXENSCHUSS ist schmerzhaft und unangenehm, doch meistens nach ein paar Tagen vorbei.

Was hilft bei Rückenschmerzen?

Bewegung ist die beste Medizin. Es muss aber die richtige Form der Bewegung sein.

Es gibt viele wissenschaftlich angelegte Untersuchungen und Erfahrungsberichte von Betroffenen, die der Frage nachgehen, was denn nun am besten bei Rückenschmerzen hilft. Sicher muss man berücksichtigen und genau untersuchen, welche Art von Problemen im Rücken vorliegen. Dennoch hat sich Folgendes gezeigt:

Bei akuten Rückenschmerzen hilft Ruhe und Wärme. Bei entzündlichen Prozessen dagegen ist Kälte geeignet. Eine kurzfristige Einnahme von Schmerzmitteln ist im Notfall sicher angebracht, denn sie können – rechtzeitig eingenommen – die Entwicklung eines Schmerzgedächtnisses verhindern. Zudem führen Medikamente zu einer normalen Bewegungsfähigkeit, die für eine Genesung besonders wichtig ist. Kann man sich nämlich bewegen, steht einem einfachen, behutsam durchgeführten Yogaprogramm nichts im Weg.

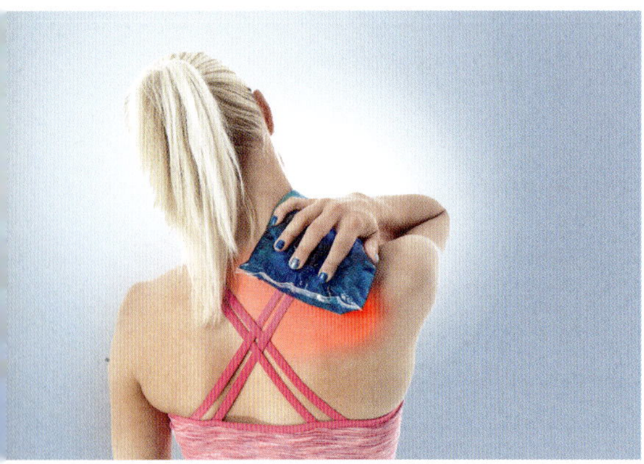

NEBEN WÄRME ist auch Kälte eine gute Hilfe.

Manche Experten sagen, dass es wichtig ist, sich zu bewegen, auch wenn man noch Schmerzen hat. Dies sollte allerdings achtsam und vorsichtig geschehen. Ich selbst kann dies aus eigener Erfahrung bestätigen. Sanfte Bewegungen durchbluten das gereizte Gewebe und die körpereigenen Helferzellen und Botenstoffe können somit den Ort der Probleme besser erreichen.

Langfristig sollte man sich eine bestimmte Entspannungsmethode aneignen, um Körper und Geist gezielt zur Ruhe bringen zu können. Der Abschnitt »Nach dem Übungsprogramm« ab Seite 40 könnte dir diesbezüglich interessante Informationen liefern. Als Vorsorge ist es aber auch wichtig, seine Muskeln zu kräftigen, damit sie Stabilität schaffen können. Ein stabiles und funktionierendes Muskelkorsett, welches den Rumpf und besonders die Wirbelsäule stützt, ist eine der besten Präventivmaßnahmen gegen Rückenschmerzen.

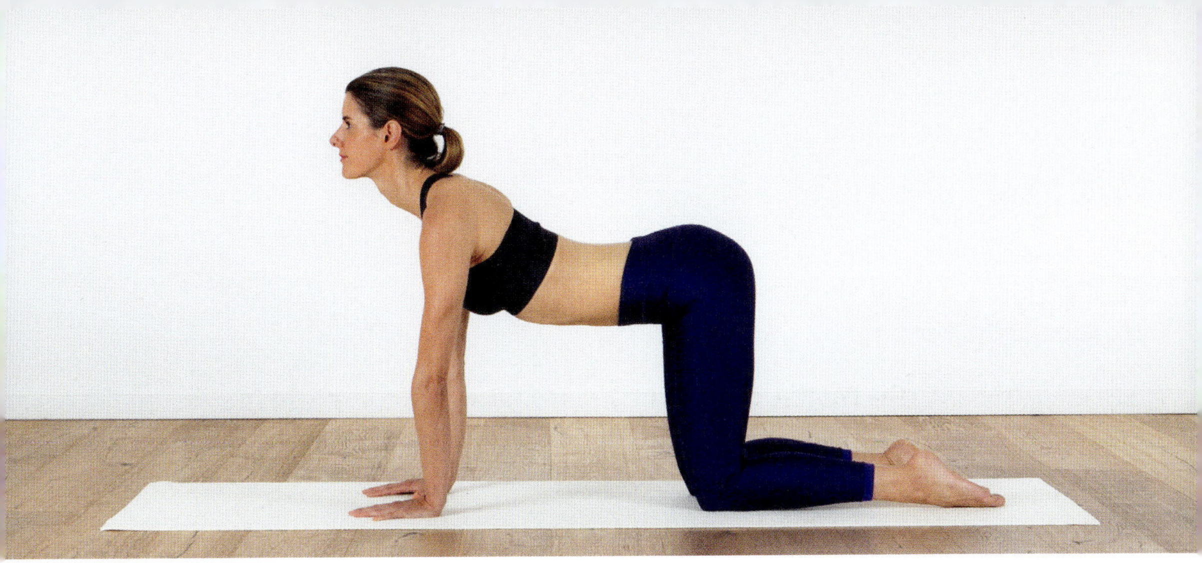

SANFTE ÜBUNGEN, wie Katze-Kuh, können helfen.

Yoga

ist im Sanskrit, der alten indischen Sprache der Heiligen und Gelehrten, maskulin. Die Körperübungen (Asanas) im Yoga sind dagegen sächlich. Korrekt heißt es also der Yoga und das Asana. In meinem Buch übernehme ich diese allgemein gültige Regel.

So kann dir Yoga helfen

Yoga ist ein ganzheitliches Konzept und berücksichtigt in seiner Philosophie den Menschen nicht nur als grobstoffliche, greifbare Materie mit Knochen, Muskeln, Sehnen und Bändern, sondern beinhaltet im Wesentlichen auch verhaltenstherapeutische Ansätze. Für manchen ist Yoga eine Gebrauchsanleitung zu einem zufriedenen, glücklichen, gesunden und freien Leben. Yoga kann tatsächlich ein Weg zur inneren Harmonie sein. Er fordert uns nämlich auch auf, unsere Gedanken und Einstellungen oder unseren Umgang mit uns selbst und anderen zu beobachten, zu überdenken und gegebenenfalls neu zu gestalten. Da passt es ganz gut, wenn sogar Experten der modernen, westlichen Medizin behaupten, dass Rückenprobleme häufig im Kopf beginnen.

Es lohnt sich einmal darüber nachzudenken, ob ein bestehendes Rückenproblem vielleicht durch den eigenen inneren Druck oder durch einen Konflikt in Familie, Beziehung oder Beruf entstanden sein könnte. Wir alle sind den Wellen des Lebens ausgesetzt, niemand bleibt davon verschont. Aber es kommt darauf an, mit welcher Technik wir diese Wellen reiten, nicht wahr? Vielleicht gibt uns Patañjali hierzu einen guten Tipp.

Meine Erfahrung

Bei vielen meiner Schüler, die mit der Asana-Praxis des Yoga beginnen, stellt sich bereits nach der ersten Übungseinheit ein positiveres Gefühl ein. Bleiben Sie am Ball und praktizieren Sie regelmäßig, so erfahren Sie alle die dem Yoga zugeschriebenen positiven Wirkungen.

Das Yogasutra von Patañjali

Diese uralte Lehre zeigt uns in der heutigen hektischen Zeit einen Weg zu mehr Gelassenheit auf.

Irgendwann zwischen 200 vor und 200 nach Christus hat der indische Weise Patañjali das ganze Wissen über Yoga zusammengetragen und zu einer Sammlung von fast 200 Versen niedergeschrieben – das Yogasutra. Noch heute ist es für viele Lehrer und Schüler der wichtigste Quelltext über den klassischen Yoga. Diese Schrift ist eine Art methodische Darlegung über die Natur des Geistes. Die Situation des Menschen, die (schon damals) von Unklarheit und Leid gekennzeichnet ist, wird analysiert. Viele Gelehrte haben das Yogasutra übersetzt und für den Menschen von heute interpretiert und kommentiert. Wer sich intensiver mit den Aspekten des Yoga beschäftigen will, für den lohnt es auf jeden Fall, sich damit näher auseinanderzusetzen. Im Anhang des Buches findest du hierzu Literaturempfehlungen.

Im Großen und Ganzen geht es im Yogasutra um regelmäßige und disziplinierte Übungspraxis und darum, alles zu meiden, was uns von diesem Weg des Lernens ablenken könnte. Wir sollen uns auch darin üben, die Bewegungen des Bewusstseins zur Ruhe kommen zu lassen, sodass wir vollkommen offen und entspannt sind. Eine Einstellung, die uns im Alltag oft fehlt.

Yoga ist das Zur-Ruhe-Bringen der Gedanken im Geist. Dann ruht der Sehende in seinem Wesen.

Patañjali

Yoga üben ist also noch mehr, als das bloße Praktizieren von Yogaübungen auf der Matte, und bedeutet letztendlich auch, dass wir all das, was uns als Wesen ausmacht, integrieren sollen. Hierzu gehört alles von der äußersten bis zur tiefsten Schicht. Rein anatomisch interpretiert also jedes Gewebe von der äußeren Haut bis zu den inneren Knochen. Gemeint sind daneben aber auch unser Geist, unser Intellekt, unser Wille, unser Bewusstsein, unser Denken, unser Handeln.

All das in unsere Yogapraxis zu integrieren ist eine große Herausforderung. Wie soll das gehen? Schließlich leben wir von Kindesbeinen an in einer Gesellschaft, in der Leistung und Ergebnisse zählen. Wer Erfolg hat, erntet Anerkennung und Lob von allen Seiten. Wer will das nicht? Aber um Erfolg zu haben, muss man sich selbst ganz hinten anstellen und viele sind den immensen Herausforderungen nicht mehr gewachsen. Rückenschmerzen und Burn-out-Syndrom werden deshalb, laut Prognosen der Weltgesundheitsorganisation, auch in Zukunft die Krankheitsstatistiken anführen. Irgendwie muss es doch einen Ausweg aus dieser Spirale geben.

Die acht Aspekte des Yoga

Das Yogasutra hält wirklich viele gute Ratschläge parat, wie wir nicht nur auf, sondern auch abseits der Matte für einen gesunden Körper und ein zufriedenes Dasein aktiv werden können. Patañjali beschreibt hierzu acht Aspekte oder Glieder (*Angas*), die sich einerseits gegenseitig bedingen, andererseits aber auch aufeinander aufbauen. Füllen wir zum Beispiel einen dieser zunächst noch theoretischen Aspekte mit Leben und eigener Erfahrung, werden wir mit einem veränderten, feineren Bewusstsein die anderen Aspekte verwirklichen können. Jeder Aspekt ist ein bestimmter Schritt zur Erkenntnis des eigenen wahren Wesenskerns. Übt man die empfohlenen Disziplinen konsequent und beharrlich, können neue Perspektiven und Betrachtungsweisen entstehen. Wenn du dir nun die folgenden Aspekte näher ansiehst, denkst du dir vielleicht, dass es viel Arbeit ist, sie zu verwirklichen. Im Grunde genommen musst du aber nichts anderes tun, als erst einmal anzufangen, regelmäßig deine Matte auszurollen und dein Yogaprogramm zu üben. Du beschäftigst dich also mit deinem eigenen Körper und hast das gute Gefühl, nur etwas für dich selbst zu tun. Der Wunsch nach mehr stellt sich häufig von ganz allein und ohne zeitlichen Mehraufwand ein. Langsam wirst du die innere Achtsamkeit, mit der du übst, auch auf deine äußere Umwelt übertragen können. Deine Konzentration wird sich verbessern, du wirst ruhiger in deinen Gedanken. Deine Ansicht zu den Dingen um dich herum wird gelassener. Und damit sind wir wieder bei der Idee angekommen, dass Rückenschmerzen nicht immer von außen kommen müssen, sondern auch dem eigenen Geist entspringen können.

Yoga des Patañjali

Verhalten in der Gesellschaft
Yama – die Beziehung zu anderen
(Yama beinhaltet 5 Aspekte)
Niyama – die Beziehung zu uns selbst
(Niyama beinhaltet 5 Aspekte)

Aktivität und Handeln
Asanas – Körperübungen
Pranayama – Atemübungen
Pratyahara – Zurückhaltung der Sinne

Der Zustand, der aus dem Handeln entsteht
Dharana – Konzentration
Dhyana – Meditation
Samadhi – Versenkung

Yama

Yama beinhaltet fünf ethische und auf das soziale Leben bezogene Ratschläge und ist eine Art Verhaltenskodex mit Ideen, wie wir in der äußeren Welt handeln sollen. Wenn wir uns diese fünf *Yamas* durchlesen, dann fällt auf, dass viele Dinge den Regeln und Vorgaben entsprechen, die wir bereits als Kinder von unseren Eltern gelernt haben:

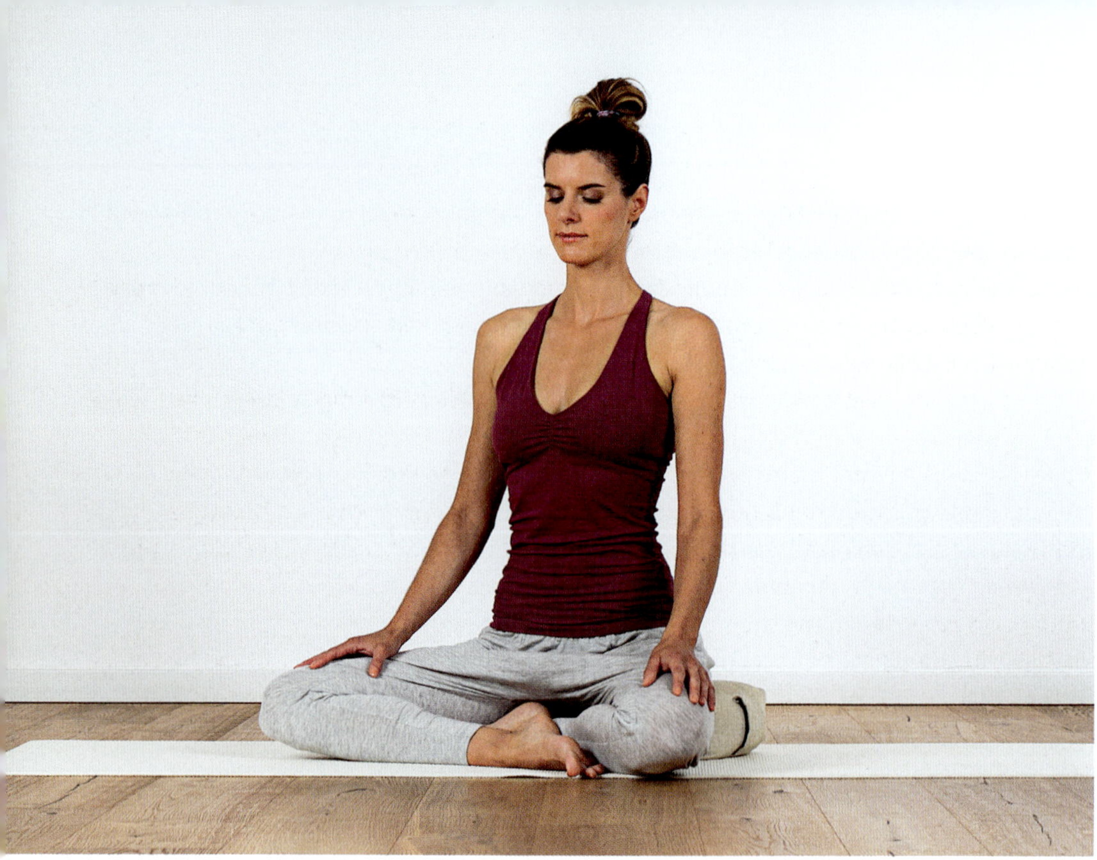

REGELMÄSSIGES MEDITIEREN, der Rückzug nach innen, unterstützt uns bei der Klärung des Geistes.

AHIMSA (Gewaltlosigkeit) – meint, dass wir einen rücksichtsvollen Umgang mit allen Lebewesen pflegen sollen, auch mit uns selbst. Man versteht darunter Freundlichkeit und Empathie. Empfehlenswert ist es, wenn wir *Ahimsa* in Gedanken genauso praktizieren, wie in Worten und Taten. Übertragen auf deine eigene Asana-Praxis bedeutet dies, dass du ohne Leistungsdruck üben sollst. Übe achtsam und berücksichtige deine körperlichen Möglichkeiten.

SATYA (Wahrheitsliebe) – bedeutet, dass wir ehrlich sein und stets die Wahrheit sagen sollen. Auch uns selbst sollen wir nicht belügen und wir sollen lernen, selbst unangenehme Dinge, wie zum Beispiel einen Fehler, einzugestehen. Mit anderen Worten: Sei echt, sei authentisch!

ASTEYA (nicht stehlen) – meint, dass wir einen bewussten Umgang mit unserem Begehren pflegen sollen. Wir sollen nichts nehmen, was uns nicht gehört beziehungsweise uns nicht von einem anderen freiwillig gegeben wird. Hierzu gehören die materiellen Dinge genauso wie die geistigen. Sich also mit fremden Federn zu schmücken, ist wenig tugendhaft. *Asteya* meint auch, dass wir anderen gönnen, was sie haben oder sind. Neid macht nämlich auch krank.

Für deine Yogapraxis bedeutet dies, dass es immer andere geben wird, die aus deiner

Sichtweise eine bestimmte Übung scheinbar besser können. Doch dieses »Besser« ist nicht gleichzeitig auch dein »Besser«. Der andere macht es eben so gut, wie er es mit seinen individuellen Möglichkeiten kann. Mache es einfach so, wie du es eben kannst.

BRAHMACHARYA (Enthaltsamkeit) – verlangt von uns, dass wir unsere sinnlichen Wünsche und Genüsse in ein rechtes Maß bringen und unser ständiges Wollen unter Kontrolle bringen. Ein Zuviel bringt meistens Schmerz, ein Zuwenig aber auch.

Weitergedacht kann dies auch bedeuten, dass man, sofern man süchtig nach Sport und Bewegung ist, diese Neigung in den Griff bekommen soll. Ein Zuviel auf der Matte in Verbindung mit verkrampftem Leistungsdruck ist demnach genauso unpassend, wie lustloses und gelangweiltes Üben.

APARIGRAHA (Freiheit von Habgier) – bedeutet, dass wir nur das nehmen sollen, was in einer bestimmten Situation angemessen ist. Viel zu häufig greifen wir einfach zu, ohne nachzudenken oder ohne zu wissen, für was wir es brauchen. Noch mehr Titel, noch mehr Zertifikate, noch mehr Dinge, noch mehr Eigentum? Ist wirklich nur der viel wert, der viel hat?

Niyama

Die fünf Aspekte des *Niyama* sind verglichen mit den gerade beschriebenen *Yamas* wesentlich persönlicher. Sie stellen eine Art innere Haltung uns selbst gegenüber dar, und sie sind für die eigene positive Lebensführung von Bedeutung. Die nun folgenden *Niyamas* sind genauso wichtig, wie die fünf Aspekte von *Yama*. Denn nur, wenn wir uns selbst mögen und mit uns selbst gut auskommen, kommen wir mit anderen gut klar.

SAUCA (Reinheit) – meint innere und äußere Reinlichkeit. Für unseren Körper genügt prinzipiell die regelmäßige Verwendung von Wasser und Seife. Innerlich betrachtet man zwei Aspekte: Einerseits sollen wir dafür sorgen, dass die Funktionen des Körpers nicht blockiert werden. Wir erreichen dies über eine gesunde, nahrhafte, biologische Ernährung. Andererseits geht es um das Reinhalten und die Klarheit unseres Geistes.

SAMTOSA (Genügsamkeit) – kann auch mit dem Begriff der Zufriedenheit in Verbindung gebracht werden. Was ich habe, ist genug. Zufriedenheit ist der geistige Zustand, der zwischen zwei Wünschen liegt.

Samtosa meint darüber hinaus auch, dass wir die Dinge so nehmen sollen, wie sie sind. Häufig haben wir große Erwartungen an ein Ereignis, an einen Menschen oder an das Ergebnis einer Handlung. Werden diese Erwartungen, die wir bereits vor Augen hatten, nicht erfüllt, sind wir enttäuscht. Nimm das an, was sich ergibt – lass los, was keinen Sinn macht.

Für deine Yogapraxis kann dies bedeuten, dass du dir im Klaren sein musst, dass sich die Effekte deiner regelmäßigen Übungspraxis nicht unbedingt sofort zeigen. Habe nicht die Erwartung, dass du jetzt einmal übst und alles wieder gut ist, sobald du deine Matte

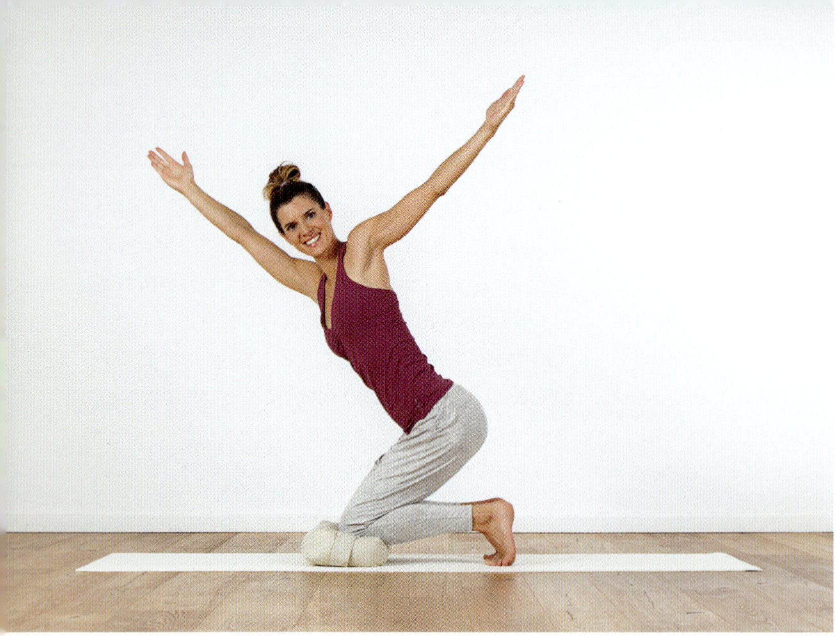

BEIM PRAKTIZIEREN der Übungen sollen Stabilität und Leichtigkeit zugleich spürbar sein.

zusammengerollt hast. Yoga ist keine Tablette, die man schnell einnimmt, wenn man Schmerzen hat. Yoga dauert länger, ist aber auch länger wirksam als ein Aspirin. Halte dir einfach dieses gute Gefühl vor Augen, jetzt etwas für deine Gesundheit zu tun. Wenn nur dieses gute Gefühl da ist und keine Erwartung daran hängt, ist doch alles viel entspannter, nicht wahr?

TAPAS (Bemühen, Erhitzen) – ist gleichzusetzen mit diesem inneren Feuer, das uns antreibt, anstrengende und auch schmerzhafte Erfahrungen im Prozess der Selbstentfaltung zuzulassen. Es meint auch unsere regelmäßige und disziplinierte Asana-Praxis, mit der wir unseren Körper innen und außen erhitzen und ihn gesund erhalten.

Bezüglich deiner Yogapraxis ist *Tapas* die Aufforderung, regelmäßig zu üben, auch wenn es manchmal Überwindung kostet, auf die Matte zu gehen. Tue es einfach, denke nicht darüber nach, zweifle nicht, habe Mut!

SVADHYAYA (Selbstreflexion) – ist für viele Menschen kein leichtes Vorhaben. Mit diesem *Niyama* werden wir aufgefordert, nahe an uns heranzugehen. Also unser Denken, Reden und Handeln zu reflektieren. War es richtig, dass ich in diesem Moment dieses oder jenes gedacht, gesagt oder getan habe? Mit jedem Schritt der Selbstreflexion studieren wir uns und können mehr über unser Dasein erfahren. Wir hinterfragen nicht immer die anderen, sondern uns selbst. Dass wir dabei von Zeit zu Zeit auch unsere eigenen Fehler erkennen, gehört dazu.

In engerer, traditioneller Auslegung bedeutet *Svadhyaya* auch das Studium von alten Schriften. Geeignet hierfür ist sicher eine der modernen Übersetzungen des Yogasutras. Aber auch andere inspirierende Bücher oder eine philosophische Lektüre sind geeignet, denn sie sind heilsame Nahrung für unseren Geist.

ISHVARAPRANIDHANA (Vertrauen) – bedeutet die Entwicklung des Vertrauens auf eine höhere Kraft oder der Glaube an Gott. Dabei soll uns genügen zu wissen, dass wir bei einer bestimmten Sache unser Bestes und Möglichstes gegeben haben. Den Rest können wir getrost einem höheren Wesen überlassen. Natürlich sollen wir uns bemühen und engagieren, aber wir können eben nicht alles im Griff haben. Vieles hängt auch mit Schicksal, Zufall oder Glück zusammen – das ist Gottvertrauen.

Asana

Asana bedeutet Körperhaltung. Im klassischen Yoga ist nur von einer einzigen Haltung, nämlich dem Lotussitz – zum Zwecke der Meditation – die Rede. Im modernen Yoga haben sich dagegen eine Vielzahl von Übungen entwickelt. Hierin liegt auch der Schwerpunkt dieses Buches. Die Übungsprogramme im dritten Kapitel bilden das zentrale Thema. Sie zeigen dir eine Vielzahl unterschiedlicher Übungen, die ich spezifisch für die Genesung und die Gesunderhaltung des Rückens zusammengestellt habe.

Bezüglich des Verständnisses im Praktizieren von den Asanas der vorgestellten Programme in diesem Buch, kannst du dich gerne an einem Vers aus dem Yogasutra orientieren:

sthira-sukham-āsanam
Die ideale Haltung ist stabil und leicht zugleich.

Obwohl Patañjali damit nur den Meditationssitz beschrieben hat, in dem man ruhig und still sitzen soll, kann man diesen Rat auf alle anderen Übungen übertragen. Selbst wenn einige in Bewegung durchgeführt werden.

Für deine Übungspraxis bedeutet dies, dass du keinesfalls verkrampft üben sollst, weder im Körper noch im Kopf. Konzentriere dich und sei bei der Sache. Akzeptiere, dass dir einige Übungen leichter und andere schwerer fallen werden. Übe mit und nicht gegen deinen Körper! Achte deine Grenzen. Nimm nicht nur die Anstrengung, sondern auch das Angenehme einer Übung wahr.

Pranayama

Das Wort *Pranayama* besteht aus zwei Teilen, nämlich aus *prana* und *ayama*. *Ayama* bedeutet dabei so viel wie »ausdehnen« und *prana* ist die Lebensenergie. Dieses Ausdehnen von Energie im ganzen Körper soll mit verschiedenen Atemübungen geschehen. Im Rahmen dieses Buches beginnen wir mit einer leichten Einstiegsübung, nämlich der Atembeobachtung. Allein die Beobachtung unseres eigenen Atems ist eine gute Möglichkeit zu erkennen, dass unser Atem normalerweise kurz und flach ist. Flaches Atmen ist gewöhnlich ein Zeichen von Stress und Anspannung und wie wir bereits wissen, kann dies zu verkrampften Muskeln und unangenehmen Rückenschmerzen führen.

Die »Atembeobachtung« kannst du gut in der Einstimmungsphase (siehe Seite 36) oder am Ende eines Übungsprogramms in Shavasana (siehe Seite 40) ausprobieren.

Pratyahara

Der fünfte Aspekt beschreibt die Phase des Sich-Sammelns und bedeutet auch »Rückzug von dem, was mich ernährt«. Wir können das so verstehen, dass unsere Sinne nicht mehr von dem abhängen, was sie aufnehmen. Normalerweise registrieren wir einen bestimmten Gegenstand über das Riechen, Sehen, Hören, Schmecken oder Fühlen. Der Verstand bildet sich dann aufgrund seiner bisherigen Erfahrung sofort eine Meinung darüber. In *Pratyahara* wollen wir diese Verbindung für einen Moment oder einen längeren Zeitraum durchbrechen.

Vielleicht ist dies auch die Aufforderung dazu, jedes Mal so zu üben, als würdest du es das erste Mal tun. Lass dieses erste Mal und dieses sich Sammeln doch einfach schon mit der Einstimmungsphase beginnen. Du lässt dich jedes Mal auf's Neue abholen und nährst deinen Verstand nicht mit dem bereits Erfahrenen.

Dharana

Nachdem der Geist nun stiller geworden ist, folgt *Dharana,* die Konzentration auf einen Punkt. Diesen »Punkt« müssen wir als übergeordneten Begriff verstehen, denn er kann alles sein. Er ist ein Gegenstand genauso wie ein bestimmter Gedanke oder der Fokus auf den Atem. Es handelt sich dabei aber immer um ein einziges Objekt.

Für deine Übungspraxis kann dies bedeuten, dass du versuchst, deine Antennen, die normalerweise ständig auf Empfang sind, einzuziehen. Wenn du beim Üben merkst, dass dich irgendetwas ablenkt, dann kehre mit deiner Konzentration einfach wieder zurück zu dem, was du gerade tust. Und wenn dich hundertmal etwas ablenkt, dann kehre hundertmal wieder zurück. Der beschriebene »Punkt« oder das Objekt ist also dein Gegenstand der Übung.

Dhyana

Der Übergang von *Dharana* zu *Dhyana* ist fließend. Vielleicht kann man es als einen Zustand der Zeitlosigkeit beschreiben. Wir lassen alte Denkmuster hinter uns und sind in der Lage, unser Konzentrationsobjekt außerhalb unseres analytischen Verstandes zu betrachten. Hier kommt unsere eigene Intuition ins Spiel und angeeignete Gedanken spielen keine Rolle mehr. Das Bild, welches wir normalerweise von einem Menschen, einer Sache oder einem Ereignis haben, wird durch unser subjektives Empfinden, unsere Erziehung, unsere Erfahrung oder unsere Emotionen verfälscht. In *Dhyana* vergessen wir uns selbst, und wenn wir etwas betrachten, können wir ohne Verzerrungen auf etwas blicken und erkennen, wie es wirklich ist. Wahres Sehen und echtes Verstehen wird möglich. Dann belassen wir es dabei und haben nicht den Wunsch, es zu beeinflussen oder zu verändern. Wir bewerten nicht, wir urteilen nicht.

Samadhi

Häufig wird *Samadhi* mit dem Begriff der Erleuchtung gleichgesetzt. Wie können wir jedoch diesen letzten Aspekt für uns verwenden? Sehen wir nun die pure Wahrheit von Dingen und Ereignissen, ohne dass sich unser Ego einmischt? Für *Samadhi* gibt es etliche Versuche von Erklärungen für uns Menschen im Westen. Eine davon ist, dass wir nun fähig sind, so sehr in ein Objekt einzutauchen, dass wir vollkommen mit ihm verschmelzen. Unsere eigene Identität, unsere Herkunft, unser Kontostand, ja selbst unser Name verschwinden. Nichts spielt mehr eine Rolle. Es ist das reine So-Sein.

Der Klang des Herzens

Erst wenn wir mit dem Herzen dabei sind, bietet Yoga auch dauerhaft den Weg zu mehr Gesundheit und Zufriedenheit.

Obwohl Patañjali das gesamte Yogasutra in einer eher wissenschaftlichen Art und Weise niedergeschrieben hat, kommt er im dritten Kapitel, Vers 35, überraschenderweise zu folgendem Schluss:

hṛḍaye citta-saṁvit
Indem man sich auf das Herz ausrichtet, erlangt man Wissen über die Natur des Geistes.

Bei aller Klarheit und Logik seines Konzepts des Yoga, sagt er also, dass es letztendlich unser Herz ist, das uns die Natur unseres Geistes offenbaren wird. Ich selbst empfinde diesen Hinweis als Erleichterung, obgleich ich ein Mensch bin, dem Klarheit und Logik sehr wichtig sind. Und vielen anderen geht es ähnlich. Wir erkennen mit unserem Verstand, dass ein bestimmtes Verhalten nicht gut ist oder war. Solange diese Einsicht aber nur im Kopf stattfindet, ändert sich in Zukunft nichts. Erst wenn unser Herz zustimmt und ebenfalls der Meinung ist, dass etwas falsch war, können wir unsere Einsicht beim nächsten Mal in die Tat umsetzen, uns verändern und mit »ganzem Herzen« dabei sein. Erst dann wird dieses neue Denken und Handeln auch Bestand haben.

Wenn du also Yoga übst, dann sei trotz aller wissenschaftlicher Fakten, trotz der ganzen positiven Effekte, die man mit Yoga erreichen kann, trotz der Empfehlung deines Arztes oder deines Therapeuten vor allem mit deinem Herzen dabei. Dann hat dein Üben Bestand. Dann ist dein Üben frei.

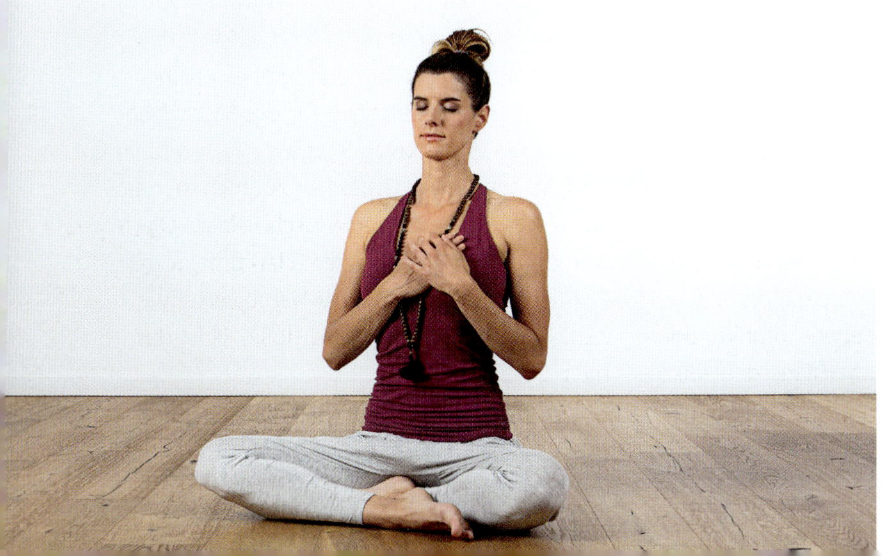

SEI MIT dem Herzen dabei, dann fühlt sich deine Yogapraxis – aber auch vieles mehr – gleich viel besser an.

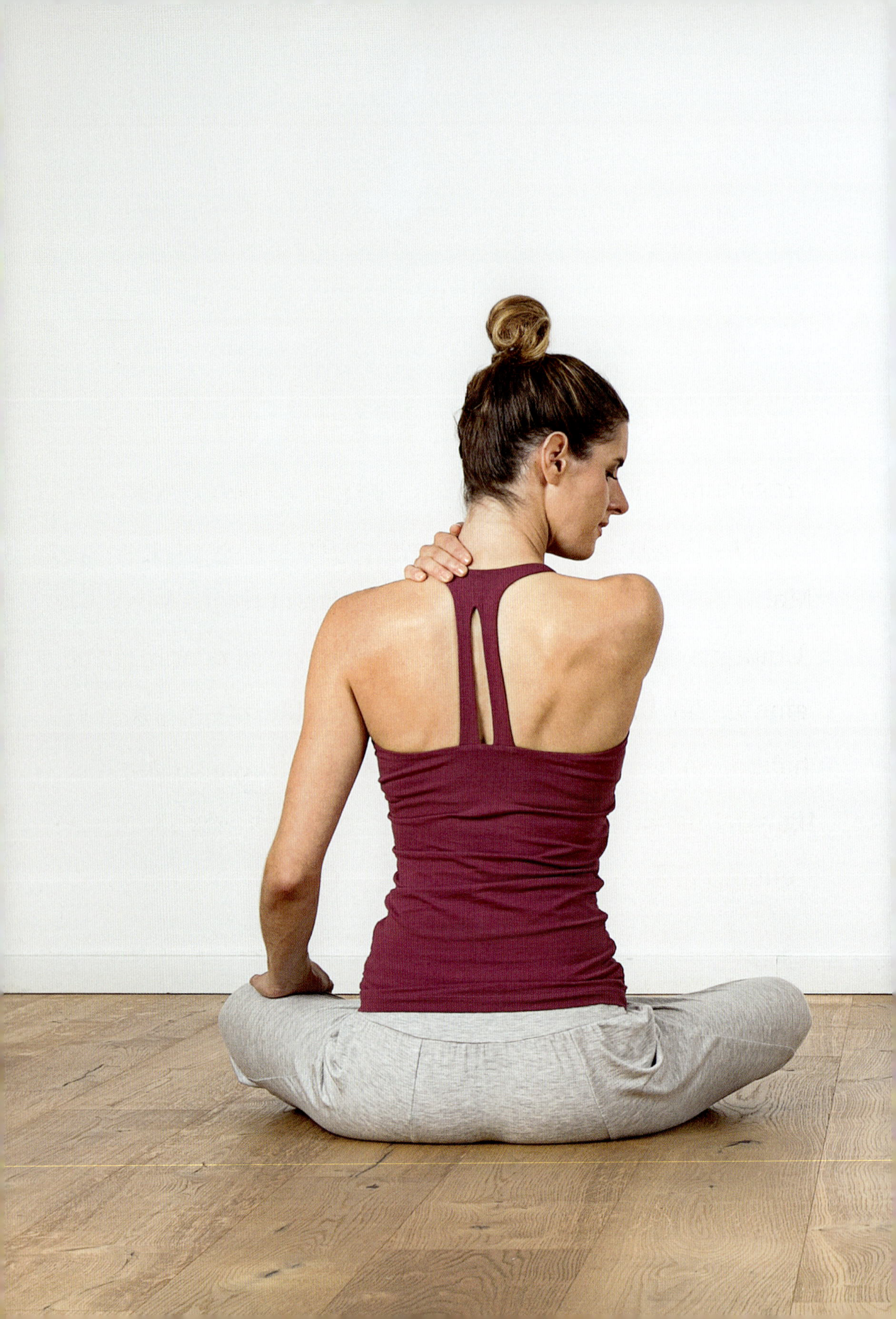

BEVOR DU BEGINNST

Yoga führt nicht von heute auf morgen zu den gewünschten positiven Effekten, obgleich die Praxis auf der Matte positiven und langfristigen Nutzen bringen kann. Die Übungen werden manchmal als anstrengend oder als grob empfunden und man hat sofort das Gefühl, etwas getan zu haben. Andere Übungen entfalten ihre Wirkungen langfristig. Wichtig ist, dass du deinen Körper seinen Möglichkeiten entsprechend behutsam forderst. In diesem Kapitel gebe ich dir einige nützliche Hinweise dazu.

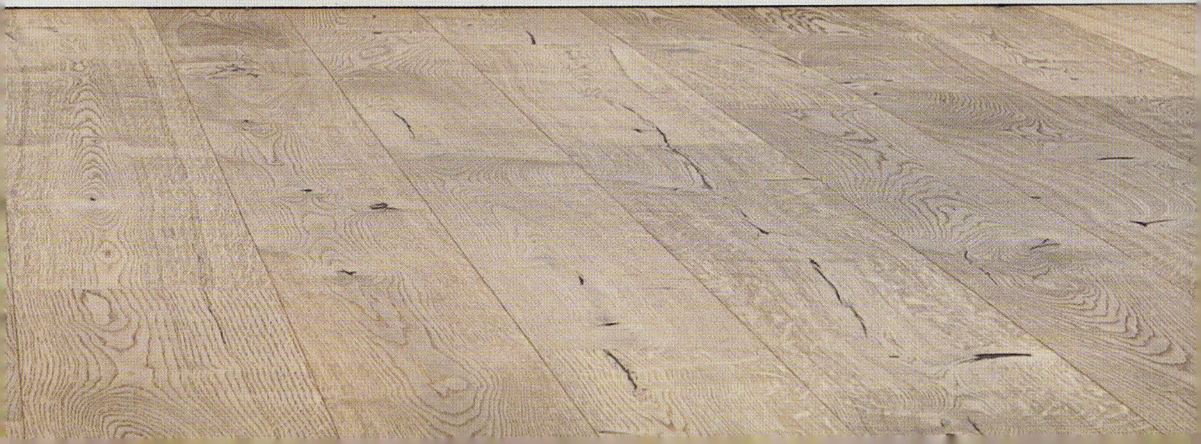

Das A und O des richtigen Übens

Nur wer achtsam und langfristig übt, profitiert auch vom positiven Effekt des Yoga.

Yoga zeigt seine Wirkungen vor allem dann, wenn regelmäßig geübt wird. Damit meine ich nicht die Quantität der Übungen, es geht vielmehr um eine langfristige und kontinuierliche Übungspraxis, bei der die Qualität in den Vordergrund rückt. Daher lohnt es sich, den Begriff des »achtsamen Übens« etwas näher zu betrachten.

Achtsam üben

Im Rücken-Yoga gebe ich gerne den Hinweis, mit einer gewissen konzentrierten Aufmerksamkeit zu üben. Dies bedeutet, dass ich meine Schüler regelmäßig auffordere

- ohne Schmerzen zu üben,
- ihre aktuellen physischen Möglichkeiten zu nutzen,
- ihre körperlichen Grenzen zu erkennen und zu akzeptieren und
- sich frei zu fühlen, Übungen individuell anzupassen und mit kleinen Winkelveränderungen in der Ausrichtung zu experimentieren, bis sie ihre eigene optimale Position gefunden haben.

Das mit den Schmerzen ist so eine Sache. Jeder Mensch hat seine eigene Schmerzgrenze. Was für den einen ein leichtes Ziehen ist, ist für den anderen unerträglich. Es ist schwer, als Lehrer darauf Rücksicht zu nehmen, wenn man einerseits möchte, dass die Rückenprobleme nicht verschlimmert werden, andererseits die Praxis aber so intensiv sein soll, dass sie effektiv ist und Rückenprobleme langfristig gelindert werden oder sogar verschwinden.

Viele Lehrer verwenden deshalb gerne den Begriff »Wohlweh«. Hierbei handelt es sich um ein individuelles Schmerzempfinden, das sich aber noch vernünftig anfühlt. Es tut also weh, aber irgendwie hat man dennoch das Gefühl, dass es einem guttut. Meist handelt es sich dabei um ein Ziehen, das in Dehnpositionen, in denen die Muskeln, Sehnen, Bänder und Faszien über das alltägliche Niveau hinaus gestreckt werden, entsteht. Wenn du achtsam übst, kannst du dich an deine persönlichen Grenzen herantasten. Hast du zu intensiv geübt, wirst du das nach ein paar Stunden oder am Folgetag merken. Wenn dies so ist, dann reduziere künftig die Intensität.

Eine weitere Möglichkeit, seine eigene Anstrengungsgrenze zu finden, ist, auf Atem und Verspannungen zu achten. Wenn dein

Atem weich und fließend bleibt und du nicht das Gefühl hast, dass sich dein Körper während der Übungen verspannt, dann ist es genau richtig.

Geist und Bewusstsein

Die körperlichen Übungen sind nur *ein* Teil des Yoga. Du solltest Yoga nicht einfach mal schnell üben, denn das macht wenig Sinn. Integriere auch deinen Geist in die Asana-Praxis, sonst verlierst du deine Achtsamkeit. Wenn du also bewusst und aufmerksam übst, wirst du wesentlich mehr von deiner Praxis profitieren, als wenn du die Übungen nur »abarbeitest«.

Lass die Hektik des Alltags für einige Zeit verschwinden. Habe Mut zur Entschleunigung und übe ohne Leistungsdruck! Versuche, eine positive Einstellung zur Übungspraxis zu entwickeln. Lass sie Teil deines Alltags werden, so wie Essen oder Schlafen. Yoga soll keine Pflichtübung sein, die du machen *musst*, sondern zur Kür werden, die du machen *willst*.

Jede Übung, die du durchführst, hat spezifische Wirkungen auf deinen Körper-Geist-Komplex. Manche werden dich mehr anstrengen, andere weniger. Bei manchen Asanas wird es dir passieren, dass du mit deinen Gedanken abschweifst. Bei anderen wirst du es schaffen, deine volle Aufmerksamkeit zu bewahren. Jedes Mal, wenn du übst, wird es sich etwas anders anfühlen. Bleibe neugierig! Erkenne das Veränderliche und nimm es an. Dein Körper ist ein biologisches Meisterwerk mit ganz natürlichen Schwankungen.

Auch noch gut zu wissen

- Übe bitte nicht mit vollem Magen. Die letzte größere Mahlzeit sollte mindestens zwei Stunden zurückliegen.
- Atme stets gleichmäßig. Wenn du das Gefühl hast, die Leichtigkeit deines Atems zu verlieren, übst du vielleicht zu intensiv.
- Schaffe dir eine angenehme Übungsatmosphäre. Vielleicht möchtest du zu Beginn das Zimmer gut durchlüften, ruhige Musik laufen lassen oder eine Kerze anzünden.
- Schalte dein Telefon ab und sorge dafür, dass du auch sonst durch Nichts gestört wirst.
- Stelle dein Denken ein und ermögliche dir damit viel Platz für deine Wahrnehmung.
- Lass deine Yogapraxis jeden Tag »neu« sein. Bleib immer neugierig dafür, wie sich das Üben anfühlt.
- Es wird Tage geben, an denen dir das Üben schwerer fällt, und Tage, an denen du nicht mehr aufhören möchtest. Finde eine gesunde Mitte. Manchmal muss man sich motivieren und ein anderes Mal seinen Eifer eher zügeln.
- Übe nur in Absprache mit deinem Arzt oder Physiotherapeuten, wenn du an einer akuten Erkrankung deines Bewegungsapparates leidest. Nimm für ein Gespräch mit deinem Therapeuten ruhig dieses Buch mit und sprich mit ihm die Übungen durch.
- Übe nicht, wenn du eine Infektion hast. Kuriere dich erst aus und warte, bis du dich wieder richtig fit fühlst.
- Frauen müssen ausprobieren, wie sie das Üben während der Monatsblutung vertragen. Schwangere holen sich bitte persönlichen Rat bei ihrem betreuenden Frauenarzt.

Was du zum Üben benötigst

Manche Übungen sind nur mit Hilfsmitteln durchzuführen. Einige Utensilien erleichtern dir auch das Üben.

Die Verwendung von Übungsequipment ist in etlichen Yogastudios obligatorisch. Einerseits können viele Übungen nur mit ein paar »Werkzeugen« durchgeführt werden, andererseits können sie uns bei der ein oder anderen Übung unterstützen, wenn wir beispielsweise noch nicht so beweglich sind oder wenn wir eine körperliche Einschränkung haben.

Richtig eingesetzt lassen »Props« das aktive Praktizieren wesentlich facetten- und erlebnisreicher werden. Viele effektive Übungen lassen sich mit ihnen gestalten. Auch in diesem Buch verwenden wir Yoga-Equipment. Für die Übungen in den einzelnen Programmen benötigst du lediglich ein paar Utensilien:

- eine Yogamatte, die lang genug ist, sodass du ausgestreckt darauf liegen kannst
- einen längenverstellbaren Yoga-Gurt; er ist bei einigen Übungen sehr wertvoll. Alternativ kannst du ausprobieren, ob du mit einem langen Hosengürtel zurechtkommst.
- zwei Yogablöcke aus Holz, Kork oder Hartschaum
- ein oder zwei Schaumstoffplatten als Sitzerhöhung beziehungsweise als Unterlage für den Kopf; alternativ eine fest zusammengelegte Decke
- ein dickes Yogapolster oder ein festes Meditationskissen; alternativ kann auch ein festes Couchkissen oder eine fest zusammengerollte Decke dienen.
- zwei Tennisbälle (nur für die Übung »Heilsame Tennisbälle« auf Seite 141)

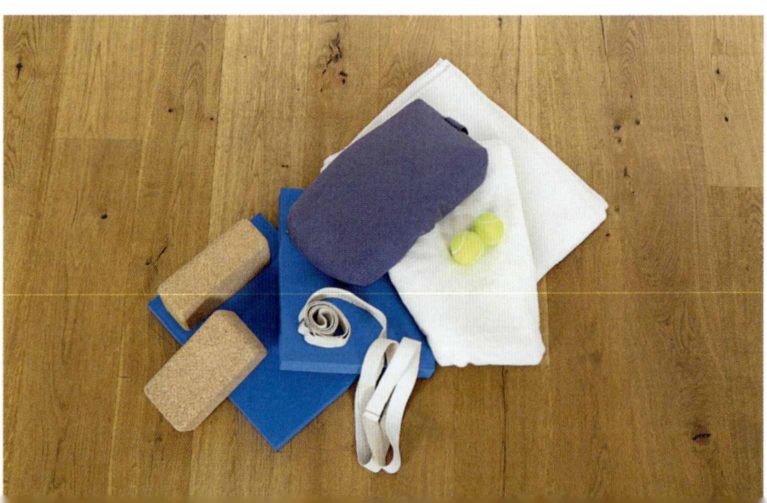

DIE SOGENANNTEN »Props« (Übungsequipment) sind bei vielen Asanas sehr nützlich.

Vor dem Übungsprogramm

Bevor du loslegst, solltest du deinen Körper und deinen Geist erst auf die Übungen einstimmen.

Die Asana-Praxis im Yoga ist keine pure Gymnastik, auch wenn es von außen betrachtet manchmal so aussehen mag. Gymnastik ist mechanisch. Beim Yoga dagegen sollten wir die vom Verstand gesteuerten Körperübungen mit unserer Herzensliebe und einer tiefen geistigen Konzentration verbinden. Der Aspekt des »Ankommens« zu Beginn jeder Praxis ist deshalb grundlegend. Ein paar Minuten ruhig sitzen und den Alltag beiseitelegen hilft, sich auf das Jetzt einzustimmen. Das Jetzt sollte klar und deutlich werden. Alles, was in der Vergangenheit oder in der Zukunft liegt, sollte im Geist verblassen.

Patañjali wusste dies bereits vor langer Zeit. Wie bereits erwähnt, verfasste er vor etwa 2000 Jahren das Yogasutra, ein heute wie damals bedeutender Leitfaden für viele Lehrer und Schüler. Das in vier Kapitel und 196 Aphorismen gegliederte Yogasutra beschreibt die Leiden des Körpers und die Schwankungen des Gemüts. Vor allem aber zeigt uns das Yogasutra einen Weg, wie wir aus diesem Dilemma aussteigen und in geistiger Freiheit leben können. Hierbei werden alle Seiten des Lebens behandelt – von praktischen Tipps und Regeln der Lebensführung bis hin zur Schau des wahren Selbst.

Patañjali beginnt seine Schrift mit dem Satz:

atha yoga-anuśāsanam
Nun folgt die Disziplin des Yoga.

Dieser einfache, aber prägnante erste Vers fordert den Leser dieser alten Schrift auf, ab jetzt konzentriert zu sein und sich mit dem jetzigen Moment zu verbinden. Im besten Falle sollte man durch nichts mehr abgelenkt werden und mit allen Sinnen in die Welt des Yoga eintauchen. Damit legt er den Grundstein, wie jede Yogapraxis beginnen soll. Nämlich mit einer Phase der absoluten Aufmerksamkeit. Hiermit schaffen wir uns einen Raum, in dem der meist hektische Alltag enden und die konzentrierte Praxis des Yoga beginnen kann. Im Allgemeinen wird dieser erste Schritt die »Phase des Ankommens« genannt.

Ankommen

Wenn du diese Phase immer auf die gleiche Weise durchführst, schaffst du dir ein vertrautes Ritual. Da der Geist ständig lernt und sich sozusagen konditioniert, wirst du mit diesem gleichbleibenden und angenehmen Ritual

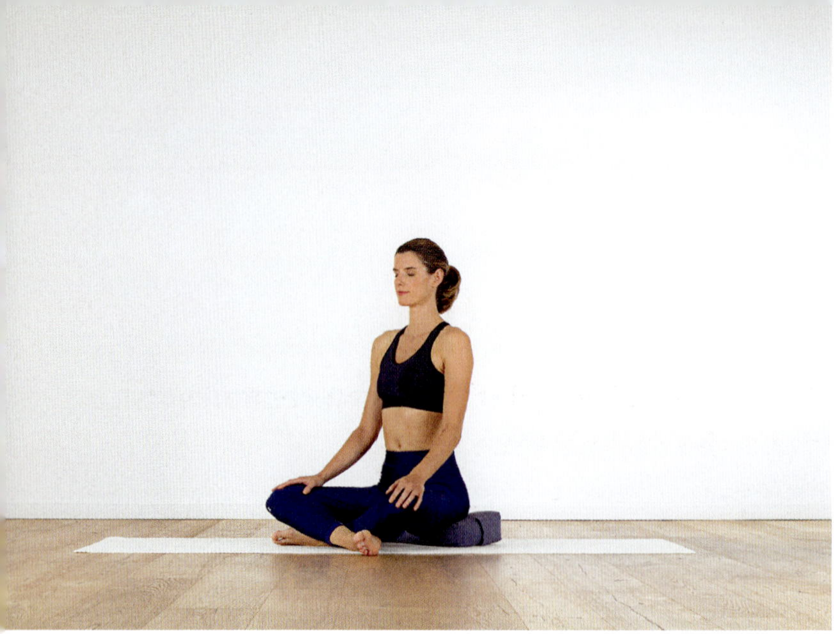

MIT DER bewussten Phase des Ankommens schaffst du dir ein passendes Einstiegsritual für deine Yogapraxis.

schneller in die Yogapraxis eintauchen können. Am Anfang werden die Gedanken noch hüpfen, aber bald wird allein die Vorstellung davon, dass nun dein Yoga beginnt, eine gewisse Ruhe und Konzentration entstehen lassen.

So geht's

- Setze dich bequem auf deine Matte. Wähle hierfür den Schneider- oder Fersensitz (*Sukhasana* oder *Virasana*). Verwende gerne eine passende Sitzunterlage. Geeignet sind zum Beispiel ein Meditationskissen oder zwei übereinandergelegte Yogablöcke. Ist das Sitzen am Boden zu unbequem, dann setze dich an die vordere Kante eines Stuhls. Welche Variante du auch wählst, die Hüftgelenke sollten möglichst locker und die Wirbelsäule angenehm aufgerichtet sein.
- Entspanne deine Schultern und lege die Hände auf die Knie oder in deinen Schoß. Wann immer du möchtest, schließe deine Augen.
- Beobachte jetzt für einige Momente den gegenwärtigen Augenblick. Bleibe hierbei vollkommen gelassen. Nimm den Raum wahr und stelle dir vor, wo du dich in diesem Raum befindest. Spüre die Temperatur oder die Luft auf deiner Haut. Nimm deinen Körper wahr, spüre die Sitzunterlage oder vielleicht eine verspannte Region im Nacken. Konzentriere dich auf das, was gerade deine Aufmerksamkeit auf sich zieht. Du kannst auch deinen natürlich fließenden Atem beobachten. Konzentriere dich auf den sanften Luftstrom, der durch deine Nase ein- und ausströmt. Spüre die Bewegungen im Bereich des Bauches, die der Atem mit sich bringt. Urteile über nichts, lass alles vollkommen wertfrei. Verfolge den Gedanken »Alles darf genau so sein, wie es jetzt ist. Alles ist gut.«
- Nachdem du für einige Minuten im Jetzt angekommen bist, nimmst du einen tiefen Atemzug, senkst beim Ausatmen deinen Kopf und mit dem folgenden Einatmen öffnest du deine Augen. Nun können die Körperübungen, also das von dir ausgesuchte Übungsprogramm, beginnen.

Während des Übungsprogramms

Auch wenn jeder in der Gestaltung der Übungen recht frei ist, gibt es ein paar Dinge, die du beachten solltest.

Im Rücken-Yoga kommt es auf ein besonders sensibles Üben an. Ich sage gerne: »Übe mit konzentrierter Achtsamkeit.« Was mir besonders am Herzen liegt, ist die Ausrichtung der Wirbelsäule, während die Asanas praktiziert werden. Jederzeit erlaube ich meinen Schülern zu experimentieren. Selbst wenn ich eine bestimmte Übung exakt angeleitet habe, dürfen und sollen sie diese in der feinen Ausrichtung so verändern, bis es sich perfekt anfühlt. Je nach Gelenk- und Knochenbau, je nach individuellen Beschwerden, je nach persönlichem Empfinden gestalten sich die Schüler dann ihr eigenes Asana. Sie üben zwar alle das Gleiche, aber dennoch mit kleinen Unterschieden. Dann müssen die Fersen etwa in der Schulterbrücke nicht zwingend unter den Kniegelenken stehen, wie es eventuell die alte Yogatradition vorschreibt, sondern sie dürfen auch ein wenig weiter vorne platziert werden, wenn es dem unteren Rücken dabei besser geht. Auf diese Weise verfahre ich mit allen Übungen, die ich mit meinen Schülern übe. So hat jeder Schüler die Möglichkeit, seine Praxis zu finden.

Dieses persönliche Einrichten einer Übung bezüglich der Stellung der Gelenke ist besonders im Bereich der Wirbelsäule wichtig. Deshalb möchte ich dir einen kleinen Ausrichtungstrick vorstellen, den ich im Praxisteil dieses Buches immer wieder erwähne. Er bezieht sich auf die axiale Länge im Bereich der Lendenwirbelsäule. Es wäre gut, wenn du dies übst und verinnerlichst, bevor du mit den Yogasequenzen ab Seite 50 beginnst.

Axiale Länge in der Lendenwirbelsäule

Im Bereich des unteren Rückens spüren viele Betroffene nicht nur beim Üben, sondern auch während des gewöhnlichen Alltags eine Art Kompressions- oder Spannungsschmerz. Ein Fachmann würde dies als lumbales Syndrom oder unspezifischen Rückenschmerz bezeichnen. Wenn wir Yoga üben, kann es sein, dass sich dieser Schmerz verstärkt. Besonders bei Übungen, in denen die Lendenwirbelsäule in eine rückbeugende Bewegung (Extension) geht, kann dies der Fall sein. Um die Verschlimmerung der Beschwerden weitgehend zu vermeiden, bringen wir den Lendenabschnitt in eine axiale Länge, und zwar bevor wir ein Asana einnehmen, oder auch währenddessen.

Rückbeugen

Wenn wir Rückbeugen üben, spannen sich die Muskeln im unteren Rücken an. Zeitgleich verkürzen wir dort das fasziale Gewebe. Häufig spüren die Teilnehmer dann eine Art drückendes Gefühl oder Schmerzen. Darüber hinaus nähern sich die Dornfortsätze der Lendenwirbelsäule und die Facettengelenke können aufeinanderdrücken. Bei einem vorbelasteten Rücken können diese Umstände zu einem unangenehmen Kompressionsgefühl führen. Die Übung »Schambein nach 12 Uhr« kann hier eine deutliche Linderung verschaffen.

Zusätzlich ist es ratsam, sich bei Rückbeugen auf die aktive Streckung der Brustwirbelsäule zu konzentrieren und die Wirbelsäulenbewegung nicht ausschließlich aus dem Lendenbereich des Rückens zu bewältigen, mit dem es uns leichtfällt.

Die axiale Länge ist eine Verlängerung der Lendenwirbelsäule, bei der sich die Strukturen im Lumbalbereich dehnen und sich die Facettengelenke öffnen. Beides kann zu einem wesentlich angenehmeren Üben beitragen, nicht nur bei Rückbeugen, sondern auch bei vielen anderen Yogaübungen. Diese Verlängerung beschreibe ich gerne als eine Bewegung, die vom Becken ausgeht, denn jede Bewegung im Becken bewegt auch die Lendenwirbelsäule. Meistens leite ich an: »Bringe dein Schambein nach 12 Uhr«.

Schambein nach 12 Uhr

Wir kippen das Becken so nach hinten, dass sich das Schambein dem Brustbein nähert, es hebt sich also nach vorne oben an, während das Steißbein hinten nach unten sinkt. Diese Bewegung kann man in jeder Körperposition vollziehen, ganz gleich, ob man liegt, steht oder sitzt. Im Vierfüßler geht das so:

1| Gehe in einen Vierfüßlerstand und richte deine Wirbelsäule gerade ein. Ziehe deine Schultern nach hinten und halte deinen Kopf als Verlängerung des Rückens gerade.

Mache dir dein Becken bewusst, denn dieses wird sich bei der jetzigen Übung bewegen. Versuche, alle anderen Körperteile fest und stabil zu lassen.

2| Kippe nun dein Becken nach hinten, sodass sich dein Schambein deinem Brustbein nähert. Du kannst dir auch vorstellen, dass sich dein Schambein dem Bauchnabel nähert. Komme in die Ausgangsstellung zurück. Führe diese Bewegung einige Male langsam und bewusst

1

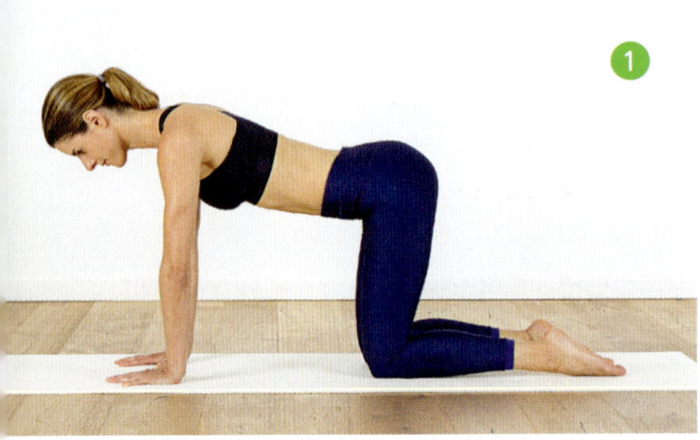

2

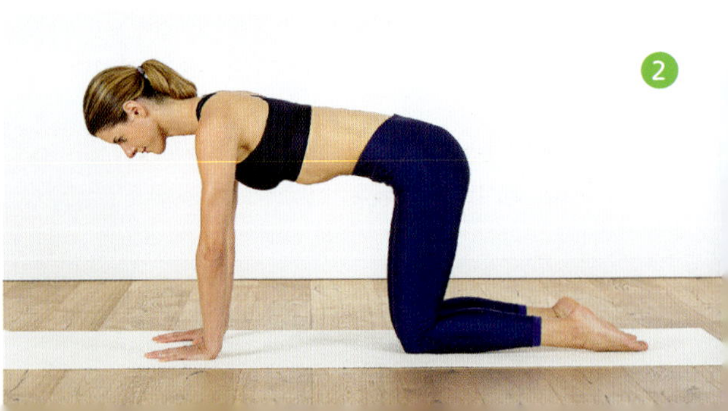

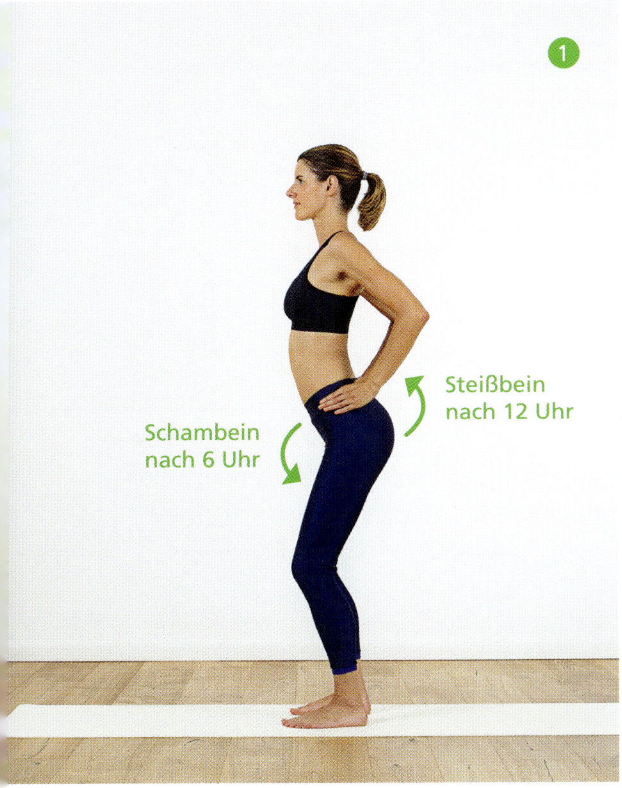

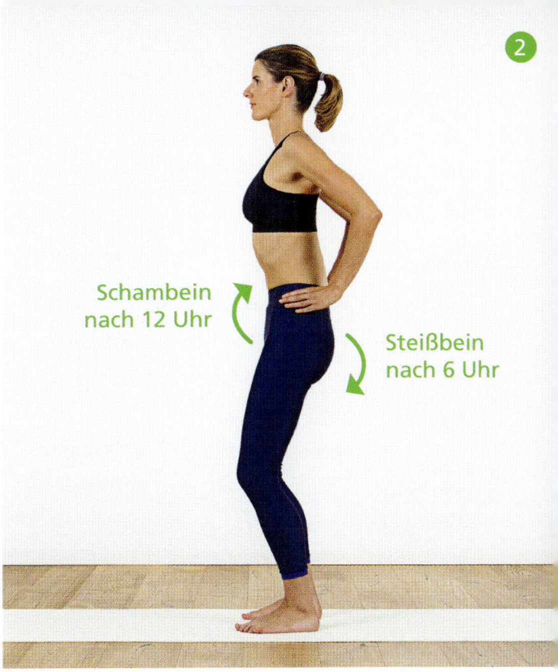

durch. Verinnerliche diese Bewegung und spüre, wie sich bei »Schambein nach 12 Uhr« der untere Rücken in die Länge zieht. Wahrscheinlich wird ein Gefühl von Dehnung entstehen.

Wenn du diese Bewegungsaktion während der Übungsprogramme integrierst, dann finde für dich heraus, wie stark die Beckenkippung sein soll. Übe immer schmerzfrei!

! Stelle dir eine Uhr mit Zeigern vor. 12 Uhr ist immer oben, 6 Uhr immer unten. Demnach ist 12 Uhr stets in Richtung Brustbein.

Beim Üben im Stehen passt die Vorstellung mit der Uhr vielleicht noch besser:

1| Stehe mit leicht geöffneten Beinen und lege deine Hände seitlich auf deine Hüftknochen. Beuge deine Kniegelenke etwas und halte den Oberkörper gerade. Komm in ein sanftes Hohlkreuz.

2| Bewege dein Becken nun so, dass bei der Rückwärtskippung das Schambein nach oben zum Brustbein zieht (das Steißbein sinkt dabei nach unten). Bei der Gegenbewegung, also wenn das Becken nach vorne kippt, bewegt sich das Schambein nach unten (das Steißbein hebt sich an). Bewege nun das Becken einige Male vor und zurück.

! Halte das Becken während der Kippbewegung im Körperlot. Falsch wäre es, wenn du das Becken nach vorne schiebst.

Mit dieser kleinen Korrektur der Lendenwirbelsäule können selbst die Schüler Übungen mitmachen, die bereits akute Beschwerden im unteren Rücken haben.

Nach dem Übungsprogramm

Um die Eindrücke verarbeiten zu können, solltest du nach der Praxis nicht gleich zum Tagesgeschehen übergehen.

Am Ende des Übungsprogramms macht eine Phase der Ruhe Sinn. Sie bildet den passiven Gegenpol zur Körperarbeit und dient dem Nachspüren und Verinnerlichen. Klassischerweise legen wir uns hierfür mit ausgestreckten Beinen auf den Rücken. Diese Position wird *Shavasana* genannt.

Shavasana

Wenn du in Shavasana bewegungslos auf dem Rücken liegst, beruhigen sich mit einiger Übung deine Gedanken. Dennoch solltest du nicht einschlafen. Das ruhige Liegen ist also viel mehr eine Geistesarbeit, als eine Körperübung.

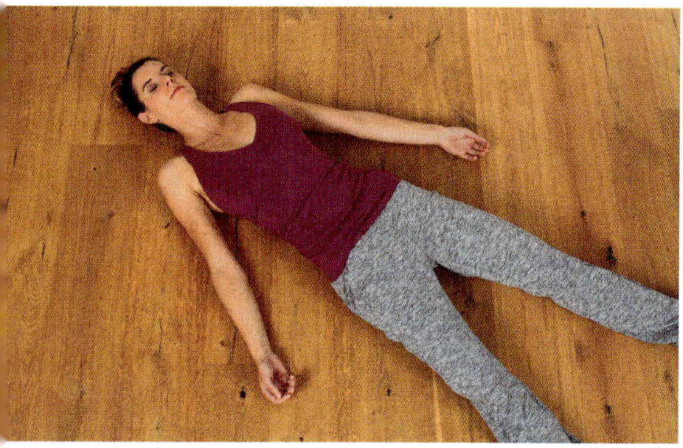

SHAVASANA IST die typische Entspannungsposition nach der körperlich aktiven Yogapraxis.

Da es wesentlich einfacher ist, den Körper ruhig zu halten als den Geist, ist Shavasana eine gar nicht so einfach zu meisternde Haltung. Manche Yogameister denken, dass sie sogar eine der schwierigsten ist.

Da die Beschwerdebilder meiner Schüler sehr unterschiedlich sind und für einige das Liegen mit ausgestreckten Beinen unangenehm sein kann, biete ich in meinem Unterricht stets Variationen von Shavasana an. Finde bitte für dich heraus, was für dich am angenehmsten ist.

Shavasana traditionell

Lege dich flach auf den Rücken. Bei Nackenbeschwerden verwendest du am besten eine stabile und nicht zu harte Unterlage für den Kopf. Ein Yogapolster oder eine gefaltete Decke sind hierfür gut geeignet. Halte die Hände ein wenig von den Oberschenkeln entfernt. Drehe die Handflächen nach oben; dies erlaubt dir deine Schultern zu öffnen und zu entspannen.

Deine Beine sind ausgestreckt und leicht geöffnet. Die Fersen fallen locker nach außen.

Entspanne alle Muskeln im Gesicht. Halte den Kiefer locker, sodass die obere Zahnreihe keinen Kontakt zur unteren hat. Entspanne

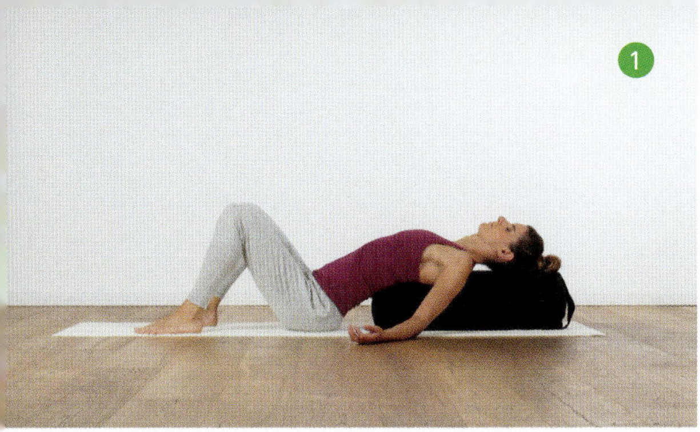

DIE STUFENPOSITION – eine Liegehaltung, die ursprünglich aus der Physiotherapie stammt

deine Zunge. Bei unruhigen Augen kannst du ausprobieren, ob dir ein Augenkissen guttut und dich bei der Entspannung unterstützt.

Wenn man wie ein Toter auf dem Rücken liegt, heißt dies Shavasana. Diese Position nimmt die Müdigkeit, die durch die Körperübungen entstanden ist, und bringt die Gedanken zur Ruhe.

Hatha Yoga Pradipika

Shavasana mit Knieunterlage

Bei Beschwerden im unteren Rücken empfehle ich die Verwendung einer Knieunterlage. Dies können eine zusammengerollte Decke, ein Polster oder zwei Yogablöcke sein.

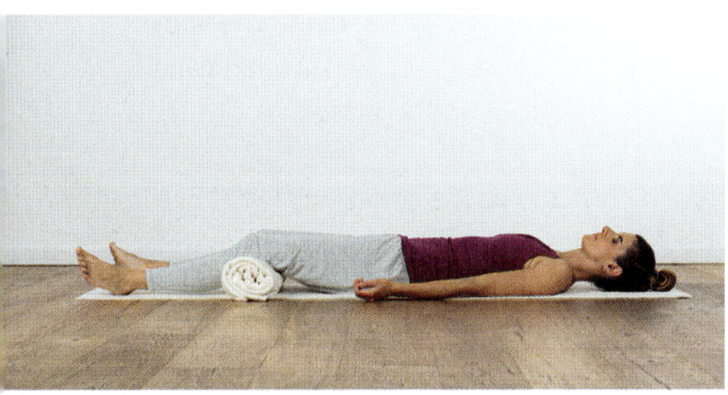

SHAVASANA MIT Knieunterlage

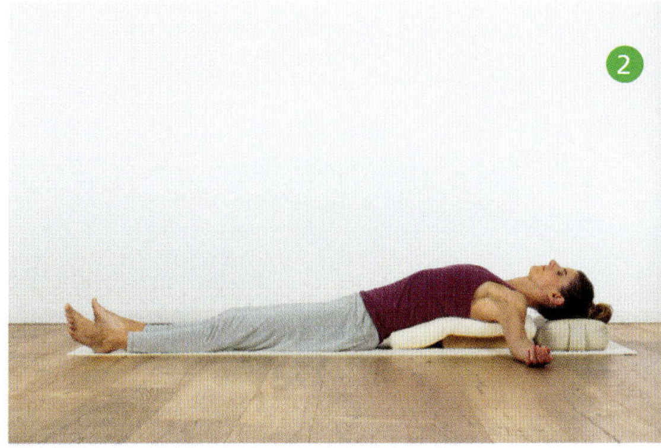

Dadurch kommen die Knie in eine leichte Winkelstellung, wodurch sich die Beckenstellung verändert. Dies hat Einfluss auf die Position der Lendenwirbelsäule. Sie bekommt dadurch ein bisschen mehr Länge auf der Rückseite und es wird möglich, absolut schmerzfrei zu liegen.

Für diese Variante gilt die gleiche Anleitung wie für die Übung »Shavasana traditionell«.

Shavasana mit Rückenunterlage

Diese Variante eignet sich sehr gut, wenn man nach einem langen Tag im Sitzen seinen Brustkorb, der meist etwas eingesunken ist, weiten möchte. Die Übung verschafft eine angenehme Dehnung an der Vorderseite des Rumpfes und lässt den Atem frei und tief fließen.

Verwende ein dickes Yogapolster (siehe Abbildung 1), du kannst aber auch einen Yogablock und eine Decke verwenden (siehe Abbildung 2).

Setze dich auf die Matte und lege das Kissen hinter dein Becken. Stelle deine Beine auf und lege dich dann rückwärts ab. Breite deine Arme seitlich aus und lass dich mit dem ganzen Gewicht des Oberkörpers in das Kissen hineinsinken. Genieße die angenehme Dehnung im Oberkörper. Versuche loszulassen.

! Bei Unwohlsein im unteren Rücken, schiebe das Kissen weiter weg vom Gesäß, sodass sich die Lendenwirbelsäule nicht so stark wölbt. Dieser kleine Trick kann unangenehmen Druck aus dem unteren Rücken nehmen.

Die Position der Beine ist keineswegs verpflichtend! Du kannst sie auch ausstrecken oder du legst die Fußsohlen aneinander und lässt die Knie nach außen sinken.

Shavasana mit Stuhl

In der Stufenposition wird die Wirbelsäulenkrümmung im unteren Rücken vermindert. Die Bandscheiben werden sehr geschont und zugleich wird der Druck in den Facettengelenken minimiert. Diese Art zu liegen, die du jederzeit auch außerhalb einer Entspannungsphase durchführen kannst, eignet sich deshalb besonders gut bei akuten Schmerzen im Lendenbereich.

Damit du deine Beine in eine etwa rechtwinklige Position bringen kannst, eignen sich entweder mehrere stabile Kissen, die Sitzfläche einer Couch oder ein Stuhl, der einigermaßen stabil steht. Hier verwenden wir einen Stuhl.

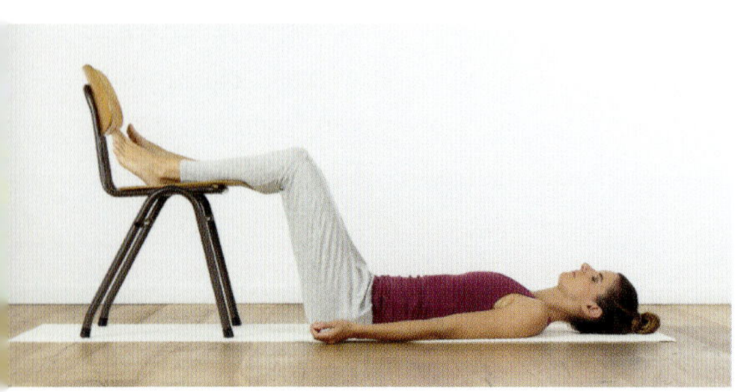

SHAVASANA MIT Stuhl zur Schonung der Bandscheiben

Setze dich mit Blick zum Stuhl auf den Boden. Rutsche mit dem Gesäß möglichst nah heran und lege deine Unterschenkel auf die Sitzfläche. Rolle deinen Oberkörper nach hinten ab. Entspanne deine Hüftgelenke. Dabei fallen deine Knie wahrscheinlich etwas nach außen. Die Füße sind ganz locker.

Natürlich kannst du auch wieder ein Polster für den Kopf verwenden. Probiere einfach verschiedene Positionen aus, und entscheide dich nach Empfinden für eine.

Wie bei den beiden anderen Shavasana-Positionen sind die Arme locker neben deinem Körper abgelegt und die Handflächen zeigen nach oben.

! In der Schlussposition sollte dein Geist zur absoluten Ruhe kommen. Lege deshalb bitte großen Wert darauf und nimm dir genügend Zeit, die für dich beste Position zu finden. Dein Geist sollte nicht durch irgendeine Unbequemlichkeit abgelenkt werden.

Was tun in Shavasana?

Wenn du bereits bei einem Lehrer Yoga übst, wirst du mit Entspannungsübungen sicher schon deine Erfahrungen gemacht haben. In dieser Schlussphase liest der Lehrer vielleicht eine Geschichte vor oder leitet eine Körperreise an. Übt man dagegen allein, könnte man eine angeleitete Entspannung abspielen lassen. Im Internet findet man hierfür etliche kostenlose Audiodateien und für moderne Smartphones stehen mittlerweile genügend Meditations- und Entspannungs-Apps zur Verfügung. Hier muss man selbst ein bisschen auf die Suche gehen und experimentieren.

Aber auch ohne diese technischen Hilfsmittel kann man eine eigenständige Entspannungs- beziehungsweise Nachspürphase durchführen. Dann übt man quasi autogen – man leitet sich gedanklich selbst an. Hierfür möchte ich dir gleich drei Ideen vorstellen:

- die Atembeobachtung,
- den Body-Scan,
- und eine Form der Autosuggestion.

So leicht, so schwer

Wer noch keine oder wenig Erfahrung mit Entspannungsmethoden sammeln konnte, wird merken, dass es recht schwer ist, den Geist auf eine bestimmte Sache zu konzentrieren. Die Gedanken springen wie ein Affe von Ast zu Ast. Dieser sogenannte *monkey mind* ist ganz normal. Mit regelmäßiger Übung wird es jedoch immer einfacher, sich zu fokussieren, und das Gebiet der Beobachtung wird kleiner. Gib also nicht auf, wenn es dir bei den ersten Versuchen nicht gleich gelingt, dich zu konzentrieren. Wenn deine Gedanken während der Entspannung abschweifen, dann kehre einfach immer und immer wieder zum Objekt der Beobachtung zurück, ob dies nun der Atem, der Körper oder etwas anderes ist. Nur wenn du hartnäckig übst, wirst du ein Meister.

1. Übung: die Atembeobachtung

Mit der Beobachtung des eigenen Atems machen viele Schüler von mir gute Erfahrungen. Der Atem ist zwar nicht greifbar wie ein Gegenstand, aber auch nicht so abstrakt wie beispielsweise ein Gefühl. Er ist irgendetwas dazwischen. Nicht berührbar, aber deutlich zu spüren. Vielleicht kommen aus diesem Grund etliche Teilnehmer sehr gut damit zurecht.

Die Atembeobachtung wird in vielen Traditionen in der Entspannung oder Meditation angewendet. Im Buddhismus nennt man sie *Anapanasati*. Die Übung dient dazu, seine Achtsamkeit zu schulen, also den Geist auf einen Punkt auszurichten und die Konzentration zu schärfen.

Im Folgenden gebe ich dir eine kurze Anleitung. Lies dir den Text vorher in Ruhe durch, damit du ungefähr weißt, was zu tun ist. Du kannst die Atembeobachtung am Ende eines Übungsprogramms 5–10 Minuten lang üben.

So geht's

Wähle eine der drei vorgeschlagenen liegenden Positionen (Seite 40–42). Mache es dir so bequem, dass du das Gefühl hast, dich nicht mehr bewegen zu müssen. Nimm dir fest vor, ganz ruhig liegen zu bleiben.

- Richte nun deine Aufmerksamkeit auf das natürliche Fließen deines Atems, ohne etwas zu tun und ohne etwas zu wollen. Nimm nur wahr, wie der Atem ganz von allein ein- und ausströmt. du hast kein Ziel, keine Erwartungen. Du fühlst nur, wie der Atem strömt.
- Konzentriere dich dann auf den Bereich deiner Nase. Spüre, wie der Atem an den Innenwänden deiner Nase entlangstreift. Beobachte jeden einzelnen Atemzug. Lass dir Zeit, habe keine Eile.

- Spüre, dass der Atem beim Einatmen etwas kühler und beim Ausatmen etwas wärmer ist. Je konzentrierter du bist, desto weniger werden andere Bewusstseinsinhalte auftauchen. Reduziere die gesamte Aufmerksamkeit auf deine Nase. Atme ohne Anstrengung. Das Atmen geschieht von allein.
- Nachdem du dich einige Zeit auf deine Nase konzentriert hast, lenkst du deine Wahrnehmung auf die natürliche Bewegung deines Bauches.
- Spüre, wie sich deine Bauchdecke beim Einatmen leicht anhebt und beim Ausatmen wieder senkt. Die Bewegung geschieht von selbst. Du musst nichts dafür tun.
- Mit jedem Ausatmen lässt du den Bereich des Bauches mehr und mehr los. Dein Atem fließt weiterhin ganz von allein und ohne dein aktives Zutun. Lass es einfach geschehen. Sei dein eigener Beobachter.
- Konzentriere dich einige Minuten lang in dieser Weise auf deinen Atem. Um anschließend von deiner sogenannten Innenwelt in die Außenwelt zurückzukehren, bewege zuerst Hände und Füße, nimm dann einen ganz bewussten tiefen Atemzug. Strecke und rekle dich. Drehe dich dann auf deine Lieblingsseite und bleibe dort noch für kurze Zeit liegen. Anschließend öffne die Augen, stehe auf und gehe den Aufgaben nach, die heute noch anstehen.

Im Achtsamkeitstraining heißt es:

Und wenn du 100-mal mit deinen Gedanken abschweifst, dann kehre 100-mal zu deiner Konzentration zurück.

2. Übung: der Body-Scan

Der Body-Scan ist eine Körperreise, bei der man sich in fließender Reihenfolge auf verschiedene Teile seines Körpers konzentriert. Im Achtsamkeitstraining ist der Body-Scan eine für sich stehende Meditationsübung. Sie wird deshalb gewöhnlich im Sitzen durchgeführt. Im Yoga, wenn sie am Ende eines Übungsprogramms durchgeführt wird, dient sie der Entspannung beziehungsweise dem Nachspüren der vorangegangenen Aktivität und man übt sie meistens im Liegen.

Damit eine Körperreise ihre Wirkung entfalten kann, solltest du dir 10–20 Minuten Zeit nehmen. Lies dir den Text vorher aufmerksam durch, damit du ungefähr weißt, auf welche Teile des Körpers du deine Wahrnehmung richten sollst. Es ist nicht schlimm, wenn du diese Reihenfolge nicht einhältst. Viel wichtiger sind deine ungeteilte Aufmerksamkeit und Konzentration.

So geht's

Wähle eine der drei vorgeschlagenen Shavasana-Positionen (Seite 40–42). Lass dir genügend Zeit beim Einrichten der Position, damit alle Körperteile bequem liegen. Überlege dir, ob ein Augenkissen deiner Entspannung förderlich sein könnte. Einige meiner Schüler ziehen sich gerne die Kapuze ihrer Jacke über die Augen oder setzen eine leichte Wollmütze auf.

- Beobachte, wie es sich anfühlt, in dieser Position zu liegen. In den kommenden Minuten solltest du deinen Körper so ruhig wie möglich halten.
- Nimm deinen gesamten Körper wahr und spüre, wie dich die Schwerkraft auf der Erde

hält. Spüre die Stellen des Körpers, die in Kontakt mit dem Boden sind. Spüre Unterschiede zwischen der linken und der rechten Körperhälfte.

- Lass deinen Atem von ganz von allein fließen und lass jegliche Anspannung los, wenn du ausatmest.
- Bringe nun deine Aufmerksamkeit zu deinen Füßen. Stelle dir vor, wie dein Atem in diese Richtung fließt. Bleibe einige Momente bei dieser Beobachtung. Während deiner Atmung lässt du einfach alle Empfindungen zu, die dabei entstehen. Alles ist in Ordnung, so wie es ist. Stelle dir vor, wie Weite in deinen Knöcheln und Fußgelenken entsteht.
- Wenn du mit deinen Gedanken abschweifst, dann bringe die Konzentration einfach immer wieder zurück zu deiner Atmung und zu deinem Körper. Es ist ganz normal, dass dein Geist Ablenkung sucht.
- Lenke deine Aufmerksamkeit nun zu den Waden und den Kniegelenken. Stelle dir vor, wie du in diese Bereiche hineinatmest und spüre die Berührungspunkte mit dem Boden.
- Lass erneut Weite entstehen, diesmal in den Kniegelenken. Bleibe einige ruhige Atemzüge bei dieser Beobachtung. Nimm dir Zeit. Es gibt nichts, was du in diesem Moment erledigen musst.
- Dann folgen Hüfte und Gesäß. Zunächst spürst du die Auflagepunkte und dann atmest du in die Hüftgelenke hinein. Es entstehen Weite und Entspannung. Lass die Impulse für die Atmung von ganz allein entstehen, du musst nichts dafür tun.
- Gehe weiter zum unteren Rücken und spüre in diesem Abschnitt deine Wirbelsäule. Die Wahrnehmung liegt erneut bei den Auflagepunkten und beim Entstehen von Weite und Entspannung.

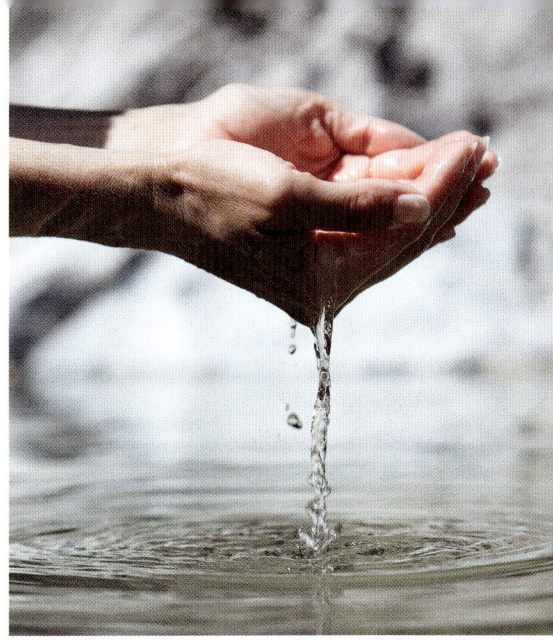

SO WIE das Wasser durch deine Hände fließt, lass deinen Atem frei.

- Folge in dieser Form den weiteren Körperregionen:
  - mittlerer Rücken, Schultern und Schulterblätter,
  - Arme, Ellbogen, Handgelenke, Handflächen und Finger,
  - Nacken, Hals und Kopf,
  - Stirn und Augen,
  - Kiefer, Wangen, Mund und Zunge,
  - Brust- und Bauchregion
- Beobachte noch ein paar Momente deine Atmung. Wie fühlt sie sich an? Bewerte nichts, alles ist in Ordnung.
- Spüre dann alle Phasen deiner natürlichen Atmung. Das Einatmen, die kurze Phase der Atemfülle, das Ausatmen und die etwas längere Phase der Atemleere. Sei einfach dein eigener Beobachter.
- Anschließend nimmst du deinen gesamten Körper wahr. Lass ihn für einige Atemzüge

noch einmal vollkommen los. Mache es einfach so gut du kannst, es gibt kein Richtig oder Falsch.

- Bereite dich dann langsam vor, deine Augen zu öffnen. Nimm deine Umgebung wahr und bewege achtsam deinen Körper nach deinem eigenen Bedürfnis.
- Drehe dich auf deine Lieblingsseite und setze dich auf. Stehe auf und gehe den Aufgaben nach, die heute noch anstehen.

3. Übung: Autosuggestion

Autosuggestion bedeutet so viel wie Selbstbeeinflussung. Zu den wohl bekanntesten, wirksamsten und wissenschaftlich am besten untersuchten Methoden zählt das Autogene Training. Alle Autosuggestionsformen haben gemein, dass sie vor allem dann langfristig erfolgreich sind, wenn sie häufig praktiziert werden.

Bei dieser Entspannungsübung möchten wir unser Unterbewusstsein trainieren und es in eine bejahende, hoffnungsvolle oder entspannende Richtung lenken. Hierfür sprechen wir in Gedanken einen oder mehrere einfach und positiv formulierte, kurze Sätze, die wir über mehrere Minuten wiederholen. Wer eher visuell veranlagt ist, kann sich gleichzeitig auch ein imaginäres Bild vor Augen halten. Diese Selbstaffirmation wird nach einiger Zeit zum festen Bestandteil unseres unbewussten Denkprozesses. Wenn du regelmäßig übst, wirst du erkennen, dass es tatsächlich funktioniert.

Mantras, die häufig im Yogaunterricht gemeinsam mit der Gruppe gesungen werden, sind im Grunde genommen nichts anderes.

Mantras sind heilige Silben, Wörter oder Verse mit einer besonderen spirituellen Kraft, die sich durch wiederholtes Rezitieren im Diesseits manifestieren sollen.

Mit Autosuggestionsübungen kann man ganz unterschiedliche Ziele verfolgen. Manche wollen vielleicht ihre Nervosität vor Prüfungen abbauen, andere haben das Ziel, mehr Kraft und Selbstbewusstsein zu erlangen. Wir dagegen wollen diese Methode dahingehend einsetzen, dass wir unsere Muskel- und Gefäßspannung verringern, also »entspannen«. Gleichzeitig wollen wir unsere Gedanken auf einen körperlichen Bereich hin fokussieren. Unsere Stichwörter hierzu sind »Ruhe« und »Schwere«.

So geht's

Wähle deine bequemste Shavasana-Position (siehe Seite 40–42). Für deine Entspannung ist es wichtig, dass du dir genügend Zeit gibst, alles so einzurichten, dass dich nichts mehr stört. Wenn du so weit bist, dann lenke deine Wahrnehmung zum gesamten Körper. Spüre ihn einfach so daliegen. Spüre, welchen Raum er einnimmt. Nimm die Auflagepunkte wahr.

Wandere dann mit deiner Aufmerksamkeit zu deinem ganz natürlich fließenden Atem. Spüre deinen Atem kommen und gehen. Versuche nicht in irgendeiner besonderen Technik oder besonders »schön« zu atmen. Lass deinen Atem für 2–3 Minuten einfach geschehen. Du musst nichts tun.

Das erste Stichwort, mit dem du dich nun beschäftigst, ist »Ruhe«. Denke dir den

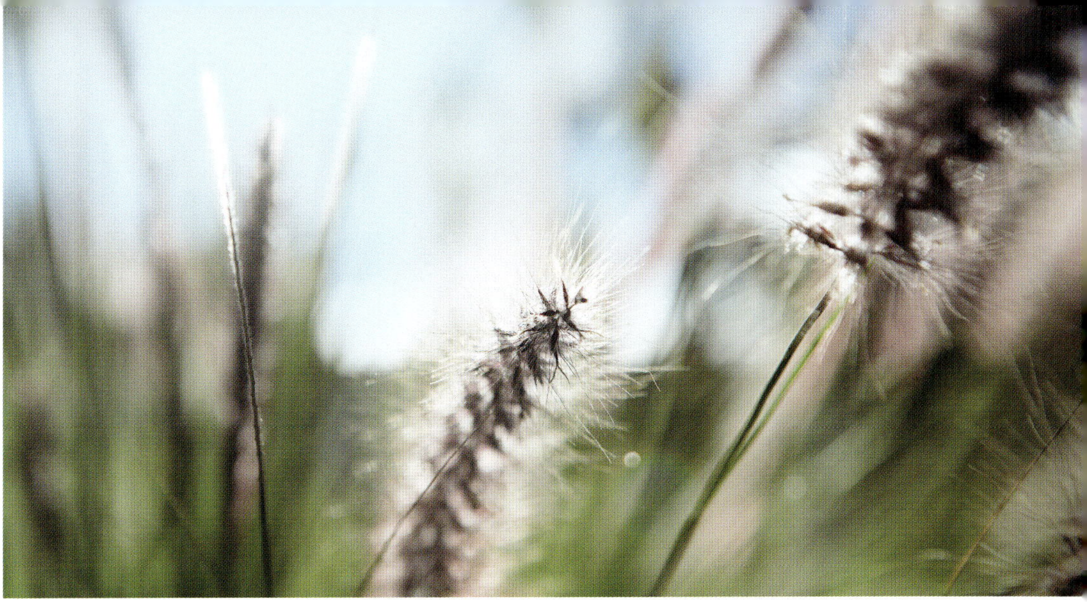

IMAGINÄRE BILDER können die autosuggestive Entspannung positiv beeinflussen.

Satz »Ich bin ganz ruhig«. »Ich bin« beim Einatmen und beim Ausatmen »ganz ruhig«. Wiederhole diesen Satz jeden zweiten oder jeden dritten Atemzug. Mache dies etwa 1 Minute lang. Dieser Satz bringt dich zunächst in die richtige atmosphärische Stimmung und verschafft dir eine innere Situation der Entspannung.

! Wenn du mit Entspannungsübungen noch wenig Erfahrung hast, kann es anfangs sein, dass du das Gefühl von Ruhe noch nicht richtig spüren kannst. Das macht nichts. Übe einfach weiter.

Nimm noch einmal deinen ganzen Körper wahr und denke dir einige Male den Satz »Ich bin ganz bei mir«. Verwende dabei wieder deinen Rhythmus deines Atems: Einatmen »Ich bin«, ausatmen »ganz bei mir«.

Nachdem du dich auf die allgemeine Ruhe konzentriert hast, geht es mit der Konzentration auf einige deiner Körperteile weiter. Das Stichwort ist nun der Begriff »Schwere«.

Jetzt folgen Schwere-Affirmationen für die einzelnen Körperteile. Sprich den jeweiligen Satz wie gewohnt in Gedanken und in deinem Atemrhythmus jeweils 3–5 Mal. Erst dann folgt der nächste Satz:

»Der rechte Arm ist ganz schwer.«
»Der linke Arm ist ganz schwer.«
»Das rechte Bein ist ganz schwer.«
»Das linke Bein ist ganz schwer.«
»Der Rücken ist ganz schwer.«
»Ich bin ganz ruhig und entspannt.«
»Mein ganzer Körper ist schwer.«

Hinweise zur Autosuggestion

Wenn du möchtest, kannst du jeden anderen und selbst formulierten Satz oder Gedanken verwenden. Wichtig ist, dass du diese Affirmationen kurz und sehr klar gestaltest. Je prägnanter, knapper und monotoner ein Gedanke dabei ist, desto stärker ist die geistige oder körperliche Reaktion darauf, sprich, desto erfolgreicher ist er.

- Wenn du visuell orientiert bist, dann stelle dir auch ein Bild vor, welches zu deinem Satz oder Gedanken passt.
- Bist du akustisch orientiert, dann stelle dir vor, dass du dir beim gedanklichen Wiederholen deines Satzes selbst zuhörst.
- Gehörst du zu den motorisch begabten Menschen, dann stelle dir vor, wie du deinen Gedanken an eine Tafel schreibst.

! Damit du im Anschluss an diese Entspannung nicht zu müde oder zu benommen bist, solltest du eine aktive Beendigung dieser Ruhephase erfolgen lassen.

Übst du jedoch am Abend kurz vor dem Schlafengehen, dann kannst du auf eine aktive Beendigung verzichten.

Die aktive Beendigung

Um die Entspannung nicht in einem müden, sondern einem frischen und erholten Zustand zu verlassen, hat es sich bewährt, sich sogenannte »Selbstbefehle« zu geben. Folgende drei Aufforderungen, die du dir in Gedanken vorsagst, sind hierfür geeignet:

1| »Arme fest!«

Während du dir dies sagst, mache mit beiden Händen feste Fäuste und spanne deine Arme in ausgestreckter Stellung an.

2| »Tief ein- und ausatmen!«

Winkle deine Arme mit festen Fäusten an und nimm einen tiefen Atemzug.

3| »Augen öffnen!«

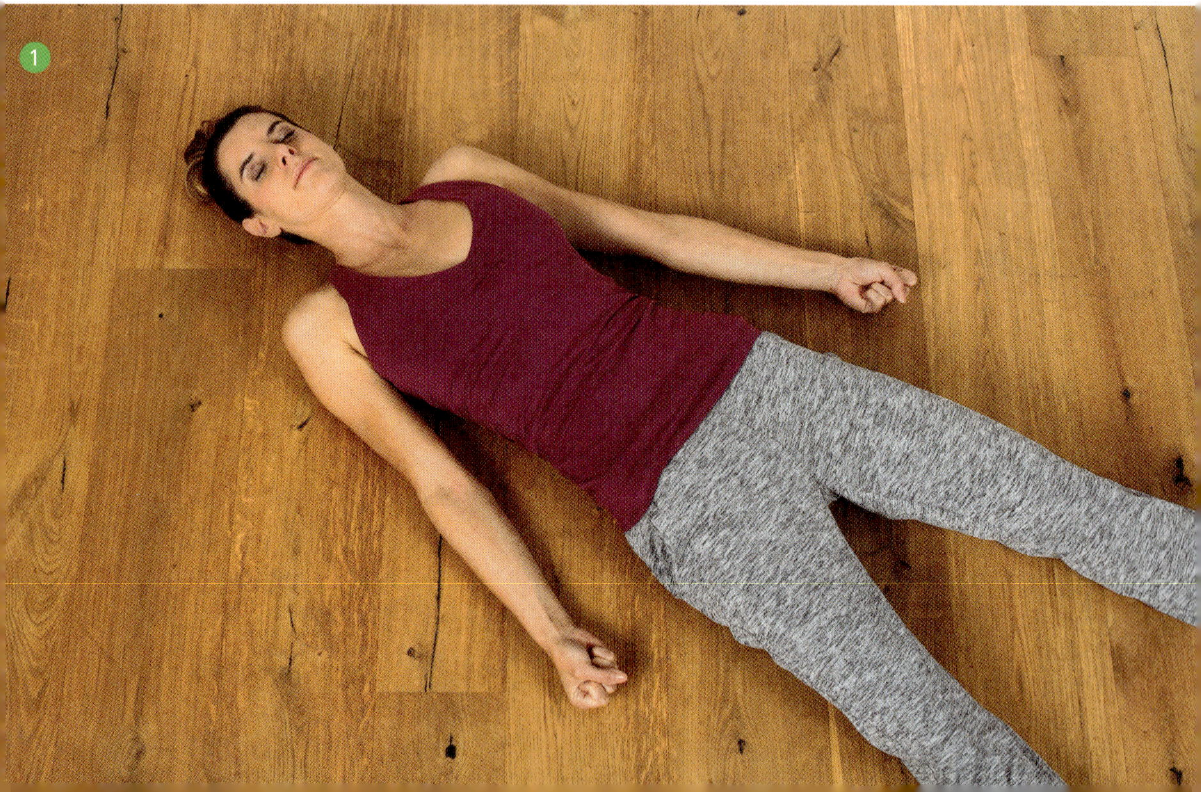

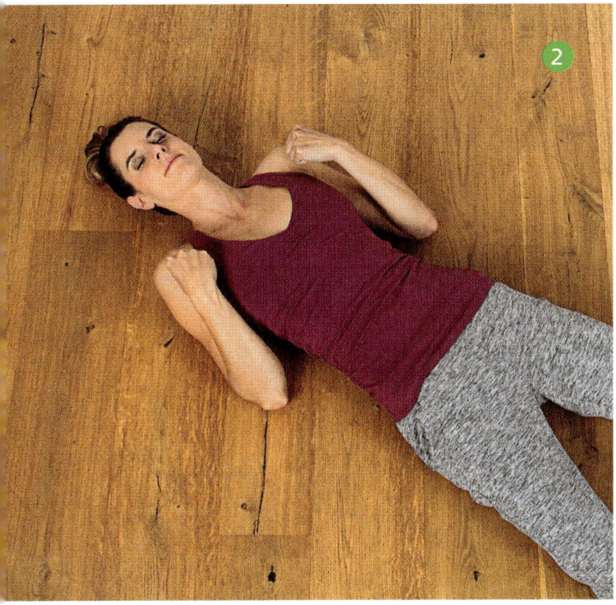

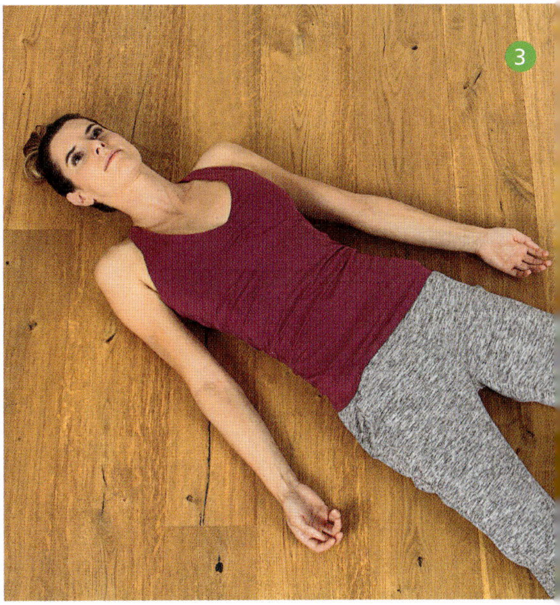

Löse nach dem Ausatmen die Kraft in deinen Armen und Händen und öffne deine Augen. Stehe dann langsam auf und gehe gelassen deinen Aufgaben nach.

Diese drei Formulierungen bleiben immer gleich und werden auch dann durchgeführt, wenn einmal nicht so sehr das Gefühl der Entspannung entstehen konnte.

Liebevolle Geduld

Die Entspannungsphase ist genauso wichtig wie der aktive Yogateil deiner Übungsprogramme. Übe deine Entspannung ohne Hast. Ungeduld ist das größte Hindernis für den Erfolg. Sei also geduldig und liebevoll mit dir, selbst wenn du einmal das Gefühl hast, dass dir deine Entspannung heute überhaupt nicht gelungen ist. Es kommt vielmehr auf das regelmäßige Üben an. Du wirst sehen, mit der Zeit gelingt es dir immer besser.

Auch für zwischendurch geeignet

Die vorangegangenen drei Entspannungsübungen sind keineswegs nur dazu gedacht, sie in der Shavasana-Position am Ende eines Yogaprogramms zu absolvieren, obgleich sie sehr gut dazu geeignet sind. Jede der drei Übungen kannst du auch im Sitzen üben. Selbst wenn du unterwegs bist, sind sie für eine Kurzentspannung geeignet, denn bereits zwei oder drei Minuten Atembeobachtung oder ein kurzer Body-Scan bringen eine kleine Auszeit für den Geist mit seinen oft schnell springenden Gedanken.

Übe einfach, wann immer du kannst oder möchtest. Zum Beispiel auf der Parkbank, in deiner Mittagspause, in der U-Bahn. Die Fähigkeit zur Entspannung und für einige Momente seine Gedanken still werden zu lassen, lernt man nämlich besonders gut, wenn man häufig, am besten täglich übt.

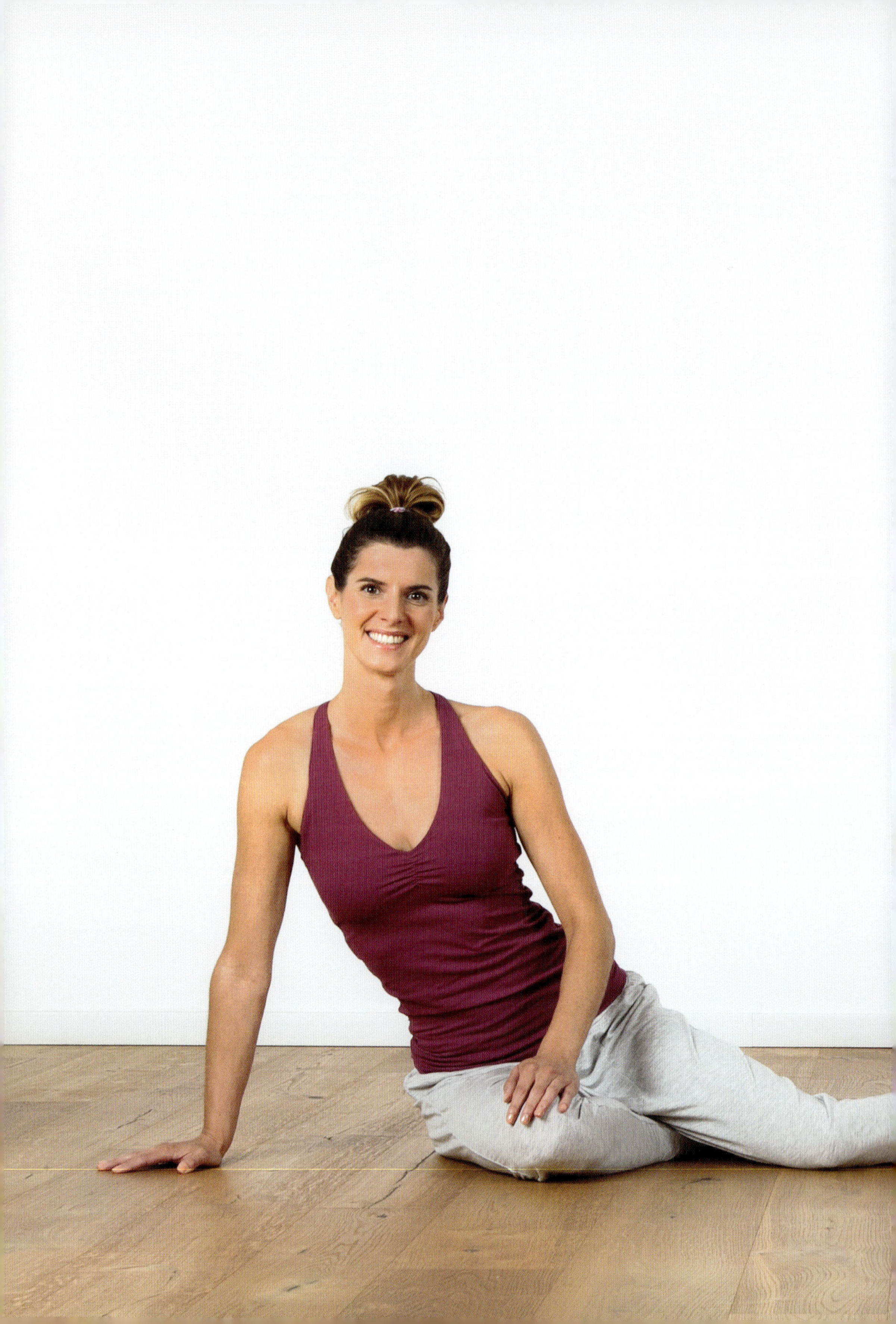

PRAXIS

Die folgenden Übungsprogramme sind ganz speziell für deinen Rücken konzipiert. Du wirst keine komplizierten Übungen finden, denn mit einer einfachen Asana-Praxis lässt sich erfahrungsgemäß besser feststellen, ob man auf dem richtigen Weg ist. Übe deine Programme regelmäßig, damit Körper und Geist die Möglichkeit haben, sich kontinuierlich zu entwickeln. Tauche ein in deine äußere und innere Welt und erforsche achtsam deine Möglichkeiten. Sei neugierig – denn wenn du dich mit dir selbst auseinandersetzt, wirst du ganz Neues erfahren.

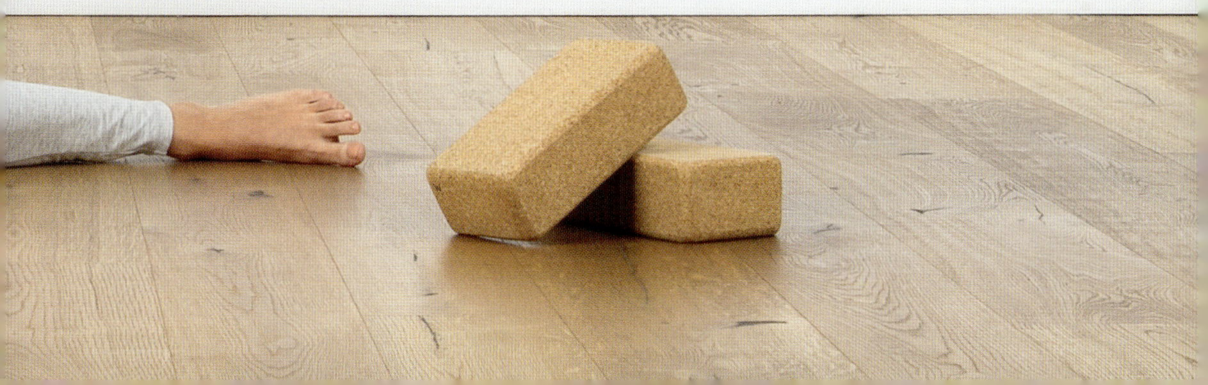

Fit im Büro 1

Der Yoga-Quickie für Schulter & Nacken

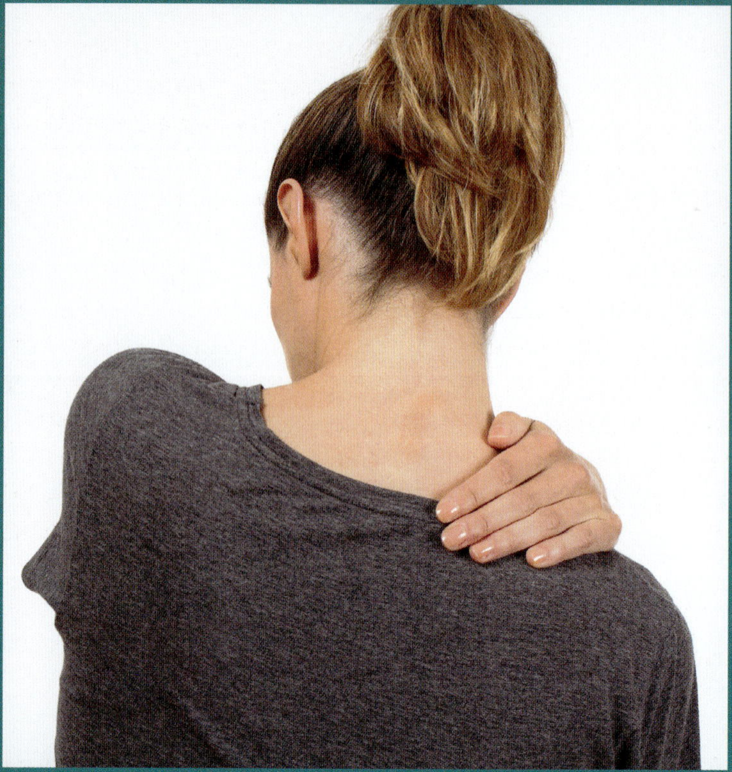

Da es sehr förderlich für die Gesundheit ist,
habe ich beschlossen, glücklich zu sein.

Voltaire

Die Schulter-Nacken-Region

Zur Schulter-Nacken-Region gehören die beiden Schultergelenke, die Schulterblätter am oberen Rücken, die vorderen Schlüsselbeine und die Halswirbelsäule. Etliche Kurse, die ich in verschiedenen Büros anbiete, beinhalten regelmäßig Schwerpunktübungen für diesen Bereich. Darüber freuen sich die Schüler immer wieder, weil es ihnen im Nachhinein spürbar besser geht.

Bei langem Sitzen sinkt irgendwann der Brustkorb ein und die Schultern fallen nach vorne. Dadurch gerät die gesamte Schulter-Nacken-Region in Mitleidenschaft und besonders die Halswirbelsäule. Bei rundem Rücken muss nämlich der Kopf gehoben werden, um weiterhin nach vorne, zum Beispiel auf den Bildschirm, schauen zu können. Dies führt zu einem gestauchten Nacken und zu einer fehlbelasteten Halswirbelsäule. Zuerst nehmen Betroffene nur leichte Verspannungen wahr. Auf Dauer verändert sich die gesamte Muskel-Gelenk-Balance, sodass sogar Empfindungsstörungen und Schmerzen auftreten können, die bis in die Finger reichen. Dies liegt daran, dass die Nerven, die aus der Halswirbelsäule kommend in die Arme laufen, an ihren Wurzeln gedrückt werden.

Wer sich gut hält, hält länger durch

Der Bereich der Halswirbelsäule ist sehr sensibel. Die Wirbelgelenke sind feiner als beim Rest der Wirbelsäule, und die Bandscheiben sind relativ dünn. Zudem verlaufen in diesem Bereich Arterien, die Blut zur Basis des Gehirns transportieren. Sind wir während eines Arbeitstages leichter oder stärker in einem solchen gestauchten Hohlnacken, werden wir schneller müde, bekommen Kopfschmerzen und es kann sogar das Seh- und Hörvermögen abnehmen. Es ist also wichtig zu handeln und mit den richtigen Übungen ein neues Empfinden für eine gute Haltung zu schaffen.

Da es insgesamt um das Thema Haltung geht, wobei auch die Brustwirbelsäule und der sogenannte Rundrücken eine große Rolle spielen, ist das längere Übungsprogramm »Das tut dem Rücken gut 2« (siehe Seiten 120–129) eine wundervolle Ergänzung zu diesem Yoga-Quickie.

Dauer des Übungsprogramms
10–12 Minuten

Was du benötigst
Stuhl

Wirkung
Das Programm »Fit im Büro 1« kannst du in deiner normalen Alltagskleidung üben. Es ist eine sinnvolle Zusammenstellung von Übungen, die der typischen Arbeitshaltung am Schreibtisch entgegenwirken. Da bei einem langen Bürotag vor allem der Schulter-Nacken-Bereich leidet, wirst du einige Übungen finden, die genau für diese Region das Passende sind. Sie dehnen den Nacken, mobilisieren die Schultern und weiten den Brustkorb und beugen Verspannungen vor.

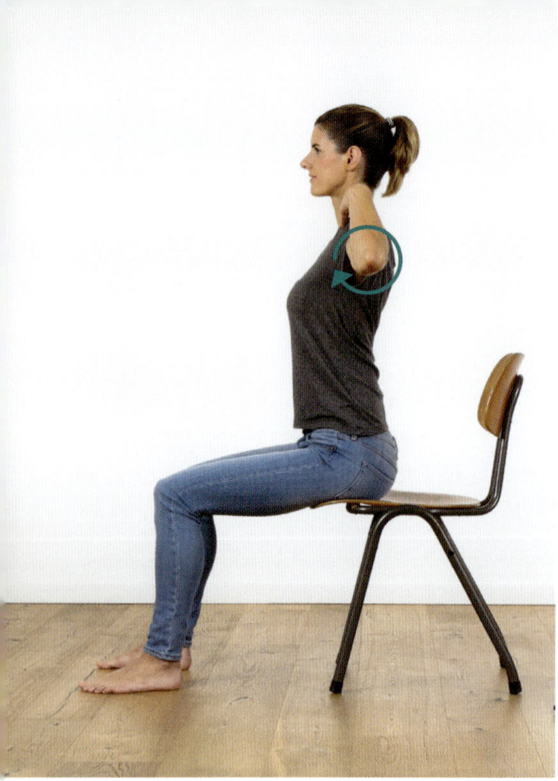

1 Schultern mobilisieren

Setze dich für diese Übung aufrecht an die vordere Kante des Stuhls oder übe im Stehen. Richte deine Wirbelsäule auf und lenke deine Wahrnehmung für 3–4 Atemzüge zu den Schultern.

Lege deine Hände locker auf die Schultern. Führe dann mit den Ellbogen wechselseitig rückwärtskreisende Bewegungen durch, wie beim Kraulen. Fange mit kleinen Kreisen an, die dann immer größer werden. Wenn du deinen größten Kreis erreicht hast, lass die Bewegung wieder kleiner werden.

Wiederhole dies dann in die andere Richtung.

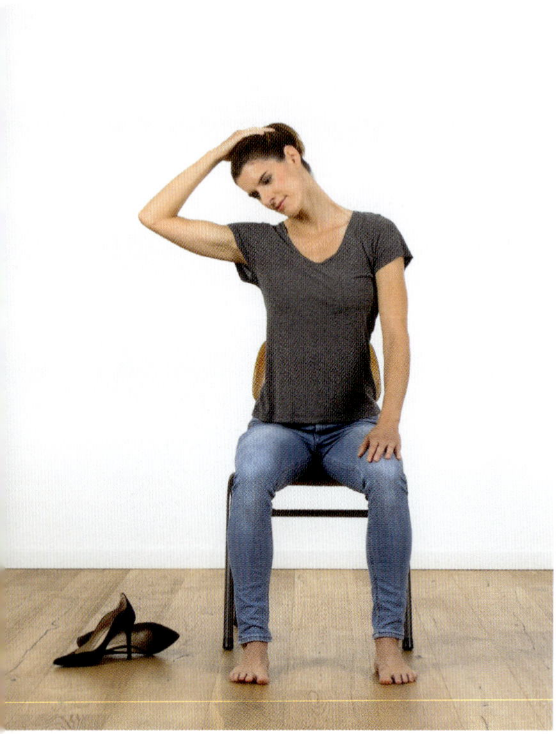

2 Nackendehnung

Strecke deine Wirbelsäule angenehm in die Länge und lass vorerst beide Schultern locker hängen.

Neige deinen Kopf auf die rechte Seite und drehe ihn dann so nach rechts, dass die Nasenspitze etwas mehr zur rechten Schulter zeigt. Lege dann die rechte Hand auf den Hinterkopf und ziehe behutsam den Kopf nach unten Richtung Schulter. Ziehe gleichzeitig die linke Schulter nach unten.

Halte die Dehnung für 8–12 Atemzüge.

3 Schulter-Außenrotation

Dies ist eine wichtige Übung für die Aktivierung der sogenannten Rotatorenmanschette im Schulterbereich. Die Kräftigung dieser Muskeln sorgt für eine bessere Position des Oberarmknochens in der Schulterpfanne. Mache diese Übung regelmäßig!

1| Setze dich aufrecht an die vordere Kante des Stuhls, strecke deine Wirbelsäule und winkle deine Arme seitlich am Rumpf an. Die Handflächen zeigen nach oben. Drücke dabei die Ellbogen seitlich an den Brustkorb, halte diesen Ellbogen-Rippen-Kontakt und ziehe deine Schultern von den Ohren weg nach unten.

2| Bewege deine Hände so nach außen, als würdest du einen großen Vorhang öffnen. Öffne diesen Vorhang beim Einatmen so weit du kannst und hebe dabei dein Brustbein an. Spüre die dabei benötigte Kraft in den Schultern. Beim Ausatmen schließe den Vorhang ein wenig.

Wiederhole diese Bewegung 8–12 Mal langsam in deinem Atemrhythmus.

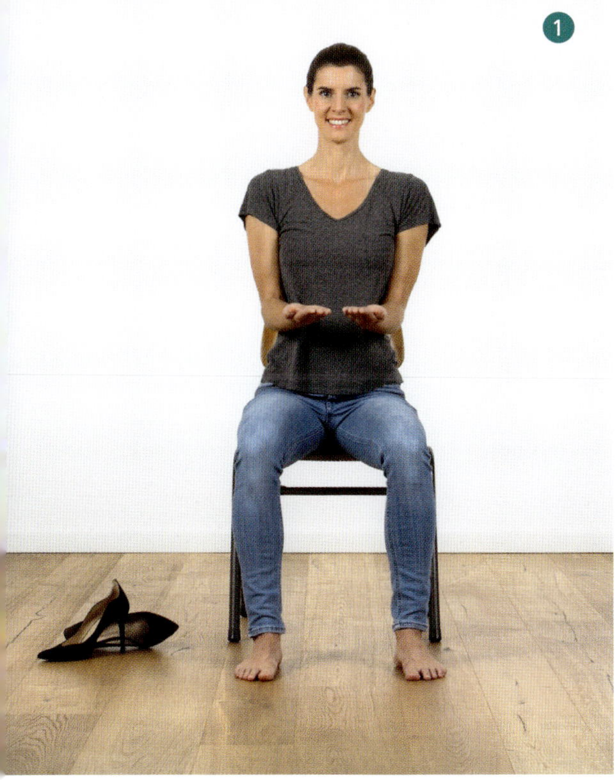

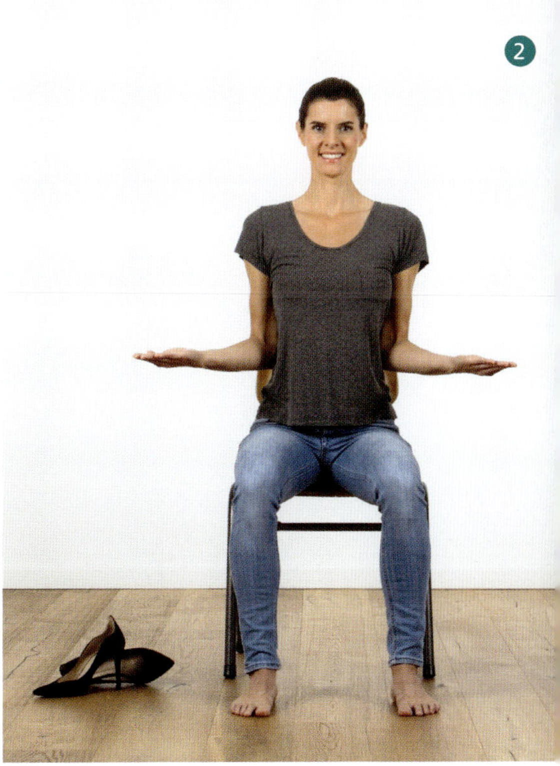

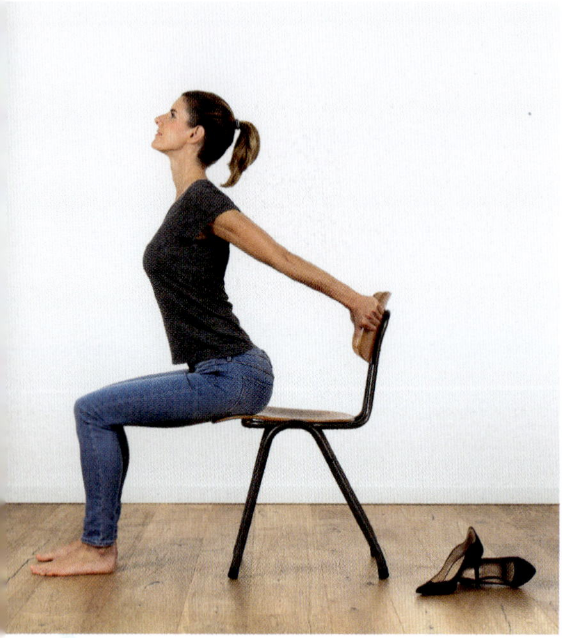

4 Brustkorb weiten

Setze dich aufrecht an die vordere Kante des Stuhls. Beuge dich etwas nach vorne und greife mit nach hinten gestreckten Armen die Rückenlehne.

Hebe dein Brustbein nach vorne oben an und ziehe beide Schultern aktiv nach hinten. Versuche auch beide Schulterblätter zusammenzuziehen.

Halte diese Position für 4–6 tiefe Atemzüge. Nach einer kleinen Pause des Nachspürens wiederhole diese Übung.

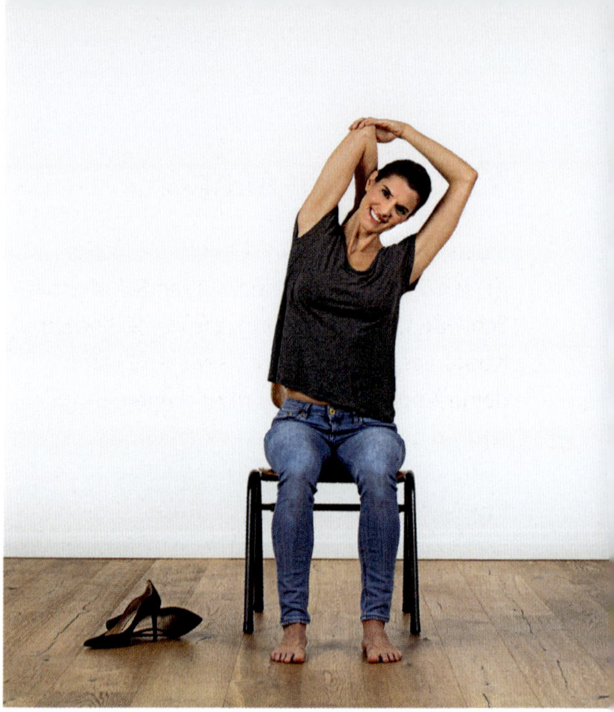

5 Flankendehnung

Setze dich aufrecht an die vordere Kante deines Stuhls. Hebe zunächst den rechten Arm lang über deinen Kopf, beuge ihn anschließend nach hinten und lege die Hand flach auf den oberen Abschnitt der Wirbelsäule.

Umfasse mit der linken Hand den rechten Ellbogen und ziehe ihn behutsam hinter den Kopf. Der Blick ist geradeaus gerichtet.

In dieser Position wirst du bereits eine deutliche Dehnung wahrnehmen. Möchtest du noch intensiver üben, dann neige den Oberkörper zusätzlich ein wenig nach links, während du gleichzeitig die rechte Seite des Brustkorbs nach rechts herausschiebst.

Halte die Position für 8–12 Atemzüge und dehne dann die andere Seite.

6 Liegende Acht

Setze dich aufrecht an die vordere Kante deines Stuhls und entspanne die Schultern. Schließe für diese Übung, die deine oberen Kopfgelenke mobilisieren soll, am besten deine Augen, damit du über deinen Sehsinn so wenig wie möglich abgelenkt wirst.

Konzentriere dich auf deine Nase. Beginne nun mit der Nasenspitze eine kleine liegende Acht zu malen. Langsam wird sie immer größer, bis es nicht mehr größer geht. Dann wird sie wieder kleiner und irgendwann kommt die Bewegung zum Stillstand. Lass dir Zeit und übe konzentriert.

Wiederhole die Übung, indem du die Acht nun in die andere Richtung malst. Es folgt der fließende Übergang zur nächsten Übung »Nachspüren & Zentrieren«.

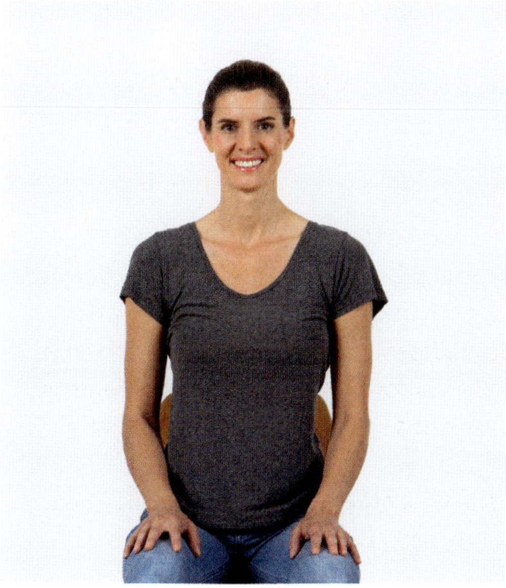

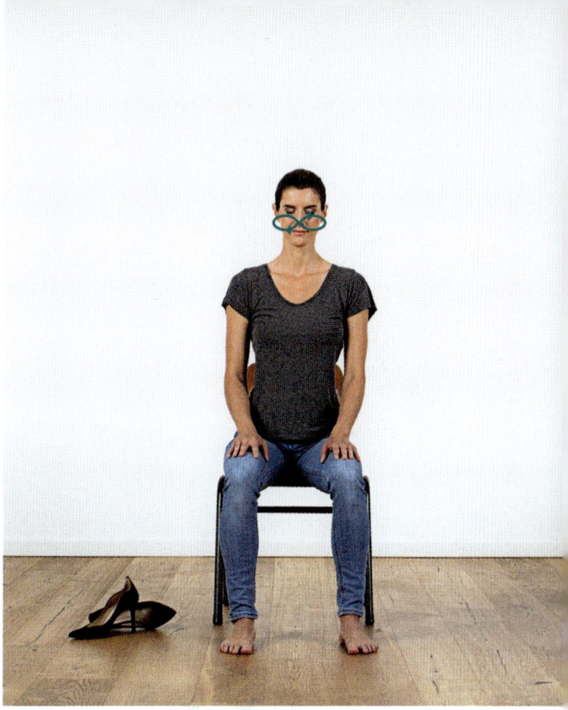

7 Nachspüren & Zentrieren

Bleibe für diese kleine Abschlussphase auf deinem Stuhl sitzen. Die Beine sind leicht geöffnet. Entwickle ein Gefühl von Erdung über deine Füße zum Boden hin. Lege deine Hände locker auf den Knien ab und schließe, wenn du magst, deine Augen. Entspanne den Kiefer, die Zunge und die Lippen. Deine Stirn ist weich. Lass deine Schultern entspannt nach unten hängen.

Beobachte für einige Momente deinen Atem. Lass ihn ruhig und wie von allein kommen und gehen. Konzentriere dich und lass dich von nichts ablenken. Halte die Position für etwa 1 Minute.

! Aufkommende Gedanken heißt du kurz willkommen. Lege sie dann aber imaginär auf eine Wolke, die an dir vorüberzieht.

Fit im Büro 2

Belebe deine Wirbelsäule

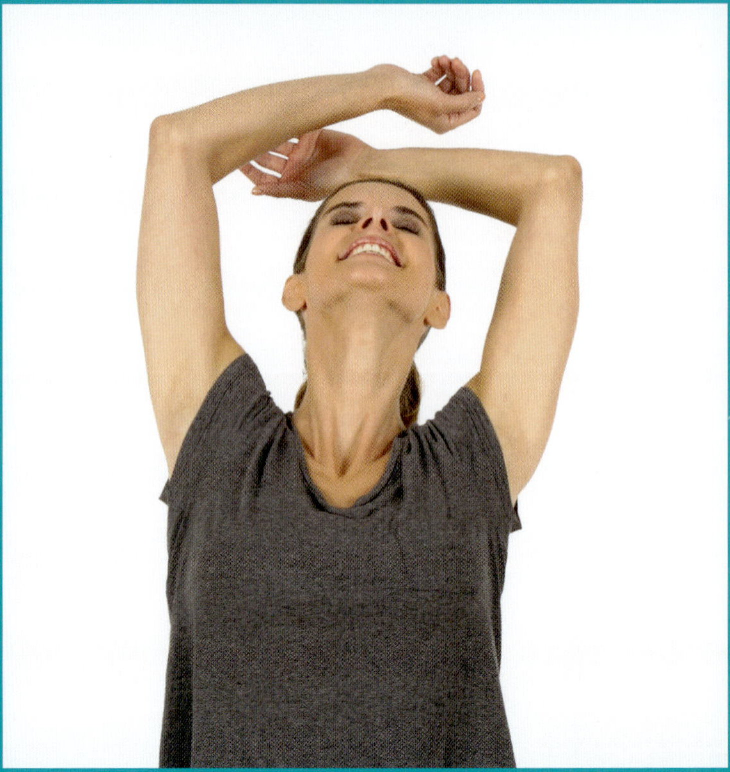

Nicht ohne Grund kommt Wasser in Bewegung.

Afrikanisches Sprichwort

Bewegung ist die beste Medizin

Seit einigen Jahren bin ich beruflich in verschiedenen Büros unterwegs und unterrichte dort Menschen, die hauptsächlich vor ihrem PC am Schreibtisch sitzen. Wenn ich mir deren Arbeitsplätze ansehe, kann ich gut verstehen, dass mein Yogaunterricht eine Wohltat und segensreiche Abwechslung ist. Die wenigsten Angestellten dort haben einen mobilen Arbeitsplatz. Der Schreibtisch ist in einer bestimmten Höhe, der Computer fest installiert, das Telefon hängt am Kabel fest. Wozu also aufstehen? Die meisten Büromitarbeiter verbringen viele Stunden am Tag in ein und derselben Sitzhaltung und haben keinen Bewegungsspielraum. Bei der Auswertung einer Umfrage fand man heraus, dass Büromitarbeiter bis zu 11,5 Stunden am Tag auf Sitzmöbeln verbringen, die Couch zu Hause im Wohnzimmer mit eingerechnet. Schädlich dabei ist nicht unbedingt das Sitzen an sich, sondern das Stillsitzen. Dies ist allerdings nur der körperliche Aspekt. Bei etlichen Menschen spielen zusätzlich psychische Faktoren wie Stress oder Leistungsdruck eine Rolle, sodass irgendwann der Rücken streikt.

Medizinisch betrachtet ist Stillsitzen ein Desaster, nicht nur für den Rücken, sondern auch für den gesamten Organismus mit seinen vielfältigen Aufgaben. Stillsitzen lässt die Muskeln erschlaffen, der Stoffwechsel leidet und das Denken fällt schwerer. Bewegung dagegen ist die beste Medizin, behaupten viele Ärzte. Ist ein »bewegter Arbeitsplatz« durch beispielsweise einen höhenverstellbaren Schreibtisch, oder indem man den Drucker außer Reichweite platziert, nicht oder nur kaum möglich, sollte man regelmäßig mit aktiven Bewegungspausen nachhelfen.

Dauer des Übungsprogramms
10–12 Minuten

Was du benötigst
Stuhl

Wirkung
Das Programm enthält eine gesunde Mischung aus statischen und dynamischen Übungen und wirkt dem sitzenden und meist »unbewegten« Büroalltag entgegen. Gerade die Dehnübungen für die Rumpfflanken und die Vorderseite des Oberkörpers fördern eine aktive Aufrichtung der Wirbelsäule und Weitung des Brustkorbs. Dadurch kann man wesentlich besser atmen und der Körper wird zuverlässiger mit Sauerstoff versorgt. Mehr Sauerstoff im Organismus kann wie ein Energiekick wirken. Man ist weniger müde und kann sich besser konzentrieren.

Das folgende Übungsprogramm ist überwiegend dynamisch gestaltet, also in Bewegung. Übe es am besten immer dann, sobald du spürst, dass sich eine Verspannung oder ein Schmerz anbahnt. Warte also nicht zu lange, bis du aktiv wirst. Führe die Übungen langsam und ohne viel Kraftaufwand durch.

Kombiniere dieses Programm gerne mit den anderen Fit-im-Büro-Programmen oder tausche die Übungen untereinander aus. Höre dabei einfach auf dein Körpergefühl.

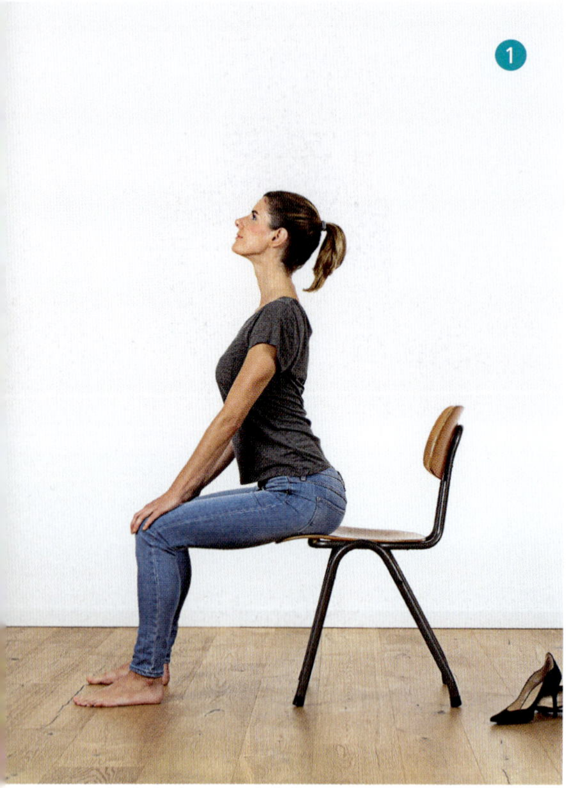

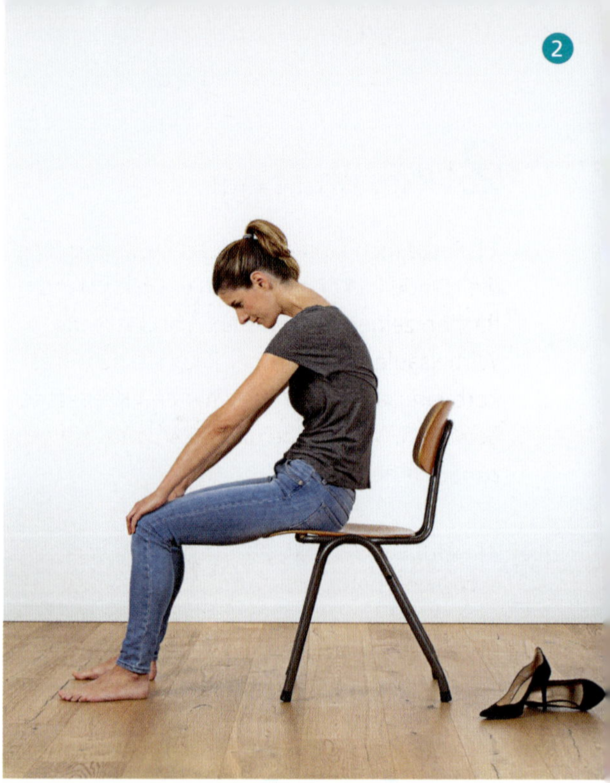

1 Strecken & Beugen

1| Setze dich mit leicht geöffneten Beinen auf einen Stuhl und lege deine Hände locker auf die Oberschenkel. Deine Handflächen zeigen nach unten. Deine Ellbogen und die Schultern sind entspannt.

Strecke beim Einatmen die Wirbelsäule in die Länge. Hebe dabei dein Brustbein an und ziehe die Schultern leicht nach hinten, sodass du die Weite im Brustraum spüren kannst.

2| Atme dann aus, rolle das Becken kontrolliert nach hinten und lass in Folge den gesamten Rücken rund werden. Am Ende des Ausatmens hängt dein Kopf vollkommen entspannt nach unten.

Wiederhole diese Bewegung 8–12 Mal.

! **Lass eine fortlaufende, wellenförmige Bewegung ohne Pause entstehen.**

Bringe diese Bewegung mit deinem tiefen, aber ruhigen Atem in Einklang.

2 Rumpfkreisel

1| Setze dich stabil auf einen Stuhl und lege die Hände locker auf die Knie. Deine Handflächen zeigen nach unten. Strecke deine Wirbelsäule in die Länge. Beginne den Brustkorb langsam in rechtsdrehenden Kreisen zu bewegen. Verschiebe dazu deinen Brustkorb zunächst nach rechts.

2| Dann verschiebe deinen Brustkorb nach vorne und hebe ihn leicht an.

3| Dann verschiebe deinen Brustkorb nach links.

Wölbe nun den Rücken nach hinten und senke ein wenig deinen Kopf. Somit hast du eine komplette »Kreiselbewegung« vollendet.

Wiederhole die komplette Übung 10 Mal rechtsherum und anschließend 10 Mal linksherum.

! Kopf und Becken bleiben bei dieser Bewegung im Lot.

Lass die Kreise fließend über 4–6 Wiederholungen immer größer, dann in 4–6 Wiederholungen wieder kleiner werden, bis du letztendlich wieder in deiner geraden Startposition angekommen bist.

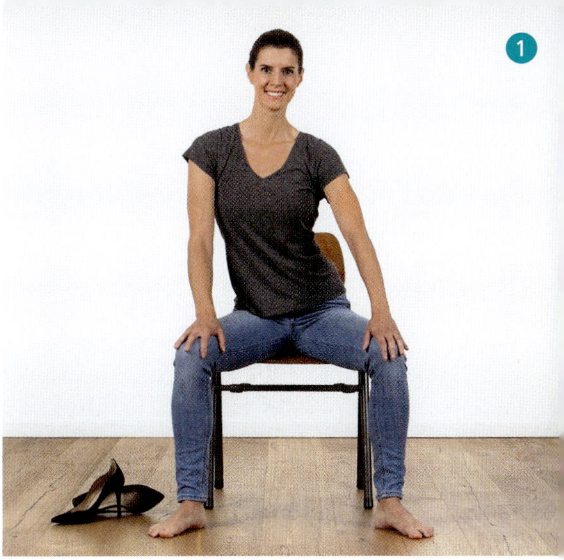

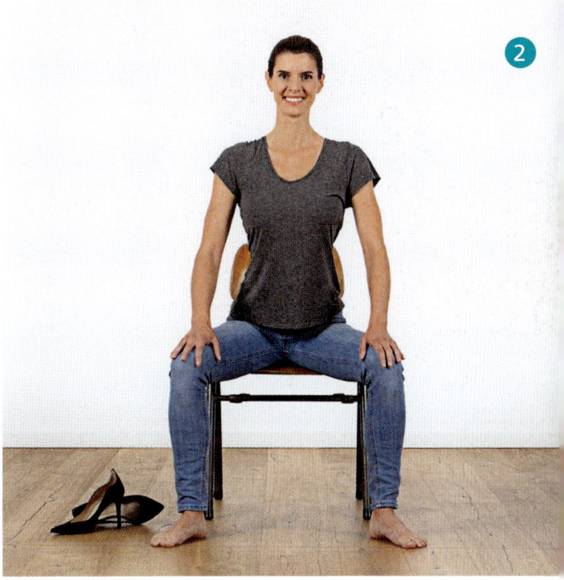

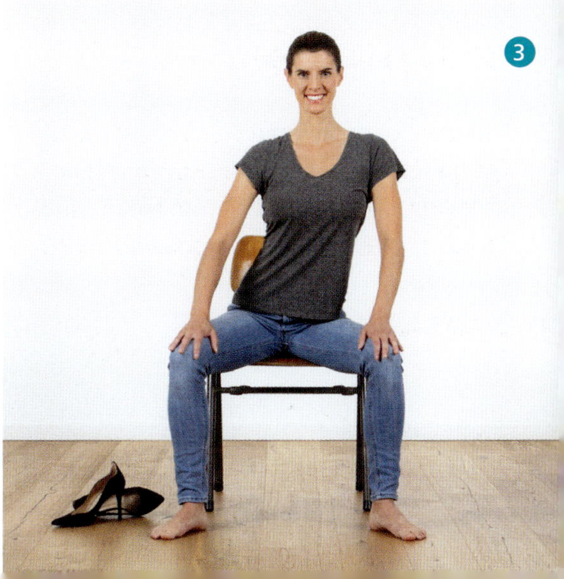

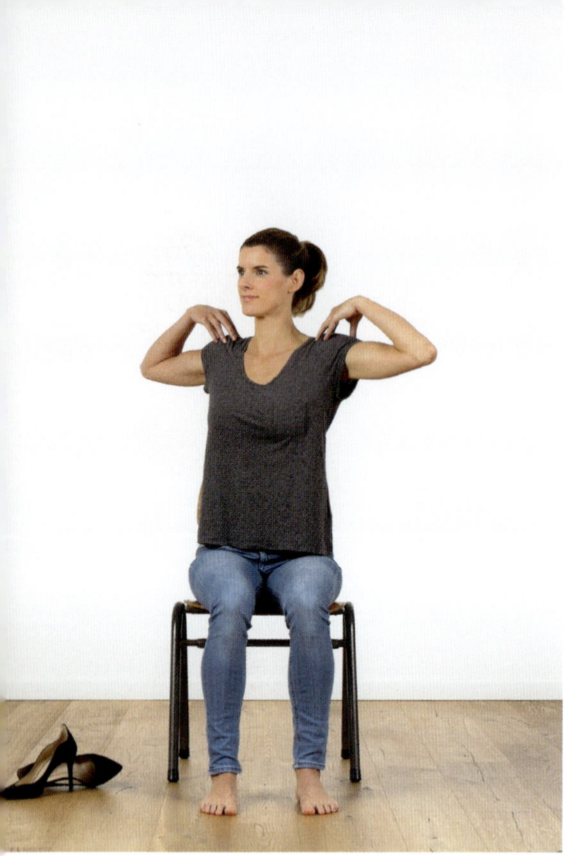

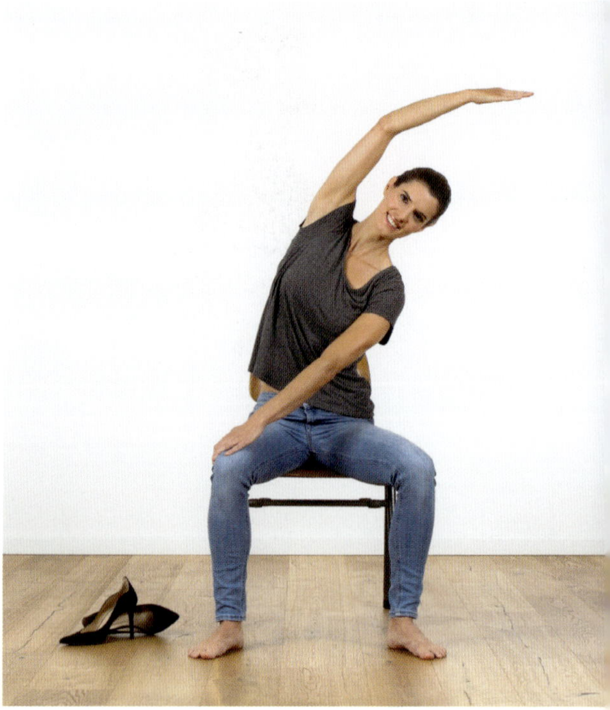

3 Wirbelsäulen-Twist

Komme mit der Wirbelsäule wieder zur Mitte. Du sitzt angenehm gerade. Deine Hände liegen locker auf den entspannten Schultern. Ziehe die Ellbogen leicht nach hinten und atme ein.

Drehe beim Ausatmen deinen Oberkörper langsam und ohne Schwung nach rechts und zwar so weit, bis du einen deutlichen Kraftaufwand im Rumpf spürst. Mit dem Einatmen kommst du zur Mitte zurück und mit dem Ausatmen drehst du dich nach links.

Wiederhole diese Bewegung 20 Atemzüge lang. Du drehst dich also jeweils 10 Mal nach rechts und links.

4 Flankendehnung

Setze dich mit weit geöffneten Beinen und gestrecktem Rücken an die vordere Kante deines Stuhls.

Hebe zunächst den rechten Arm locker nach oben und greife mit der linken Hand die Außenseite des rechten Knies.

Ziehe dann beim Einatmen den rechten Arm so hoch du kannst in Richtung Himmel. Mit dem Ausatmen neigst du den Oberkörper auf die linke Seite. Hier spürst du eine deutliche, aber dennoch angenehme Dehnung deiner rechten Rumpfseite.

Halte diese Position für 6–8 Atemzüge.

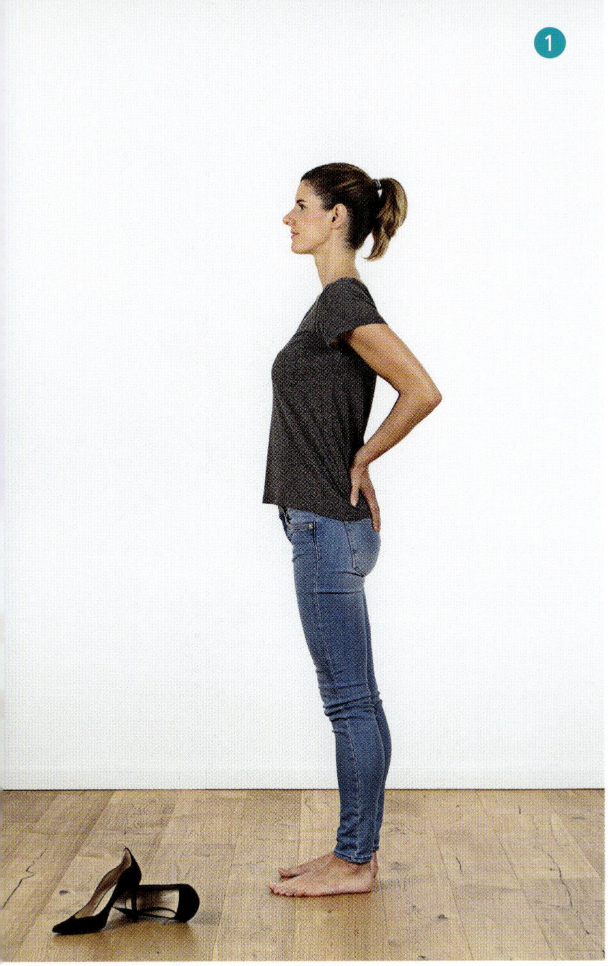

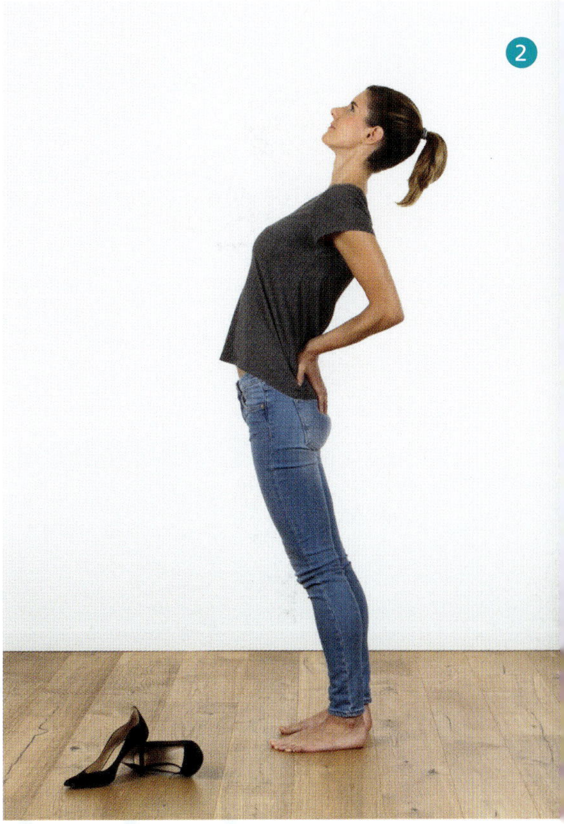

5 Front-Stretch

1| Stehe mit hüftbreit geöffneten Füßen stabil auf dem Boden. Lege deine Handballen hinten an die Beckenknochen. Die Finger zeigen in Richtung Boden.

Zur Vorbereitung und zur Verlängerung des unteren Abschnittes der Wirbelsäule ziehe dein Schambein nach oben in Richtung Brustbein (Übung »Schambein nach 12 Uhr«, siehe Seite 38). Dies ist eine Art Fixierung des Beckens und verhindert, dass du zu stark in ein Hohlkreuz fällst.

2| Schiebe anschließend dein Becken behutsam nach vorne und hebe deinen Brustkorb nach oben an. In dieser Position ist deine gesamte Körpervorderseite lang und spürbar gedehnt.

Ziehe auch deine Ellbogen und Schultern nach hinten, sodass im Brustkorb noch mehr Weite entstehen kann.

Halte diese Position für 4–6 tiefe Atemzüge. Wiederhole diese Übung nach einer kurzen Nachspürphase.

Fit im Büro 3

Anti-Sitz-Programm

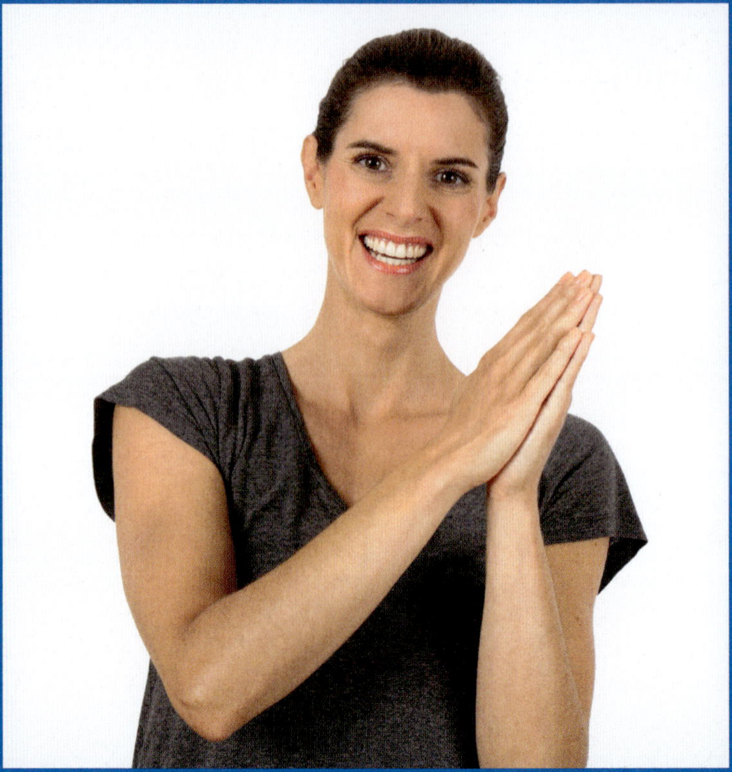

Tu, was du willst. Aber nicht, weil du musst.

Buddha

Die Haltung beim Sitzen

Es ist kein Geheimnis: Wer sich zu wenig bewegt, wird über kurz oder lang unter diversen Beschwerden leiden. Bei den meisten Menschen gibt dann der Rücken Alarm und fordert uns zu mehr Dynamik in unserem Alltag auf.

Gerade die Menschen, die vorwiegend sitzenden Tätigkeiten nachgehen, haben einen erhöhten Bedarf an gezielter Bewegung. Zu viel Sitzen schadet dem Rücken. Bei einem langen Bürotag sinken wir nämlich langsam und unmerklich immer mehr in uns zusammen. Die Lenden- und Brustwirbelsäule wird krumm, das Becken fällt nach hinten. Der Nacken wird überstreckt, da man schließlich weiterhin auf den Bildschirm blicken muss. In dieser Stellung versucht uns die Rückenmuskulatur ständig aufzurichten. Sie steht unter permanenter Spannung und irgendwann fängt der Rücken an zu schmerzen. Zusätzlich werden die Organe im Brust- und Bauchraum förmlich erdrückt. Durch das Absinken des Brustkorbes ist richtiges Atmen kaum mehr möglich, was wiederum bedeutet, dass die Funktion des Blutkreislaufes beeinträchtigt wird. Eine krumme Haltung wirkt sich auch negativ auf die Verdauung aus. Die Liste ließe sich noch weiterführen.

Fit durch Bewegungspausen

Vor allem bei langem Sitzen brauchen wir immer wieder Bewegungspausen, die uns aus unserer Zwangshaltung befreien. Das »Anti-Sitz-Programm« ist hierfür bestens geeignet und du kannst es täglich durchführen. Es dehnt die verkürzten und kräftigt die geschwächten Muskeln. Dies führt langfristig zu einer gesünderen Haltung, die sich auch im Gehirn manifestiert. Wenn wir regelmäßig üben, wird uns in Zukunft wesentlich früher auffallen, wenn wir wieder einmal in uns zusammengesackt sind. Zusätzlich – und dieser Tipp ist sicher nichts Neues – kann man Dinge, die man öfter braucht, so platzieren, dass man aufstehen muss, um an sie zu gelangen. Nutze jede kleine Möglichkeit, um dich zu bewegen, auch wenn es nur ein paar Schritte zum Drucker sind.

Selbstverständlich kannst du dieses Büro-Programm auch zu Hause üben und mit anderen Übungsprogrammen aus diesem Buch kombinieren. Gut geeignet ist das After-Work-Programm ab Seite 102 oder alle drei Programme aus der Serie »Das tut dem Rücken gut«.

Dauer des Übungsprogramms
15–20 Minuten

Was du benötigst
Stuhl und Tisch

Wirkung
Zu langes Sitzen engt manche Gelenke ein und führt dazu, dass sich entsprechend der anatomischen Körperhaltung einige Muskeln in ständiger Verkürzung befinden. Dieses Übungsprogramm wirkt der typischen Büro-Sitzhaltung entgegen. Es öffnet die verschlossenen Gelenke und dehnt die entsprechenden Muskeln. Der ganze Körper wird sich anschließend leichter und freier anfühlen und die Arbeit geht etwas leichter von der Hand.

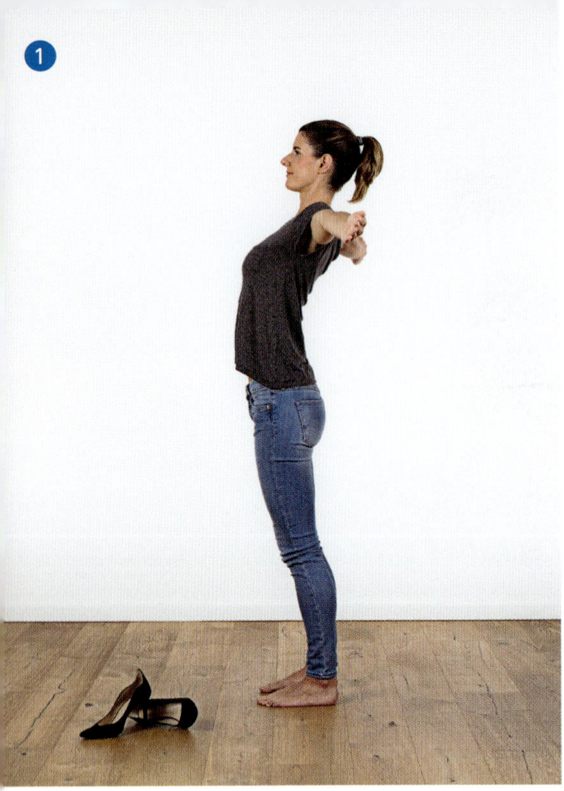

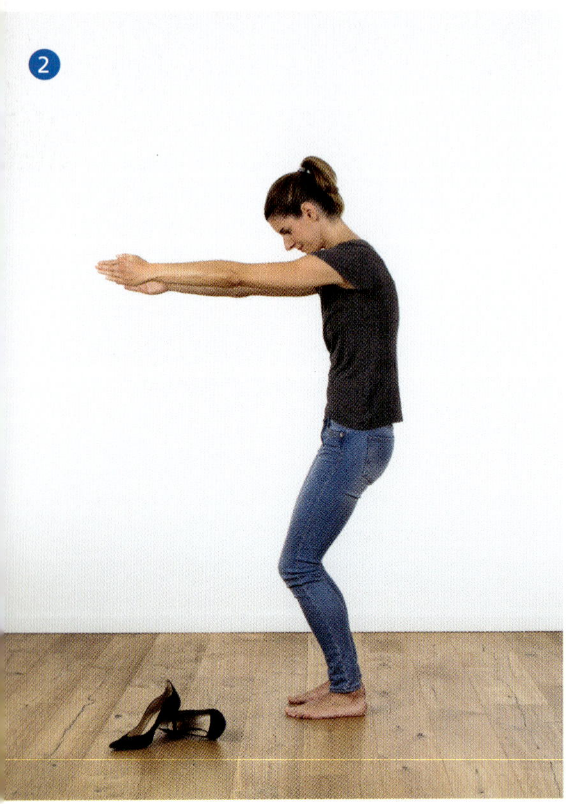

1 Großer Schmetterling

1| Stehe mit leicht geöffneten Beinen fest auf dem Boden. Hebe deine Arme seitlich bis auf Schulterhöhe an. Deine Handflächen zeigen nach vorne. Öffne mit einem tiefen Atemzug deine Arme noch weiter und ziehe sie so weit nach hinten, wie es deine Schultergelenke zulassen. Hebe gleichzeitig dein Brustbein nach oben an.

2| Beim Ausatmen wölbe deinen gesamten Rücken, senke deinen Kopf und führe die Arme vorne zusammen. Beuge hierbei leicht die Knie, damit du dein Becken bei dieser Bewegung leichter nach hinten kippen kannst.

Wiederhole diese Bewegung 8–12 Mal und verwende bei den Atemzügen deine volle Atemkapazität. Versuche, insbesondere beim Öffnen der Arme bis an deine mögliche, aber schmerzfreie Bewegungsgrenze zu gehen.

! Variiere gerne mit der Positionshöhe der Arme. Du kannst sie höher oder niedriger als auf Schulterhöhe halten, oder auch von Wiederholung zu Wiederholung verändern.

Entscheide dies auch danach, wie es deinen Schultergelenken bei dieser großen Bewegung geht. Jede Winkelveränderung im Schultergelenk führt zu einer leicht veränderten Bewegungsführung.

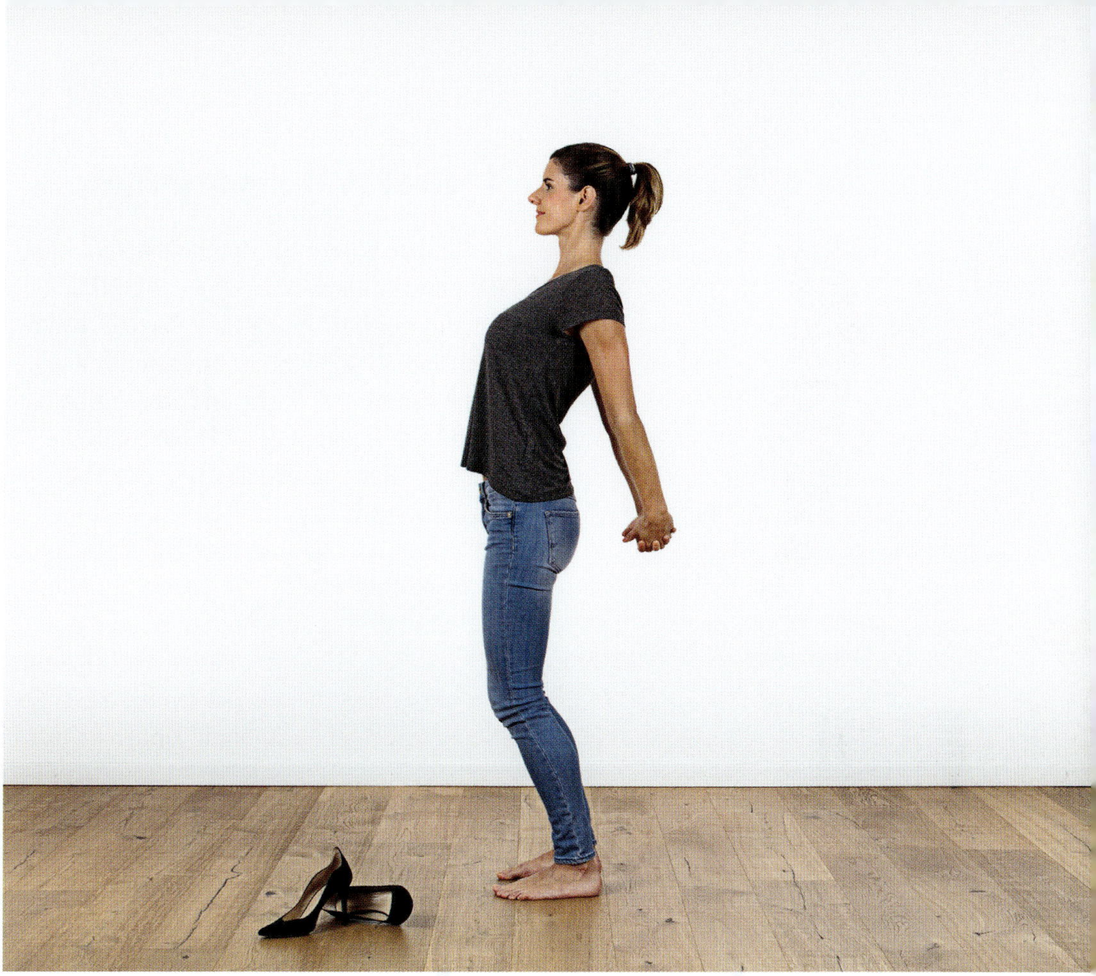

2 Brustdehnung 1

Stehe mit leicht geöffneten Beinen fest auf dem Boden. Winkle die Beine leicht an und ziehe dein Schambein nach oben zum Brustbein (Übung »Schambein nach 12 Uhr«, siehe Seite 38). Verzahne die Finger hinter dem Becken und strecke die Arme fest nach unten. Hebe gleichzeitig dein Brustbein an.

Ziehe deine Schulterblätter fest zusammen. Du wirst merken, dass du hierfür viel Kraft im oberen Rücken aufwenden musst.

Halte die Position für 6–8 tiefe Atemzüge. Anschließend lockere deine Schultern aus.

! Verwende einen Gurt, wenn du deine Finger nicht fassen oder deine Arme nicht ganz durchstrecken kannst.

3 Brustdehnung 2

Stelle dich für diese Übung vor eine Wand. Strecke den rechten Arm seitlich auf Schulterhöhe aus und lege die Hand an die Wand.

Drehe dich dann langsam mit dem gesamten Körper nach links und zwar so weit, bis du eine Dehnung im Bereich der rechten Brustmuskulatur und des rechten Schultergelenks wahrnehmen kannst.

Halte diese Position für 6–8 tiefe und ruhige Atemzüge – übe dann mit der anderen Seite.

! Mit dieser Übung dehnst du deine Brustmuskulatur und vordere Schultermuskulatur, die sich beim Arbeiten am Schreibtisch gewöhnlich in einer permanenten Verkürzung befindet.

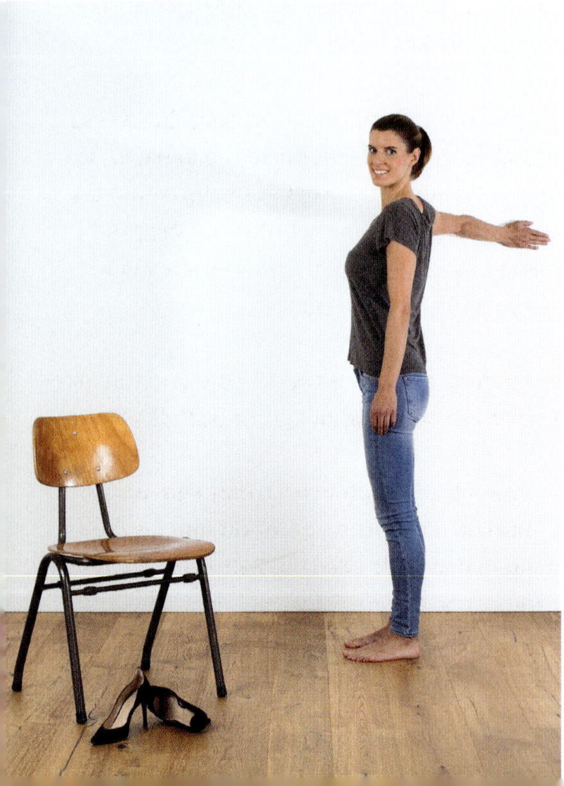

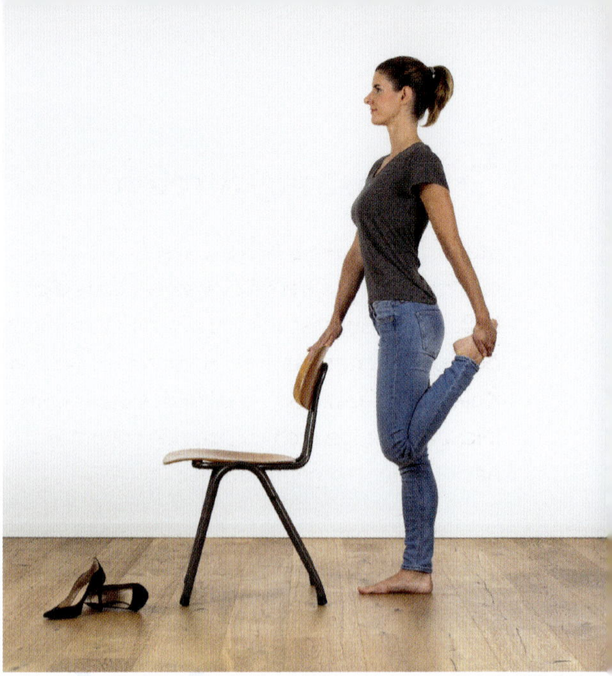

4 Quad-Stretch

Halte dich im Stand an einer Wand oder der Rückenlehne eines Stuhls fest. Hebe eine Ferse Richtung Gesäß und greife mit der seitengleichen Hand das Fußgelenk. Ziehe nun die Ferse zum Gesäß hin und ziehe gleichzeitig das Schambein nach oben zum Brustbein (Übung »Schambein nach 12 Uhr«, siehe Seite 38).

Versuche, beide Knie nebeneinander zu halten, und vermeide, ein Hohlkreuz im unteren Rücken zu machen.

Halte diese Position für 8–12 Atemzüge. Wiederhole die Übung mit dem anderen Bein.

! Die Dehnung der Oberschenkelvorderseite, insbesondere des Muskels mit dem Namen *Musculus rectus femoris*, ist aufgrund der ständigen Verkürzung dieses Bereiches eine wichtige Übung für Vielsitzer.

5 Hamstring-Stretch

Stelle dich vor die Sitzfläche des Stuhls und lege ein Bein auf dem Stuhl so ab, dass die Fußsohle möglichst vollständig und senkrecht die Rückenlehne berührt. Halte dieses Bein im Kniegelenk gestreckt. Winkle das Standbein leicht an, beuge dich mit geradem Rücken nach vorne und greife die Rückenlehne.

Wenn du nun behutsam versuchst, das Becken so einzurichten, als würdest du im Lendenbereich ein Hohlkreuz machen wollen, dann spürst du, wie eine Dehnung an der Rückseite deines Beines entsteht.

Finde für dich eine individuelle Intensität im Wohlweh-Bereich und halte diese Position für 8–12 ruhige und tiefe Atemzüge.

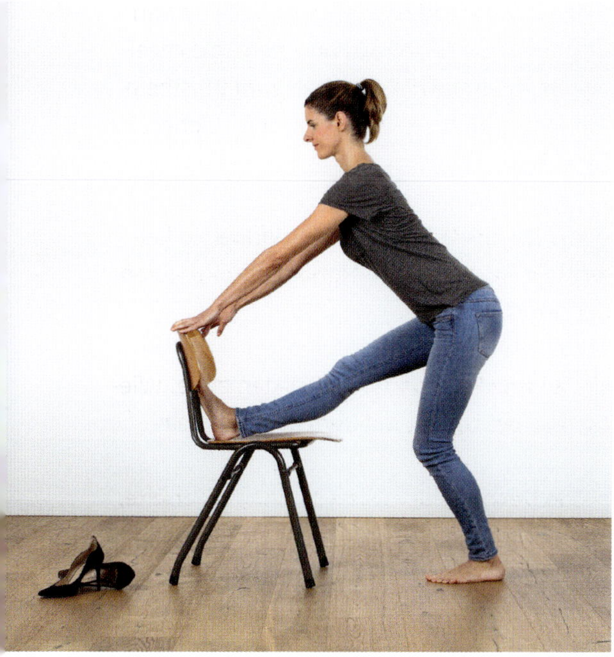

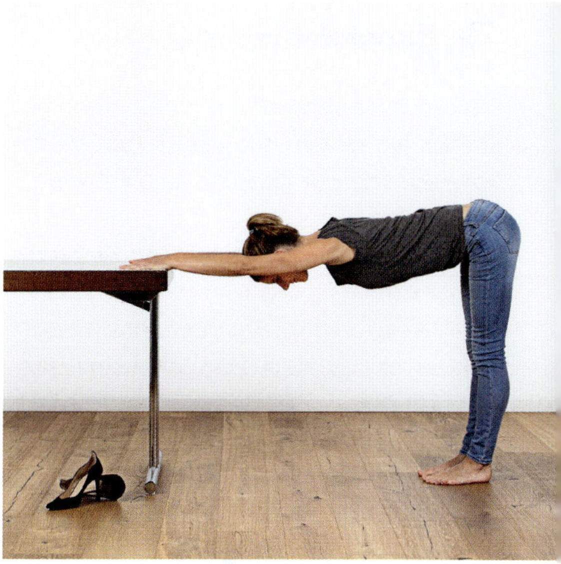

6 Halbe Vorbeuge

Lege beide Hände etwa schulterbreit und flach auf den Tisch. Gehe dann ungefähr einen Meter zurück, wobei sich der Oberkörper so weit absenkt, dass er mit den Beinen einen rechten Winkel erreicht.

Strecke deine Arme so gut es geht durch und lass gleichzeitig deinen Brustkorb in Richtung Boden sinken. Du machst es richtig, wenn du eine deutliche Dehnung unter den Achselhöhlen, an den Flanken und an der Vorderseite des Brustkorbs spürst.

Halte diese Position für 8–12 tiefe und ruhige Atemzüge. Nach Gefühl gerne auch länger.

! Wenn du das Gefühl hast, dass dein unterer Rücken nicht richtig gestreckt und die Dehnung in den Rückseiten der Beine zu stark ist, dann beuge deine Knie leicht.

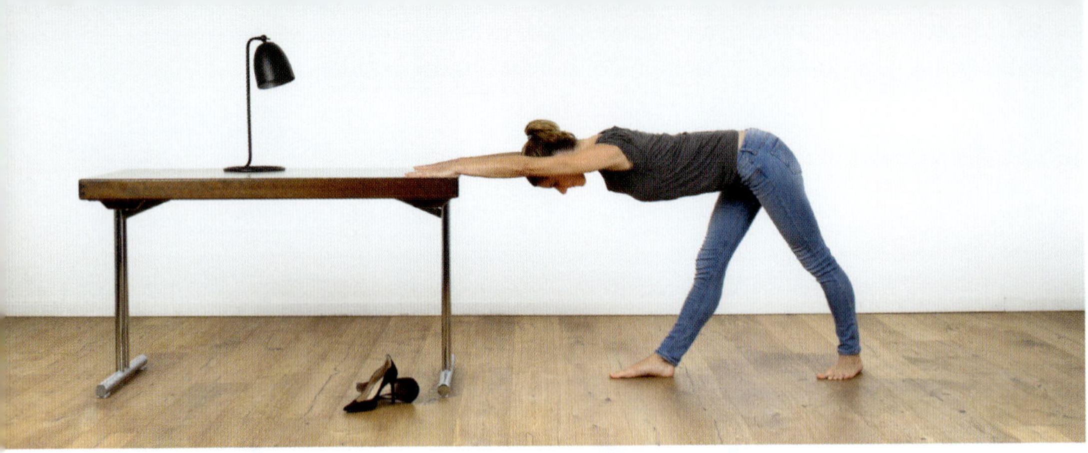

7 Die Yoga-Pyramide

Stelle dich in Schrittstellung vor den Tisch. Der vordere Fuß ist gerade, der hintere leicht nach außen gedreht. Beuge dich wie in der vorangegangenen Übung mit langem Rücken nach vorne und lege die Handflächen auf den Tisch. Halte beide Beine aktiv gestreckt. Spanne hierfür deine Oberschenkelmuskulatur an.

Halte deinen Rücken und vor allem die Flanken deines Brustkorbs lang, strecke deine Wirbelsäule und achte auf eine parallele Ausrichtung deines Beckens. Ziehe deine Sitzhöcker nach hinten oben, wobei du eine Dehnung an der Rückseite des vorderen Beines spüren solltest.

Halte diese Position für 8–12 Atemzüge und wiederhole diese Übung nach einer kurzen Pause auf der anderen Seite.

8 Heldenstellung 3

Nimm die gleiche Position wie bei der Übung »Halbe Vorbeuge« (siehe Seite 69) ein. Beuge deine Beine zu Beginn leicht.

Hebe nun ein Bein nach hinten auf Höhe deines Oberkörpers an. Ziehe die Zehen des entsprechenden Fußes zu dir. Strecke das gehobene Bein im Knie aktiv durch und versuche, imaginär mit der Ferse eine Wand wegzuschieben.

Halte diese Position für 6–8 tiefe Atemzüge. Wiederhole die Übung auf der anderen Seite.

! Hebe das hintere Bein so weit an, bis es mit dem Oberkörper und den ausgestreckten Armen eine gerade Linie bildet.

Ziehe den Bauchnabel ein und vermeide ein Hohlkreuz im unteren Rücken!

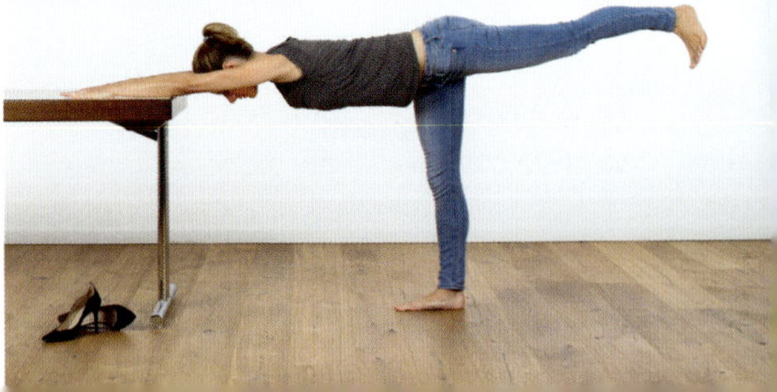

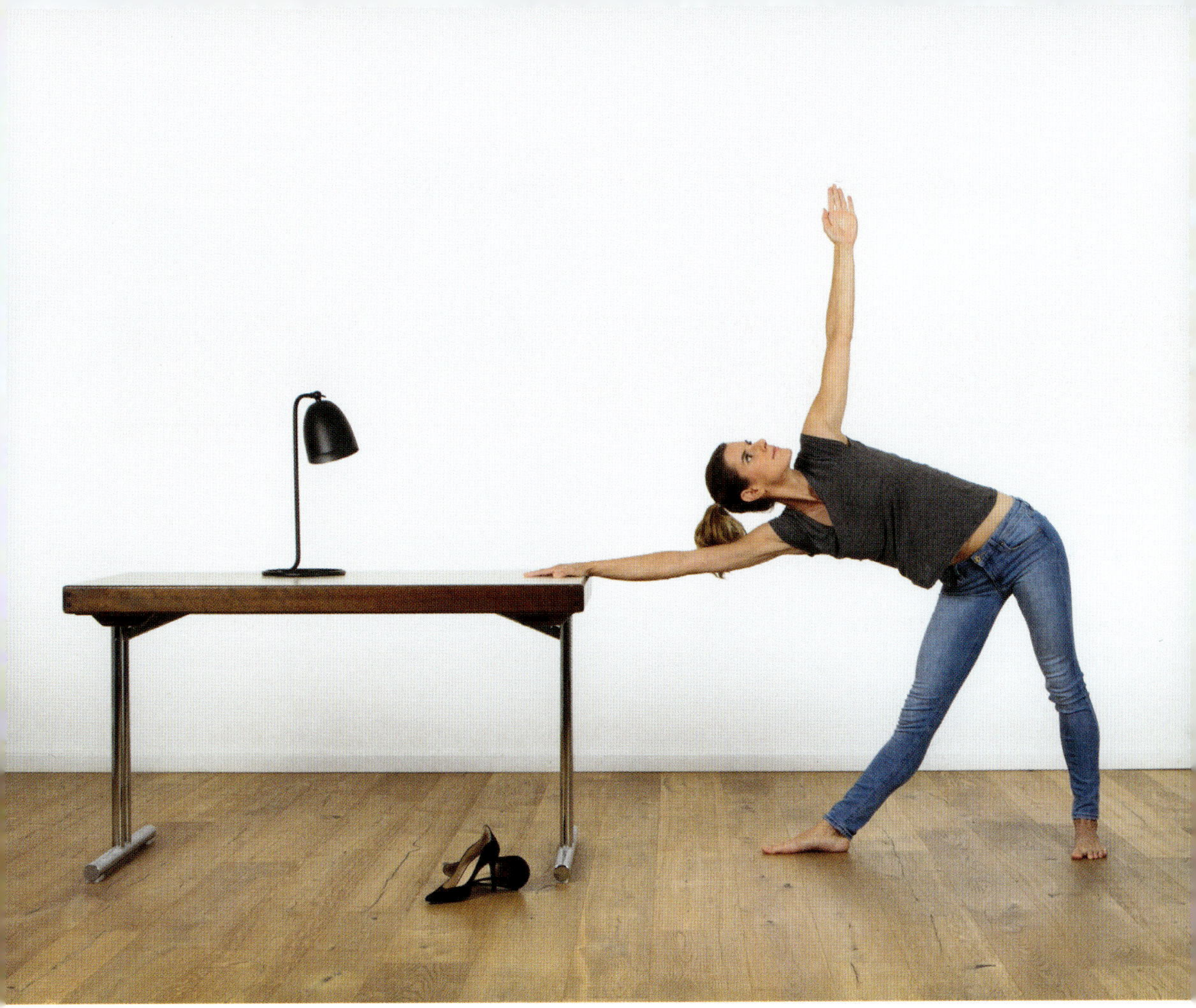

9 Position des Dreiecks

Nimm die gleiche Position wie bei der Übung »Die Yoga-Pyramide« (siehe Seite 70) ein. Das rechte Bein ist dabei vorne. Versuche, noch einmal die Flanken des Rumpfes in die Länge zu ziehen.

Drehe mit dem Einatmen den Oberkörper nach links und strecke den linken Arm senkrecht nach oben.

Halte diese Position für 6–8 Atemzüge und wechsle dann behutsam die Seite.

! Ziehe deinen Bauchnabel leicht nach innen zur Wirbelsäule. Damit stabilisierst du deinen Lendenbereich und vermeidest die Bildung eines Hohlkreuzes.

Eventuell ist es zusätzlich hilfreich, dein Schambein in Richtung Brustbein zu ziehen (Übung »Schambein 12 Uhr«, siehe Seite 38).

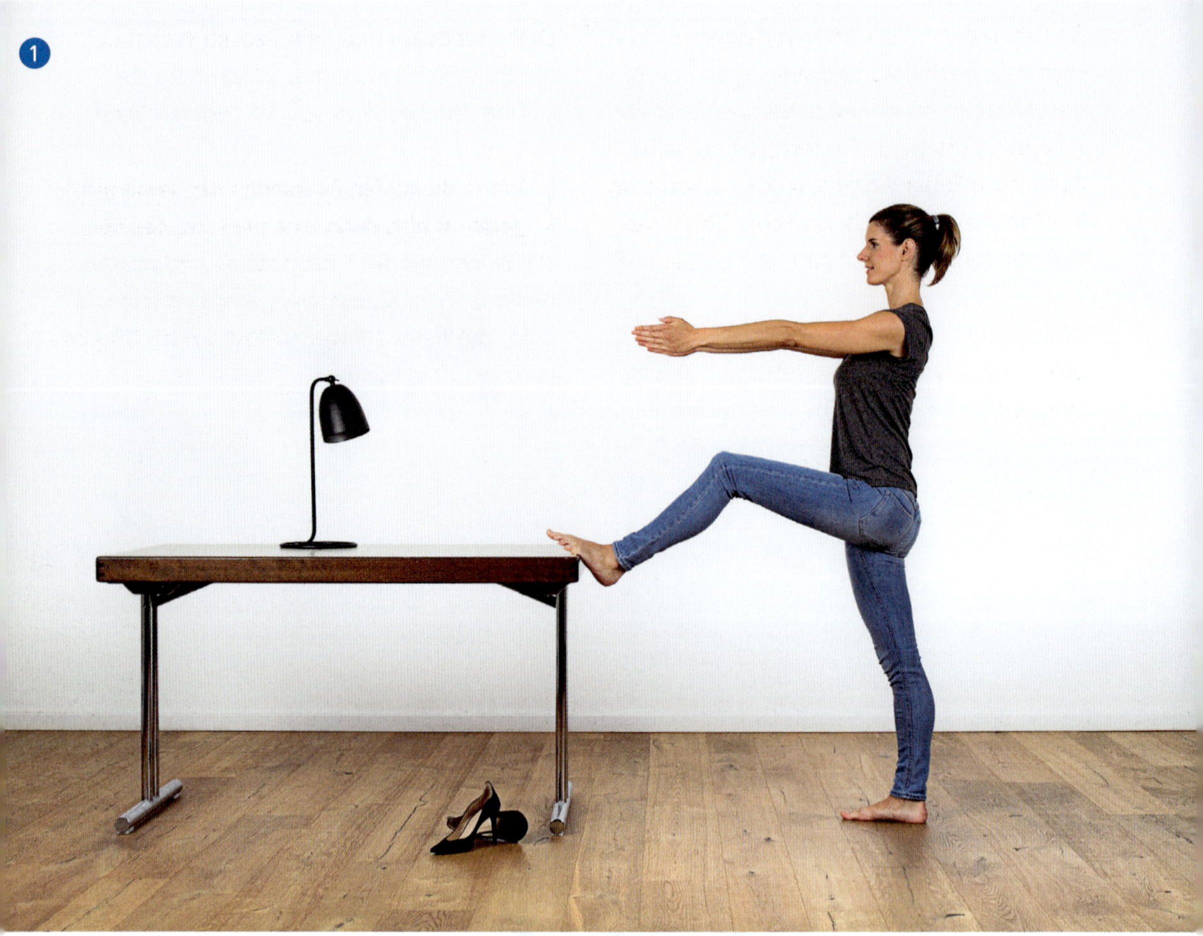

10 Hand-zum-Fuß-Position

Zum Schluss dieses Yogaprogramms möchte ich mit dir noch eine stehende Position üben, die im Yoga *Padangusthasana* genannt wird. Wir üben eine etwas einfachere Variante, allerdings in dynamischer Form.

1| Stelle dich eine knappe Beinlänge vor einen Tisch. Lege den linken Fuß auf die Tischkante. Dieses Bein ist leicht angewinkelt. Dein Standbein ist dagegen lang und im Kniegelenk aktiv gestreckt. Verlängere auch den Oberkörper und strecke deine Wirbelsäule in die Länge. Hebe dann die Arme nach vorne an. Die Handflächen zeigen zueinander.

Die oben beschriebene Startposition benötigt bereits einiges an Rückenaktivität, um eine lotgerechte und gestreckte Körperstellung zu halten. Nun folgt die Dynamik.

2| Drehe den Oberkörper in deinem Atemrhythmus nach links und wieder zurück in die Startposition. Nimm dabei deinen linken Arm mit. Entscheide für dich, ob du beim Aufdrehen lieber einatmest oder ausatmest. Was erscheint für dich sinnvoller? Welcher Atemrhythmus kommt dir mehr entgegen?

Wiederhole diese Bewegung 6–8 Mal. Halte deine Arme während der gesamten Dauer lang und ziehe deine Schultern nach unten. Dein Standbein und dein Becken sind stabil, sie drehen sich nicht mit. Wiederhole die Übung anschließend auf der anderen Seite.

! Wenn du an den Rückseiten der Beine gut gedehnt bist, dann lege die Ferse des oberen Beines auf der Tischkante ab und strecke dieses Bein im Kniegelenk genauso durch wie dein Standbein. Hierbei solltest du den Rücken gerade halten können!

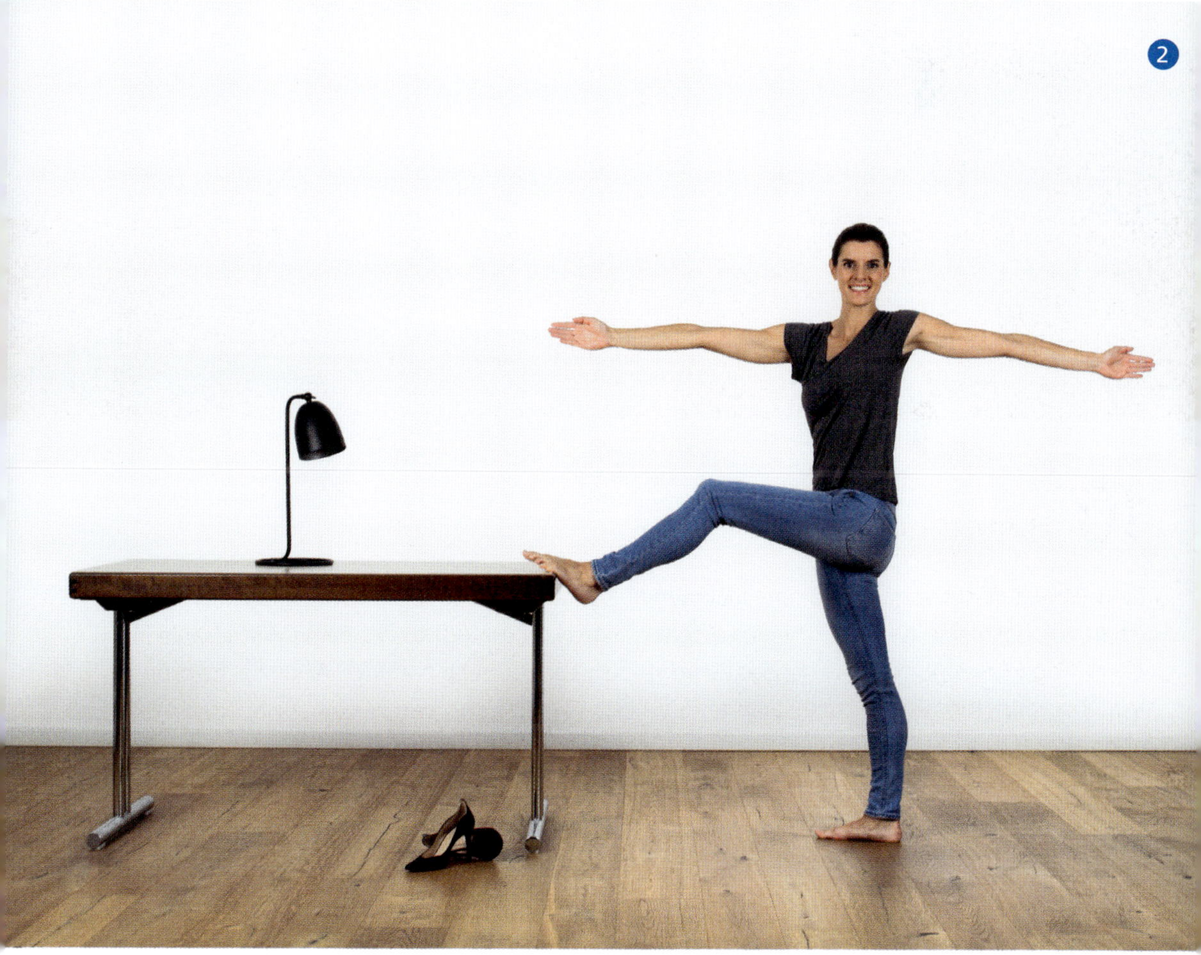

Soforthilfe ISG

Ein Kurzprogramm für das Iliosakralgelenk

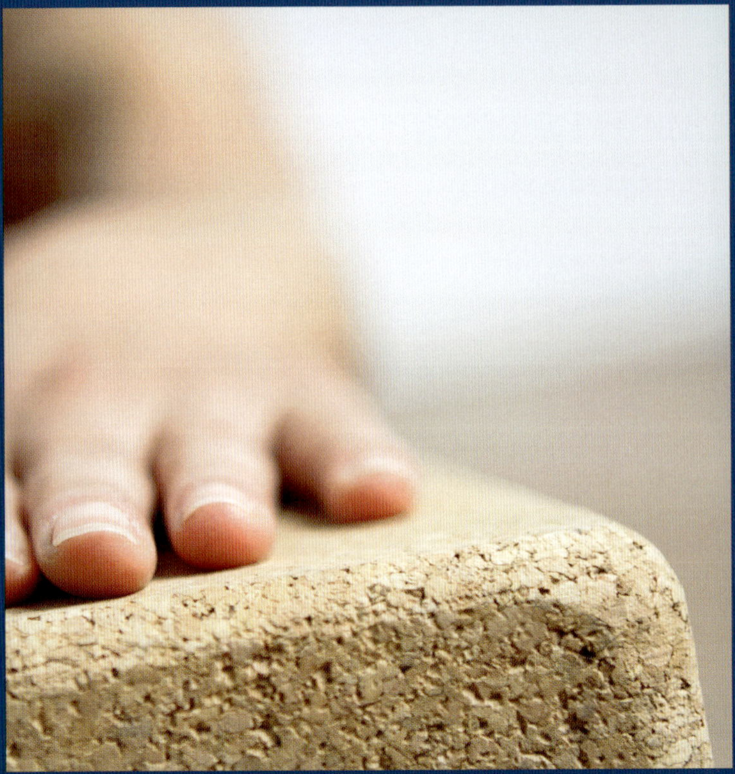

Mit der Anstrengung festigen sich die Wurzeln des Baumes.

Unbekannt

Es zieht im Kreuz

Insgesamt ist der untere Rücken besonders schmerzanfällig. Bei einem plötzlich auftretenden Schmerz befürchten viele Betroffene gleich das Schlimmste – einen Bandscheibenvorfall. Oft steckt jedoch eine relativ harmlose Sache dahinter, nämlich eine ISG-Blockade.

ISG ist die Kurzbezeichnung für die Iliosakralgelenke. Davon haben wir zwei. Sie verbinden das Kreuzbein rechts und links mit dem Beckenknochen. Diese beiden Gelenke stellen die Schnittstellen zwischen dem Ober- und dem Unterkörper dar. Sie übertragen die einwirkende Kraft und Bewegung von oben nach unten und umgekehrt. Die Gelenke selbst sind eher unbeweglich und sie werden von einem starken Bandapparat gesichert.

Dauer des Übungsprogramms
12–15 Minuten

Was du benötigst
Stuhl, Yogamatte, nach Bedarf Yoga-Gurt und Schaumstoffplatte

Wirkung
Die folgenden Übungen können dich von unangenehmen Spannungsschmerzen im tiefen Rücken und vor allem im Bereich der Iliosakralgelenke befreien. Wenn du dir ab und zu intuitiv an den unteren Rücken langst, weil er sich steif und unbeweglich anfühlt oder weil dieser Bereich schmerzt, dann ist das ISG-Soforthilfe-Programm genau das Richtige für dich.

Mögliche Ursachen

Bewegen wir uns einmal unbedacht, ruckartig, heben wir plötzlich ein schweres Gewicht oder treten wir in eine »leere Stufe«, kann sich eine oder beide Seiten des Gelenkes verkanten und blockieren. Die Funktion des Gelenkes ist dann gestört, man hat heftige Schmerzen und die Beweglichkeit ist stark eingeschränkt. Auftretende Schmerzen können in die Beine oder das Gesäß strahlen, oder sich im Bauchraum bemerkbar machen. Auch nach körperlicher Anstrengung oder nach längerem Sitzen in einer bestimmten Position leiden Betroffene unter den typischen Beschwerden. Die Schmerzen durch eine Blockade dauern in den meisten Fällen nur wenige Tage und vergehen meist noch schneller, wenn man ganz gezielt ein paar Übungen absolviert.

Bei schwangeren Frauen kann ein ISG-Syndrom durch die hormonell bedingte Lockerung des Bandapparates im Beckenbereich ausgelöst werden. Dies ist übrigens eine ganz natürliche Reaktion des Körpers, der die zukünftige Mutter auf eine natürliche Geburt vorbereiten will. Da hierbei der Bandapparat an Stabilität verliert und den einwirkenden Alltagsbelastungen nicht mehr so gut standhält, müssen die Muskeln im unteren Rücken mehr arbeiten und können dadurch verspannen.

Übe dieses Programm auch dann, wenn du akute Schmerzen in einem oder beiden Iliosakralgelenken hast. Es wurde speziell dafür entwickelt. Verringern sich oder vergehen die Symptome nach einigen Tagen nicht, dann gehe bitte zum Arzt und lasse dich untersuchen.

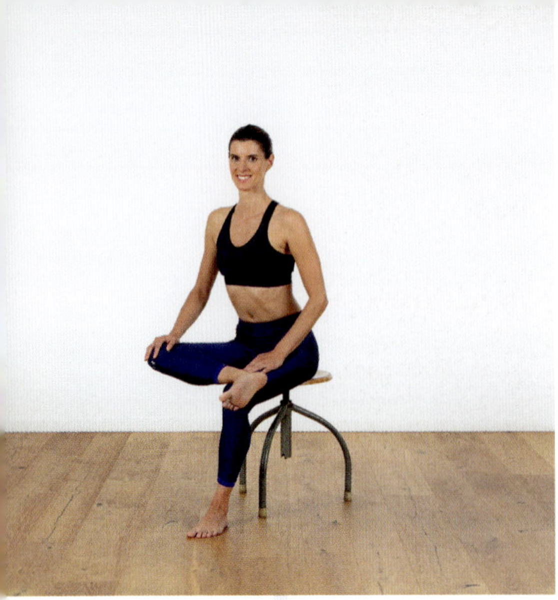

1 Piriformis-Dehnung im Sitzen

Setze dich auf einen Stuhl und lege den rechten Fuß seitlich auf den linken Oberschenkel. Platziere den Fuß so, dass er möglichst weit vorne am linken Kniegelenk liegt. Lege die rechte Hand auf das rechte Knie und drücke es behutsam nach unten.

Dann hebe deinen Brustkorb nach oben und neige den Oberkörper mit dem Becken etwas nach vorne. Versuche, hierbei wirklich auch das Becken nach vorne zu kippen. Es ist so, als würdest du in der Lendenwirbelsäule ein bewusstes Hohlkreuz machen. Habe keine Bedenken, denn es entsteht nicht wirklich ein Hohlkreuz. Vielmehr streckst du die untere Wirbelsäule, was dazu führt, dass das Becken nach vorne kippt. Erst diese Aktivität führt zum gewünschten Effekt der Dehnung des Musculus piriformis.

Halte diese Position für 1–2 Minuten und wechsle dann die Seite.

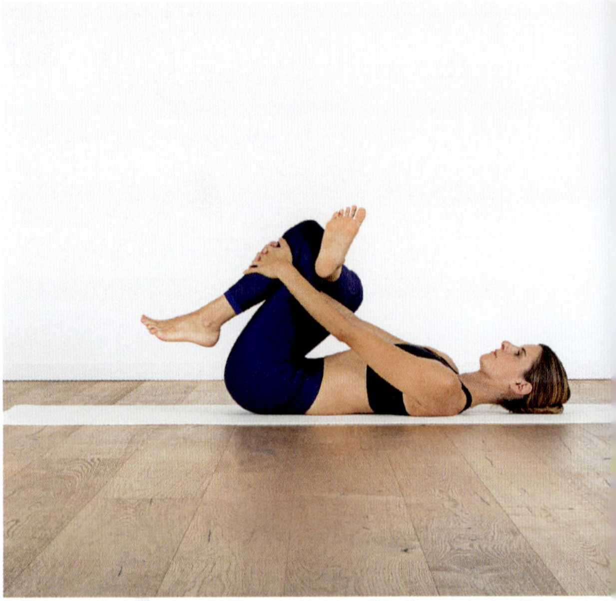

2 Variante im Liegen

Als Alternative zur vorangegangenen Übung im Sitzen kannst du den gleichen Muskel auch im Liegen dehnen. Diese Variante ist etwas intensiver.

Lege dich auf den Rücken und platziere den rechten Fuß seitlich auf dem linke Knie. Greife mit beiden Händen die linke Kniekehle oder das Schienbein und ziehe das Bein zu dir heran.

Halte diese Position für 1–2 Minuten und wiederhole dann die Übung auf der anderen Seite.

! Intensiver wird die Dehnung, wenn du das linke Bein am Schienbein greifst und zu dir ziehst. Probiere aus, welche Griffposition zum gewünschten Dehneffekt im Bereich der rechten Gesäßhälfte führt.

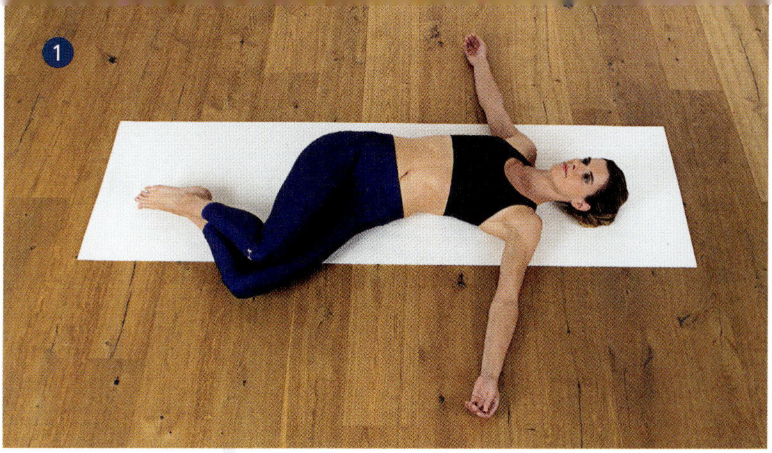

3 Krokodil

1| Lege dich auf den Rücken und stelle deine Beine auf. Knie und Füße sind eng zusammen. Stelle die Fersen auf und hebe die Zehen vom Boden ab. Breite deine Arme seitlich aus und lass sie entspannt am Boden liegen.

Bewege deine Beine 6–8 Mal von der einen zur anderen Seite. Mache diese Bewegung gerne so groß, wie es dir möglich ist, aber ohne, dass du Schmerzen im unteren Rücken verspürst.

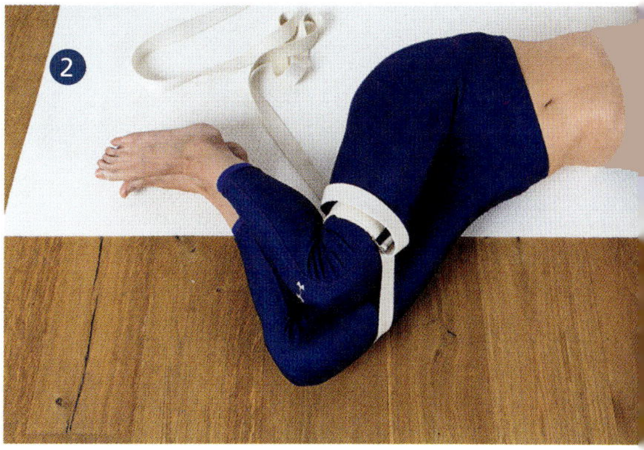

! Wenn du einen Yoga-Gurt hast, dann binde damit deine Oberschenkel zusammen (siehe Abbildung 2).

4 Statische Variante

Als statische Variante ist die Übung »Liegende Bauchdrehung« eine Standardübung in all meinen Rückenkursen. Ich übe sie mit meinen Schülern ohne Gurt und meistens mit einer Schaumstoffplatte als Kopfunterlage.

Bleibe mit den Beinen auf einer Seite und ziehe die Knie nah an den Oberkörper heran.

Platziere dein Becken so, dass die Wirbelsäule vom Kopf bis zum Steißbein eine gerade Linie bildet. Gerne kannst du mit der Hand das obere Knie etwas herunterdrücken.

Halte diese Position mindestens für 2 Minuten und wechsle dann langsam die Seite.

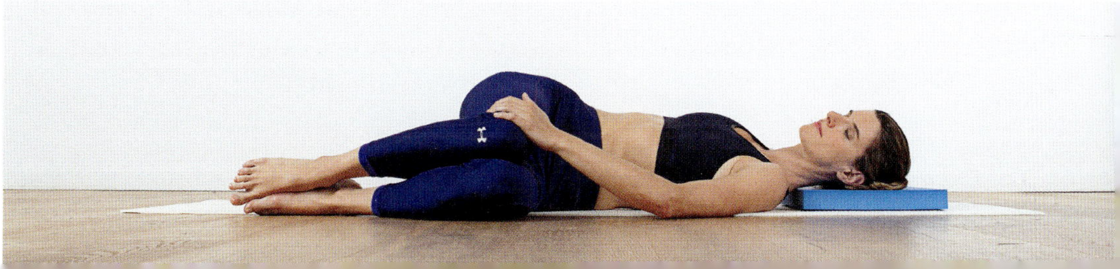

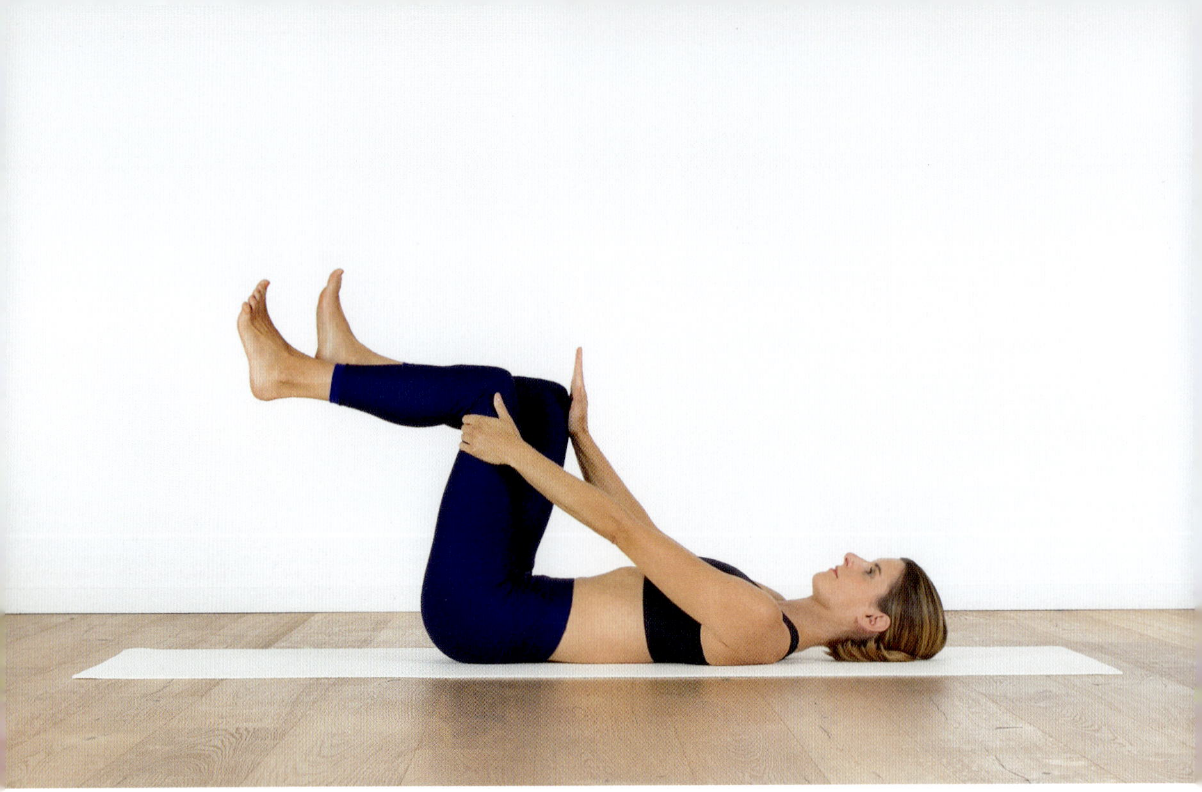

5 Druck & Zug

Nimm dir für diese Übung genügend Zeit. Es braucht eine Weile, bis man den hierfür notwendigen rhythmischen Wechsel von Druck und Zug gefunden hat.

Lege dich auf den Rücken. Die Beine sind angehoben und angewinkelt. Greife dann mit der linken Hand deine linke Kniekehle und halte sie fest. Lege deine rechte Hand von vorne an das rechte Knie nahe des Oberschenkels.

Nun folgt die rhythmische Aktion: Schiebe das linke Knie fest von dir weg, halte das Bein aber mit der linken Hand in der Kniekehle fest.

Ziehe gleichzeitig das rechte Knie zu dir hin, drücke aber mit der rechten Hand dagegen.

Durch dieses Festhalten oder Dagegendrücken bewegen sich deine Beine trotz der muskulären Aktion kaum. Halte diese Druck-und-Zug-Aktion für 2–3 Atemzüge.

Wechsle dann die Handposition und führe dieselbe Aktion gegengleich durch.

Wiederhole auf diese Art und Weise 4–6 wechselseitige Druck-und-Zug-Aktionen.

Stelle im Anschluss deine Beine auf oder lege sie locker auf dem Boden ab und spüre einen Augenblick nach.

! Halte deine Bauchmuskulatur locker! Achte darauf, dass die Lendenwirbelsäule kein Hohlkreuz macht.

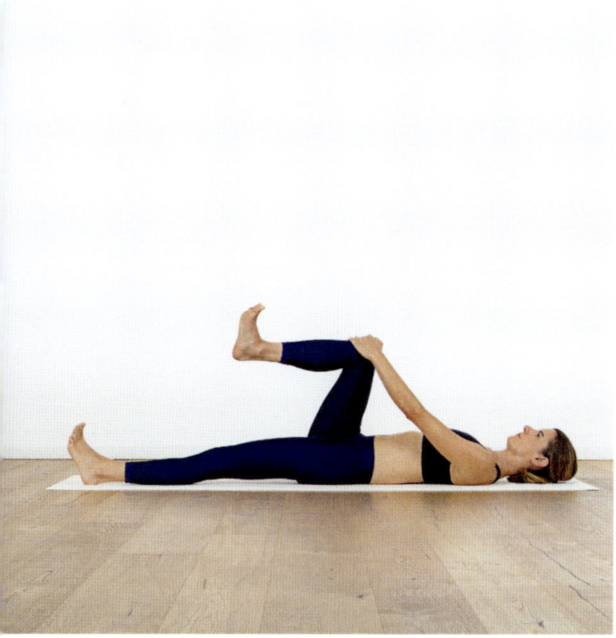

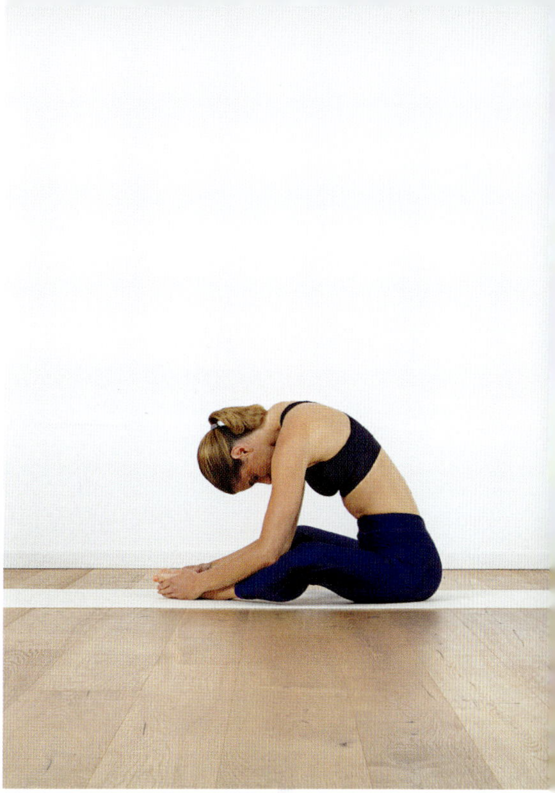

6 Diagonaler Kniezug

Lege dich auf den Rücken. Dein linkes Bein ist locker ausgestreckt, dein rechtes Bein befindet sich in der Stufenposition. Umgreife mit der linken Hand das rechte Knie und ziehe es zunächst ein wenig nach links. Achte hierbei darauf, dass sich die rechte Gesäßhälfte nicht mit vom Boden hebt, sondern auf der Matte liegen bleibt.

Ziehe im nächsten Schritt das Knie zusätzlich etwas zu dir heran und zwar so weit, bis du eine deutliche Dehnung in der rechten Gesäßgegend spürst.

Halte diese Position für 8–12 ruhige und tiefe Atemzüge. Wiederhole anschließend die Übung mit dem anderen Bein.

7 Diamantsitz

Lege im Sitzen deine Fußsohlen aneinander. Halte die Fersen so weit vom Becken entfernt, dass die angewinkelten Beine in etwa ein Quadrat bilden. Greife die Fußknöchel oder Füße mit den Händen und ziehe den Oberkörper zuerst nach oben und dann nach vorne zwischen die Beine.

Halte diese Position für 8–12 Atemzüge. Strecke anschließend die Beine nach vorne und lockere sie entspannt.

! Du brauchst deinen Rücken bei dieser Übung nicht krampfhaft gestreckt halten. Die Wirbelsäule darf sich etwas runden.

8 Die Taube

Die Taube, im Yoga wird sie *Eka Pada Raja-kapotasana* genannt, eignet sich gut für dich, wenn du grundsätzlich etwas beweglicher in den Hüftgelenken bist. Manche Schüler von mir können in dieser Position minutenlang versinken, anderen wiederum fällt diese Übung etwas schwerer. Probiere es aus!

1| Setze dich im ersten Schritt dieser Übung in den Hürdensitz. Lege dafür dein rechtes Bein im rechten Winkel vor dich, das linke Bein ist nach hinten angewinkelt.

2| Dann stütze dich mit beiden Händen vor dir auf dem Boden ab, hebe dein Gesäß etwas an und strecke das linke Bein lang nach hinten aus. Je mehr du das Bein nach hinten streckst, desto mehr sinkt dein Becken nach unten in Richtung Boden. Hierbei spürst du eine Dehnung in der rechten Gesäßgegend.

Halte die Position für 8–12 Atemzüge und wechsle dann langsam die Seite.

Nun gibt es zwei Möglichkeiten, diese Übung zu erweitern:

1

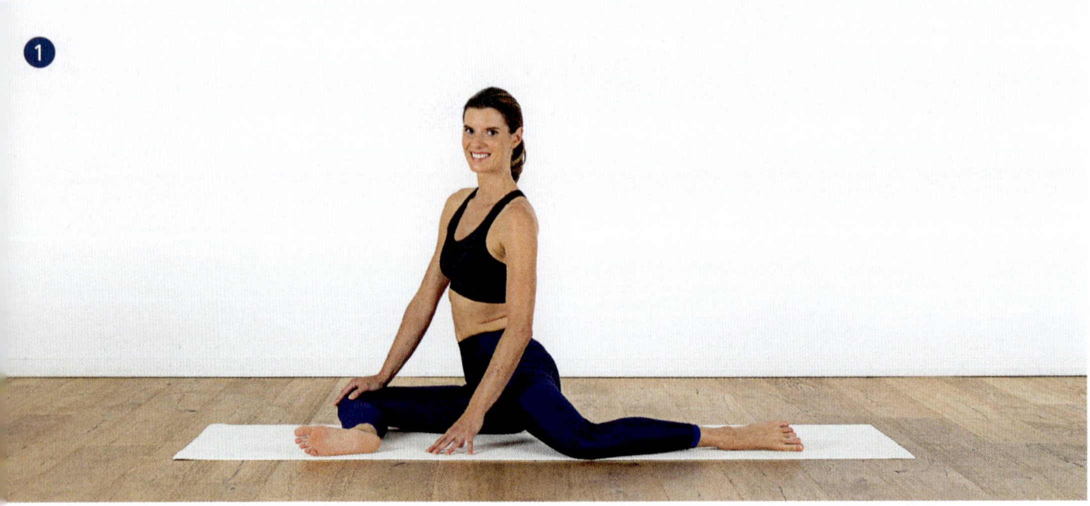

2

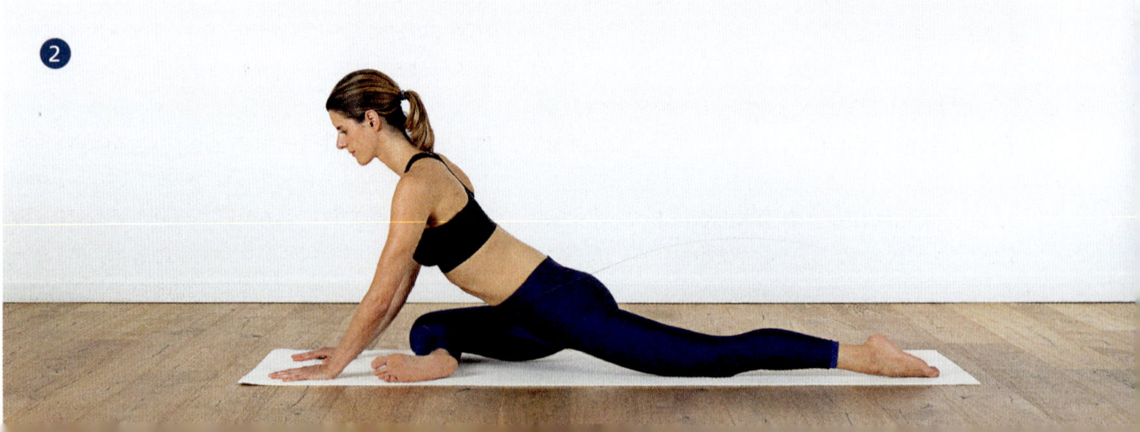

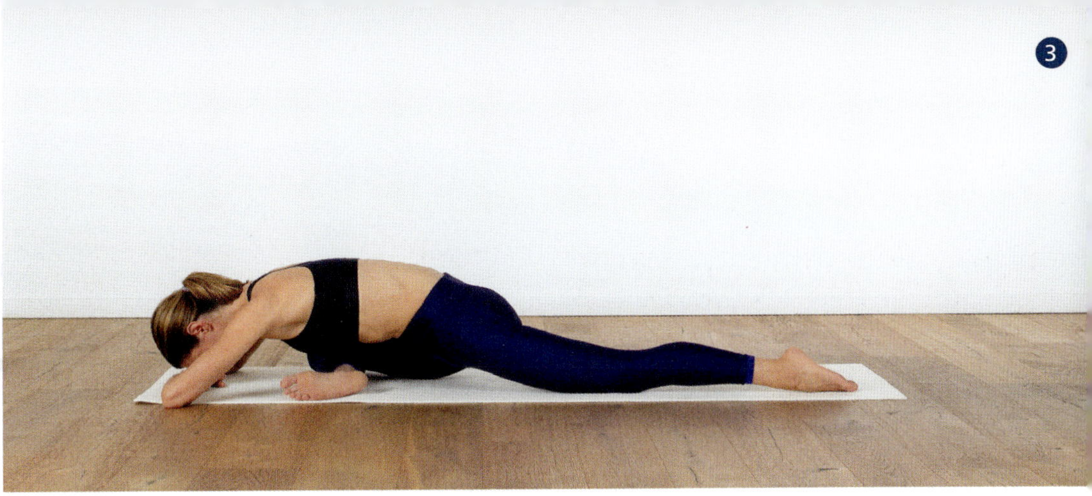

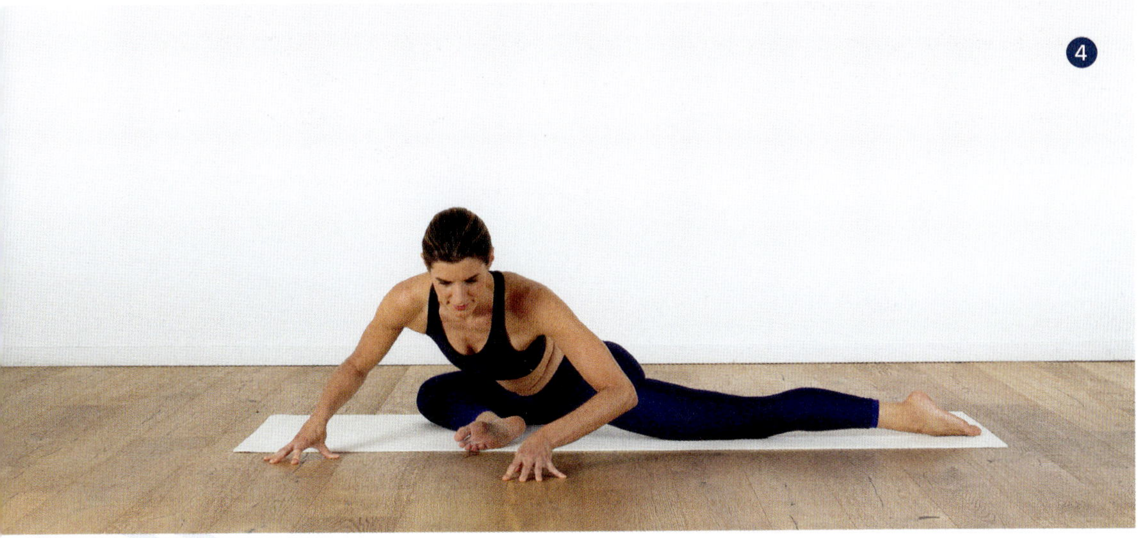

3| Du legst den Oberkörper lang nach vorne über dein angewinkeltes Bein und verweilst dort für 10–15 ruhige Atemzüge.

Lege hierfür deine Stirn auf die Hände und versuche, alle Muskeln im Beckenbereich loszulassen.

Je mehr du loslässt, desto intensiver kann diese Dehnung wirken.

4| Du kannst auch dynamisch üben: Senke dazu den Oberkörper bei jedem Ausatmen nach unten und hebe ihn mit dem Einatmen wieder an. Bei jedem Senken veränderst du leicht die Position des Oberkörpers (zum Beispiel nach rechts, nach links, mittig, usw.). Diese Positionswechsel verändern jedes Mal ein klein wenig den Winkel im Hüftgelenk und somit den Wirkungsbereich der Dehnung.

Unterstütze dich bei dieser dynamischen Variante mit den Armen, die gegen den Boden drücken und den Rumpf in seiner Bewegung führen.

Rücken Relax

Dein Entspannungsprogramm nach einem langen Tag

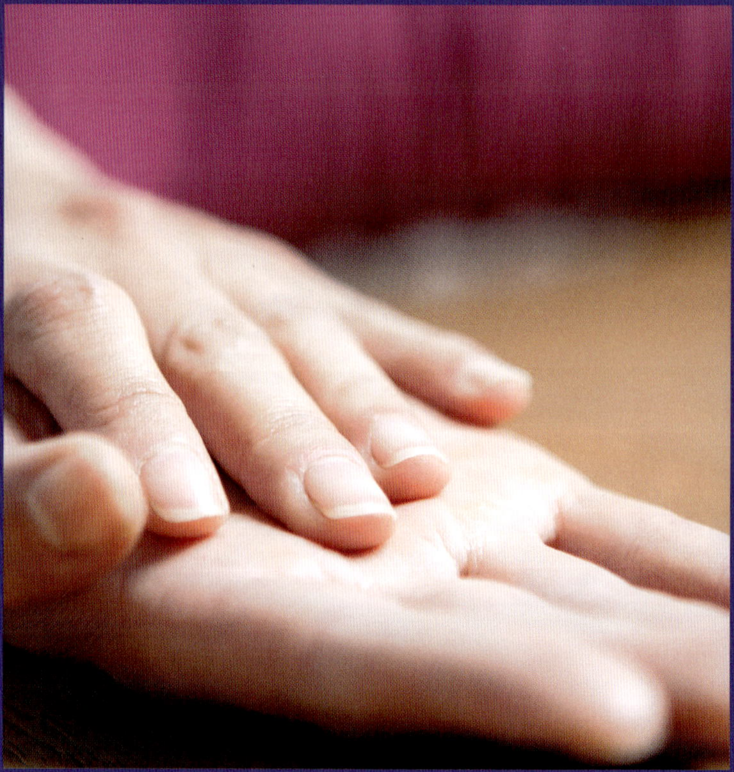

Es kommt darauf an, den Körper mit der Seele und die Seele durch den Körper zu heilen.

Oscar Wilde

Entspannen und Loslassen

Ich persönlich liebe diese extrem ruhigen Yogaprogramme, bei denen ich mich voll und ganz auf meinen Spürsinn einlassen kann. Ich bewege mich dann wie im Zeitlupentempo von einer Übung in die andere und verweile manchmal minutenlang vollkommen entspannt in einer bestimmten Haltung. Dieses Prinzip kommt dem Yin-Yoga gleich. Vielleicht hast du schon einmal davon gehört?

Das Yin-und-Yang-Prinzip

Während beim üblichen Hatha-Yoga der Fokus gewöhnlich auf die Anstrengung und die Aktivität gelegt wird (Yang-Prinzip), dreht sich beim Yin-Yoga alles um die Passivität und ums Loslassen (Yin-Prinzip). Die Begriffe »Yin« und »Yang« stammen aus dem Chinesischen und sie stehen für das Weibliche und das Männliche. Als männlich, also Yang, wird Leistung, Dynamik, Anspruch und das Extrovertierte gesehen. Yin, der weibliche Aspekt, gleicht dem Erdigen, dem Ruhigen, dem Sanften, dem Beständigen, dem Introvertierten. Yin-Yoga ist also ein sanfter Yogastil. Es geht darum, den Atem frei und weich fließen zu lassen, um auf diese Weise zu tiefer, innerer Ruhe zu gelangen. Viele Übungen funktionieren, indem man sich langsam und mit Bedacht in eine Position begibt und sich dann vollkommen der Schwerkraft hingibt. Man muss dann nichts mehr tun, als einfach in dieser Stellung zu verweilen, das eigene Körpergewicht loszulassen, ruhig zu atmen und sich vollends darauf zu konzentrieren, was in dieser Zeit geschieht. Man lernt, unterschwellige Spannungen in den Organen, Muskeln und Gelenken loszulassen. Yin-Yoga eignet sich besonders gut, wenn man einen hektischen Alltag hatte. Man kann damit tiefe Selbstwahrnehmung und Entspannung erfahren.

Dauer des Übungsprogramms
25–30 Minuten

Was du benötigst
Yogamatte, 2 Yogablöcke, festes Yogapolster oder eine fest zusammengerollte Decke, Yoga-Gurt, nach Bedarf Schaumstoffplatte oder Decke

Wirkung
Dieses Programm ist eine wahre Wohltat für deinen Rücken. Es ist unkompliziert und die einfachen Übungen beinhalten sanfte Mobilisationen für die Wirbelsäule und Dehnungen für verschiedene Strukturen, die mit dem Rücken in direkter Verbindung stehen. Bei einigen Positionen musst du keinerlei Muskelkraft investieren, da dich die Schwerkraft beim Üben unterstützen wird. Es eignet sich auch gut, wenn du kurz vor deiner Nachtruhe noch eine beruhigende Yogasequenz üben möchtest.

Kombination

Vereint man Yin und Yang, ergeben sich Harmonie und Balance. Finde deshalb für dich heraus, ob du dieses Yin-orientierte Übungsprogramm von Zeit zu Zeit mit einem etwas aktiveren Programm erweitern oder ergänzen möchtest. Höre in deinen Körper hinein und vertraue ihm. Wenn du gut zuhörst, wird er dir erzählen, was er braucht.

1 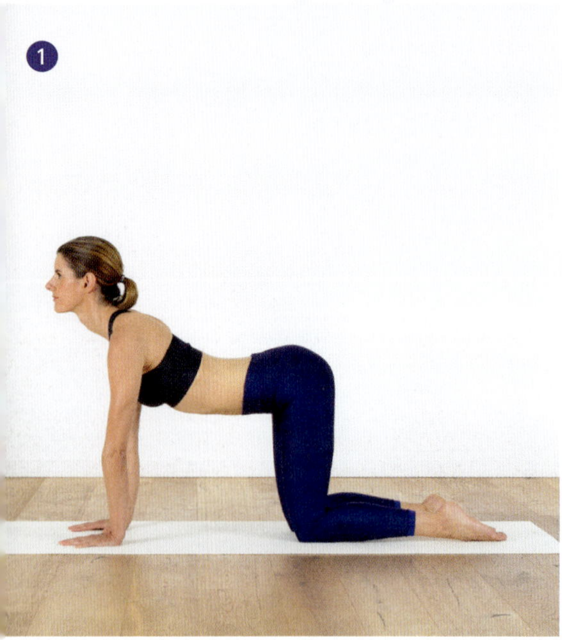

2 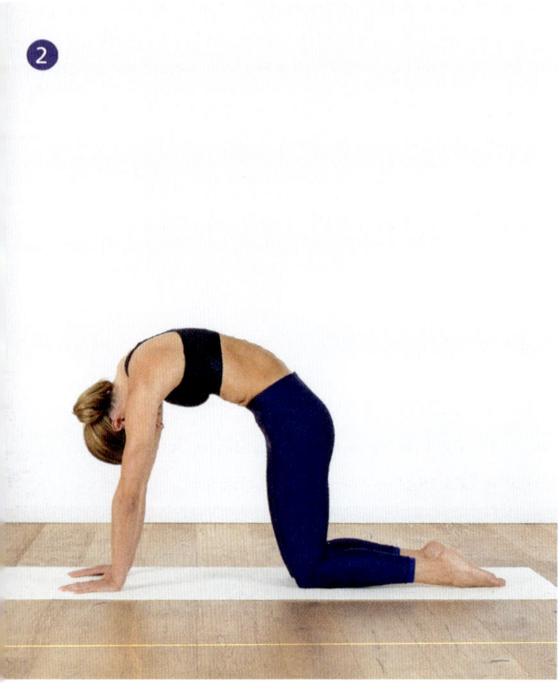

1 Katze-Kuh

Beginne im Vierfüßlerstand. Die Knie sind hüftbreit und die Hände schulterbreit aufgestellt. In dieser Position befinden sich Arme und Oberschenkel senkrecht zueinander.

Setze deine Hände in einer Linie zu deiner Schulter ab und drücke sie sanft in die Matte. Wenn es angenehmer für dich ist, dann lege dir eine gefaltete Decke oder eine Schaumstoffplatte unter die Knie.

1| Kuhhaltung – Halte deine Arme gestreckt, atme tief ein und lass deinen Bauch sinken. Schiebe dein Brustbein nach vorne und die Schultern nach hinten.

2| Katzenbuckel – Ziehe beim Ausatmen deinen Bauchnabel zur Wirbelsäule, drücke die Hände fest in den Boden und wölbe deinen Rücken nach oben. Senke hierbei den Kopf nach unten.

Wiederhole diese Bewegung (Beugen und Strecken der Wirbelsäule) 8–12 Mal in deinem Atemrhythmus.

! Bewege die Wirbelsäule behutsam in ihrem maximal möglichen Ausmaß, jedoch jederzeit ohne Schmerzen!

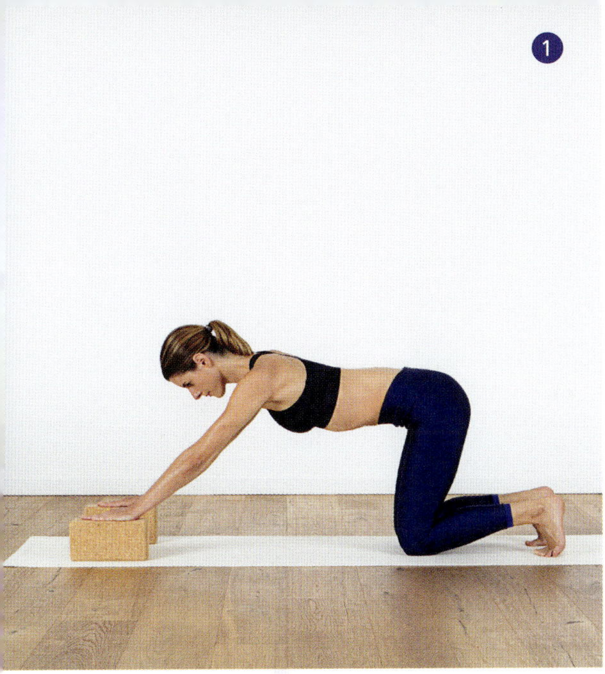

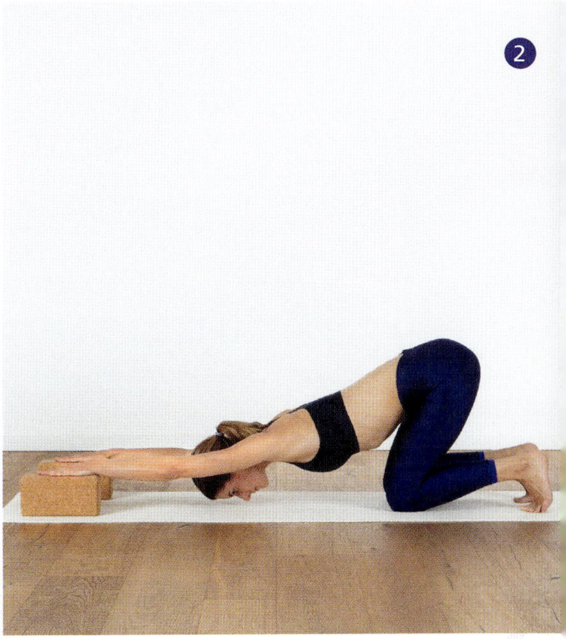

2 Streckende Katze

1| Beginne im Vierfüßlerstand. Dieses Mal sind deine Hände etwas weiter vorne und auf zwei Blöcken abgelegt. Die Füße sind auf den Zehenballen aufgestellt. Atme in dieser Startposition tief ein.

2| Führe beim Ausatmen dein Gesäß weit nach hinten, wobei sich der Brustkorb in Richtung Boden absenkt. Halte deine Arme fest und lang gestreckt. Du kannst deutlich spüren, wie sich deine Achselhöhlen und die Flanken des Brustkorbs dehnen.

Wiederhole diese Bewegung 8–12 Mal.

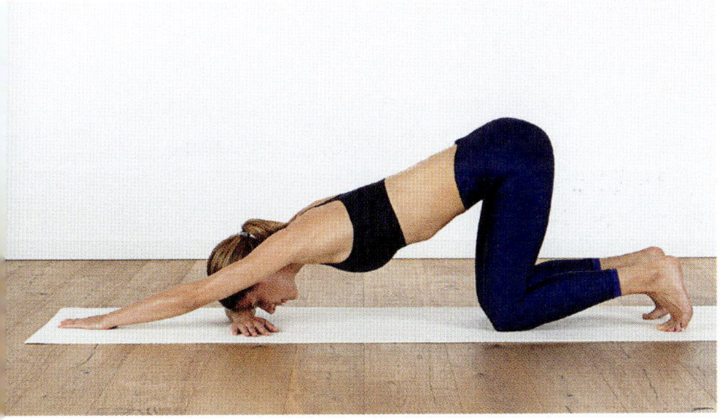

3 Ruhende Variante

Lege die Blöcke beiseite und lege die Füße ab. Strecke einen Arm lang nach vorne. Der andere Unterarm dient als Kissen für deine Stirn.

Halte die Position für 8–12 ruhige und entspannende Atemzüge.

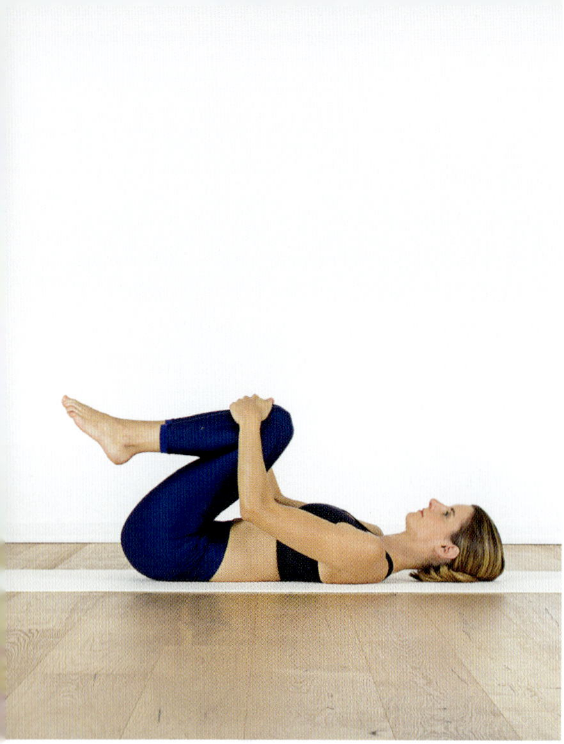

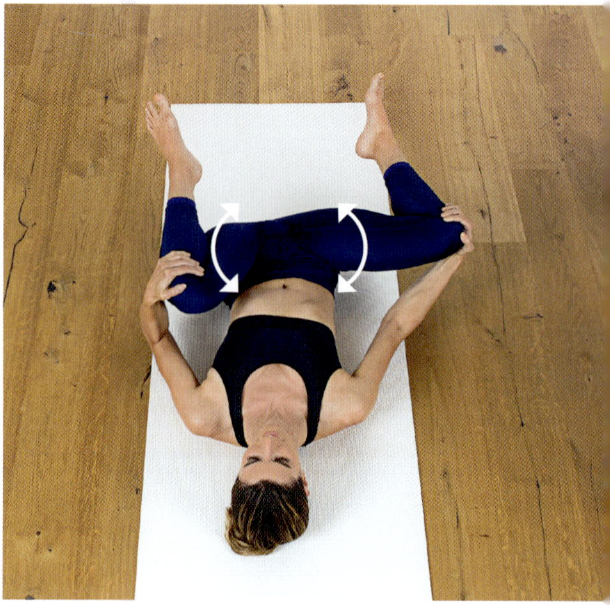

4 Knie an die Brust 1

Lege dich flach auf den Rücken. Winkle deine Beine an und ziehe sie mit beiden Händen zum Körper heran.

Schaukle, um den Rücken leicht zu massieren, sanft vor und zurück oder von rechts nach links. Du kannst auch kleine oder größere Kreise mit den Knien in der Luft machen.

! Es kann angenehmer für den Nacken sein, wenn du deinen Kopf auf eine erhöhende Unterlage ablegst.

Du kannst die Knie bei dieser Übung geschlossen halten, oder, wenn dies zu viel Enge in den Leisten erzeugt, leicht öffnen.

5 Knie an die Brust 2

Bleibe auf dem Rücken liegen und halte weiterhin deine Knie mit den Händen fest. Öffne aber nun deine Knie weit nach außen.

Ziehe rhythmisch und abwechselnd das rechte und linke Knie seitlich so zu dir, dass sich das Becken wie eine Scheibe auf dem Plattenteller hin und her bewegt.

Die Pfeile in der Abbildung zeigen dir die Bewegungsrichtung des Beckens an. Entspanne deine Bein- und Hüftmuskeln und leite diese rhythmischen Bewegungen allein mit den Armen an.

Führe beide Knie-an-die-Brust-Übungen jeweils etwa eine halbe Minute durch. Strecke anschließend deine Beine für ein paar Atemzüge locker aus und spüre nach.

6 Sanfte Hüftdehnung

Die folgende Übung führt zu einer sanften Dehnung des vorderen Hüftbereiches. Ist deine Hüfte relativ geschmeidig, dann wirkt die Übung besser, wenn du dir, wie in der Abbildung dargestellt, ein Yogapolster oder eine zusammengerollte Decke unter das Gesäß legst. Sind deine Hüften im Leistenbereich eher etwas verspannt, dann kannst du auch ohne Unterlage üben. Probiere aus, was für dich am besten geeignet ist!

Lege dich auf den Rücken und platziere je nach Bedarf unter deinem Gesäß ein Yogapolster oder eine fest zusammengerollte Decke. Strecke dein linkes Bein nach vorne aus und lege es entspannt auf den Boden. Hole dein rechtes Knie zu dir und halte es mit beiden Händen fest.

Versuche nun, das abgelegte Bein im Kniegelenk aktiv auszustrecken und zu verlängern. Ziehe gleichzeitig das angewinkelte Knie bewusst aber behutsam immer weiter an deinen Brustkorb heran. Hierbei spürst du eine leichte bis mittlere Dehnung in der linken Leistengegend.

Halte diese Position für etwa 15 Atemzüge und wechsle dann die Seite.

! Sei dir bewusst, dass du gerade ein Relax-Programm durchführst. Investiere also wenig Kraftaufwand, um die Übungen durchzuführen. Übe entspannt und bleibe gerne unterhalb deines maximalen Dehn-Niveaus.

Besonders in diesem Programm gilt: Yoga ist kein Leistungssport! Gehe achtsam mit dir um und konzentriere dich auf den Moment.

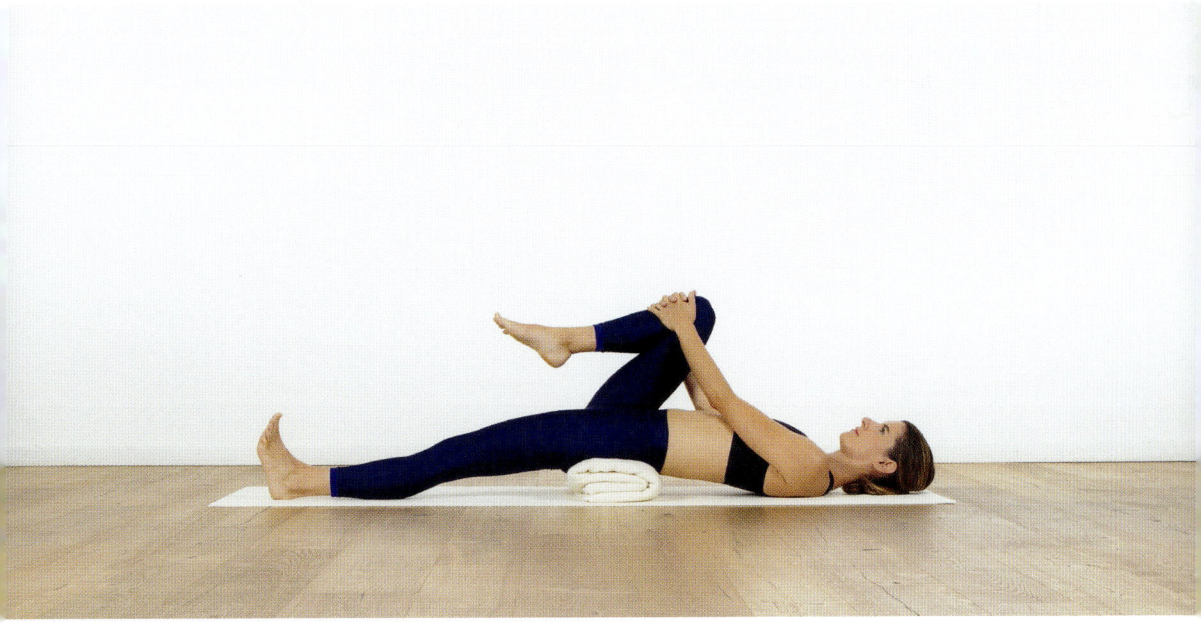

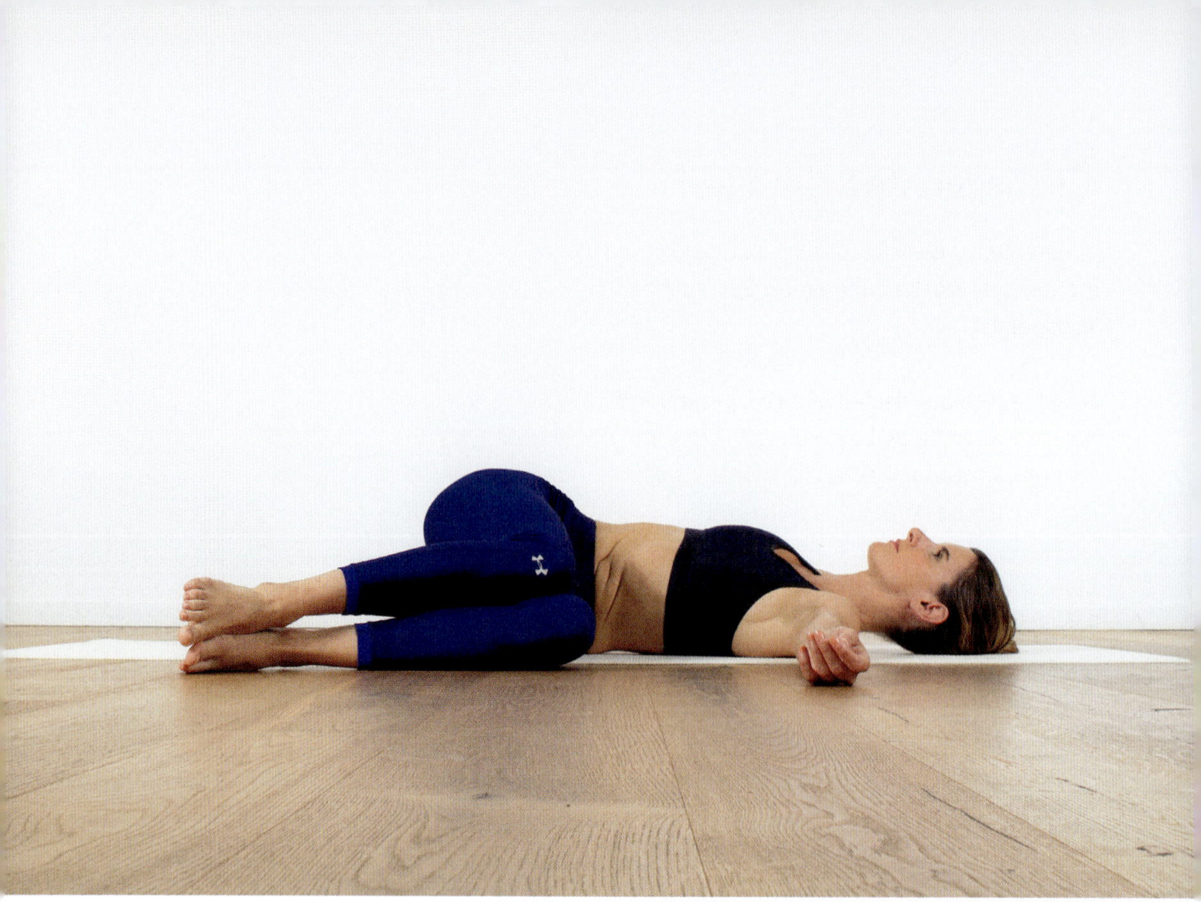

7 Krokodil

Lege dich auf den Rücken und stelle deine Beine auf. Die Füße sind geschlossen. Deine Arme liegen seitlich ausgebreitet auf dem Boden. Die Handflächen zeigen nach oben.

Lass mit der Ausatmung beide Beine nach links sinken.

Korrigiere je nach Empfinden deine Beckenposition. Ziehst du beide Knie näher zum linken Arm heran, dann verlängert sich der untere Rücken, was sehr wohltuend sein kann und die Dehnung erreicht mehr den oberen Bereich der Wirbelsäule. Schiebst du dagegen beide Knie weiter weg, dann wirkt die Haltung in den tieferen Bereichen der Wirbelsäule. Experimentiere selbst ein bisschen und finde für dich die beste Position.

Halte die Position für etwa 15 Atemzüge und wechsle dann langsam die Seite.

! Einige meiner Schüler haben einen leichten Rundrücken. Dies führt dazu, dass sie bei dieser Übung den Nacken überstrecken, weil sie den Kopf nicht flach ablegen können. In solch einem Fall lege ich ihnen gerne eine Schaumstoffplatte unter den Kopf. Entscheide, ob dies auch für dich eine angenehme Unterstützung sein könnte!

8 Gedehnte Seitenlage

Verwende für diese Übung eine zusammengerollte Decke oder ein großes, rundes Yogapolster.

1| Setze dich auf deine linke Gesäßseite und winkle vorerst beide Beine an. Lege das Polster quer an dein linkes Becken. Stütze dich mit dem linken Arm auf dem Boden ab.

2| Lehne dich dann mit dem Rumpf über das Polster. Der linke untere Arm ist in Blickrichtung ausgestreckt. Strecke nun auch deinen rechten oberen Arm über deinen Kopf und dein rechtes Bein lang nach unten aus.

Ziehe deine gesamte rechte Körperseite mit Arm und Bein aktiv in die Länge und spüre die entstehende Dehnung. Wachse hier immer mehr in die Länge, während das Körpergewicht gleichzeitig in das Polster sinkt.

Halte die Position für 1–3 Minuten und lass deinen Atem ruhig und tief weiterfließen. Wiederhole dann die Übung auf der anderen Seite.

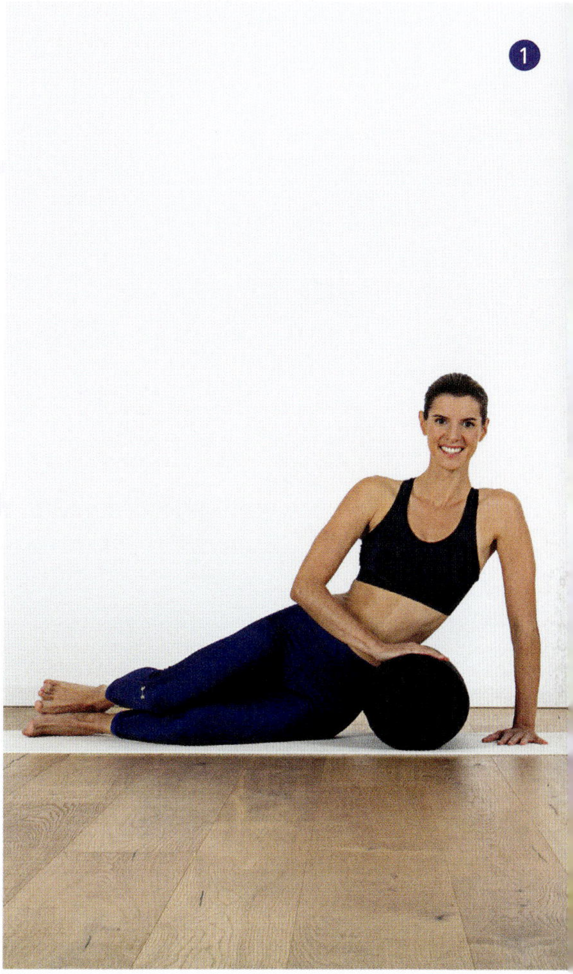

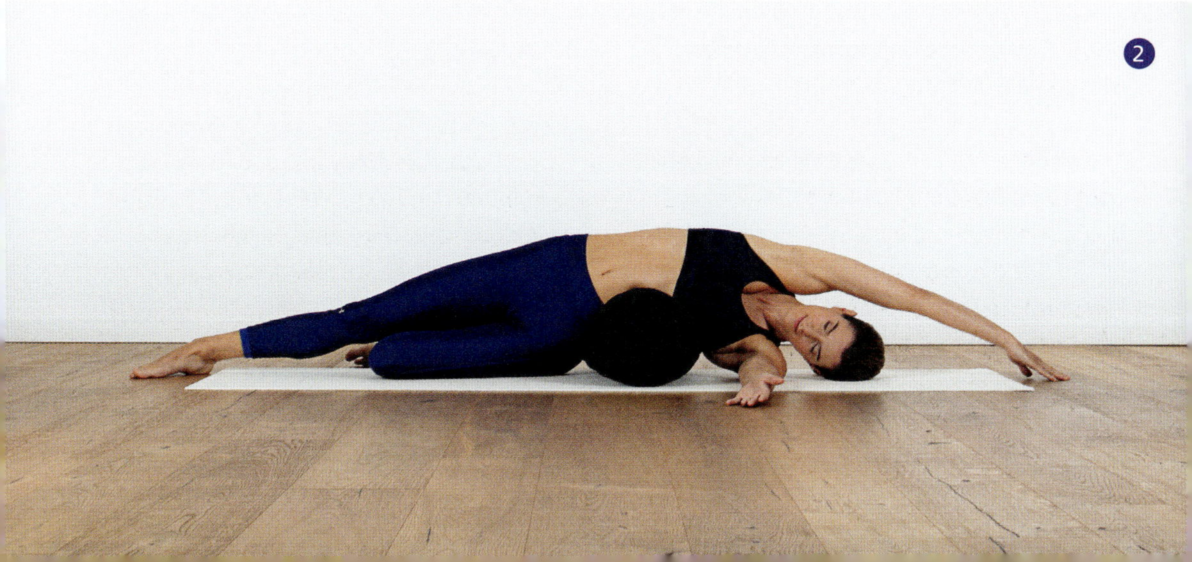

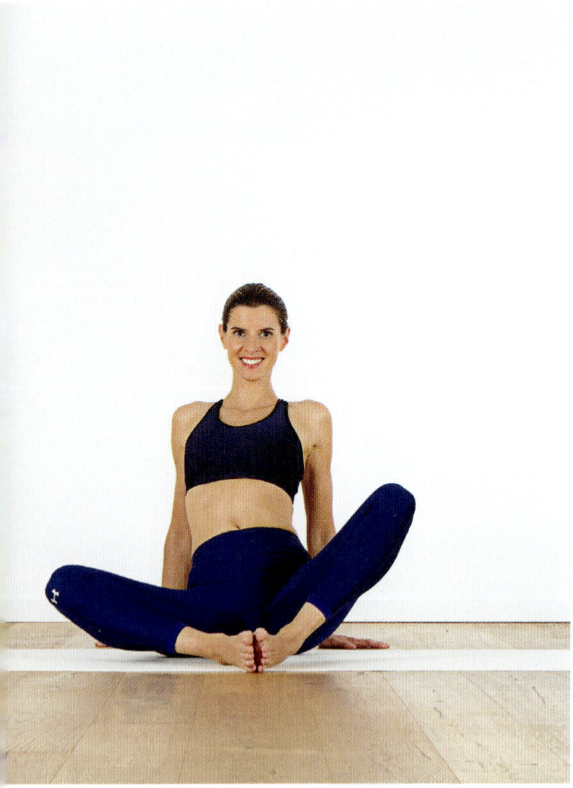

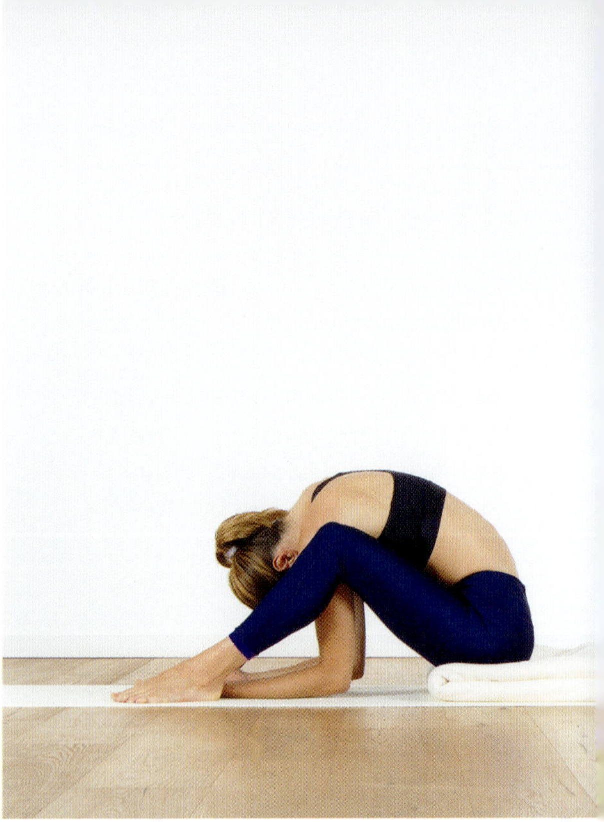

9 Knieschaukel

Setze dich nun auf und stütze die Hände bequem hinter deinem Rücken auf dem Boden ab. Lass deine Wirbelsäule locker durchhängen. Lege deine Fußsohlen aneinander und lass die Knie entspannt nach außen fallen.

Bewege deine Knie nun wie eine Schaukel nach rechts und links. Lass für ein paar Atemzüge eine lockere und schwingende Bewegung entstehen.

Du machst es richtig, wenn du merkst, dass sich dein Becken und dein unterer Rücken mit dem Schaukeln deiner Beine mitbewegen.

10 Schlafender Kutscher

Setze dich in eine weite Grätsche mit aufgestellten Beinen. Strecke deine Wirbelsäule zuerst lang nach oben und neige dann den Oberkörper weit nach vorne zwischen die Beine.

Lass den Oberkörper, die Schultern, den Kopf und die Arme für 1–2 Minuten so entspannt wie möglich hängen und atme dabei weich in den Rücken hinein.

! Feste oder steife Hüften sind weitverbreitet. Aus diesem Grund ist es bei dieser Sitzhaltung oftmals schwer, den Oberkörper locker zwischen die Beine fallen zu lassen. Eine Sitzerhöhung, etwa durch eine Decke, kann hier eine deutliche Erleichterung sein.

11 Sphinx-Position

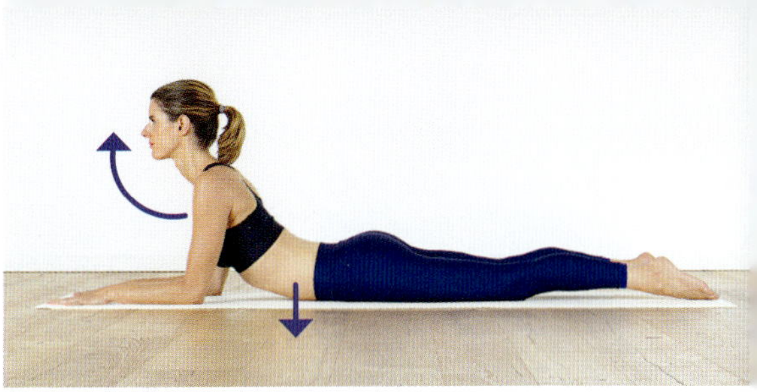

Die Sphinx-Position ist eine gute Übung, um die Bauchmuskeln und Faszien in diesem Bereich zu dehnen, die, wenn du generell viel im Sitzen arbeitest, meist verkürzt oder verklebt sein können. Da dich dein Körper jedoch automatisch aufrichten will, sind die Rückenstrukturen ständig am Arbeiten. Auf Dauer können diese Strukturen verspannen und der Grund für lumbale Schmerzen sein.

Lege dich auf den Bauch und stütze dich auf den Unterarmen ab. Drücke dich aus den Schultern heraus hoch und ziehe dein Brustbein nach vorne und oben. Lass deinen Bauch vollkommen locker in die Matte sinken.

Mit dem richtigen Druck-Zug-Einsatz der Arme wirst du eine Dehnung in deiner Bauchdecke wahrnehmen können. Experimentiere ein bisschen, wie du deine Arme und den Schultergürtel richtig einsetzen musst, damit es zu einer Dehnung der Bauchmuskeln kommt. Die Pfeile in der Abbildung zeigen dir die aktiven Zugrichtungen an.

Halte die Position für etwa 15 Atemzüge.

! Übe die Sphinx-Position bitte nicht, wenn du akute Bandscheibenbeschwerden im Lendenbereich hast.

Um dem unteren Rücken etwas mehr Länge zu geben, drücke dein Schambein aktiv in die Matte hinein.

12 Liegende Beinstreckung

Lege dich auf den Rücken, stelle deine Beine auf und halte einen Yoga-Gurt bereit. Strecke dann das rechte Bein nach oben und lege den Gurt knapp unter den Zehenballen an.

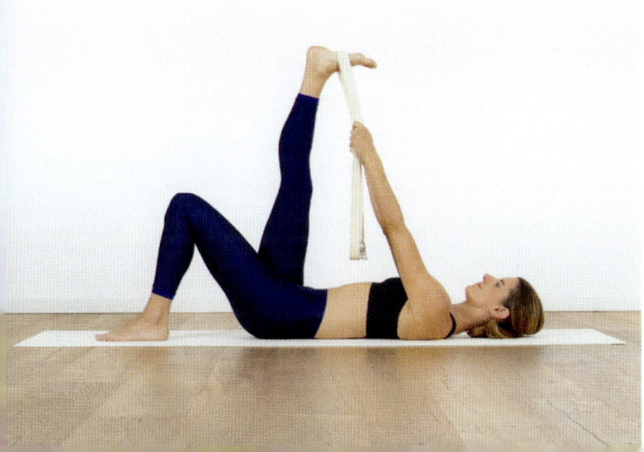

Halte den Gurt mit beiden Händen so, dass du dieses Bein im Kniegelenk komplett, aber achtsam durchstrecken kannst. Ziehe die Zehenspitzen zu dir und schiebe die Ferse von dir weg.

Taste dich langsam an eine angenehme Intensität heran. Wenn es zieht, ist es gut, wenn es aber schmerzt, ist es zu viel.

Lass ein sogenanntes Wohlweh entstehen und halte diese Position für 1–2 Minuten. Wiederhole die Übung anschließend mit dem anderen Bein.

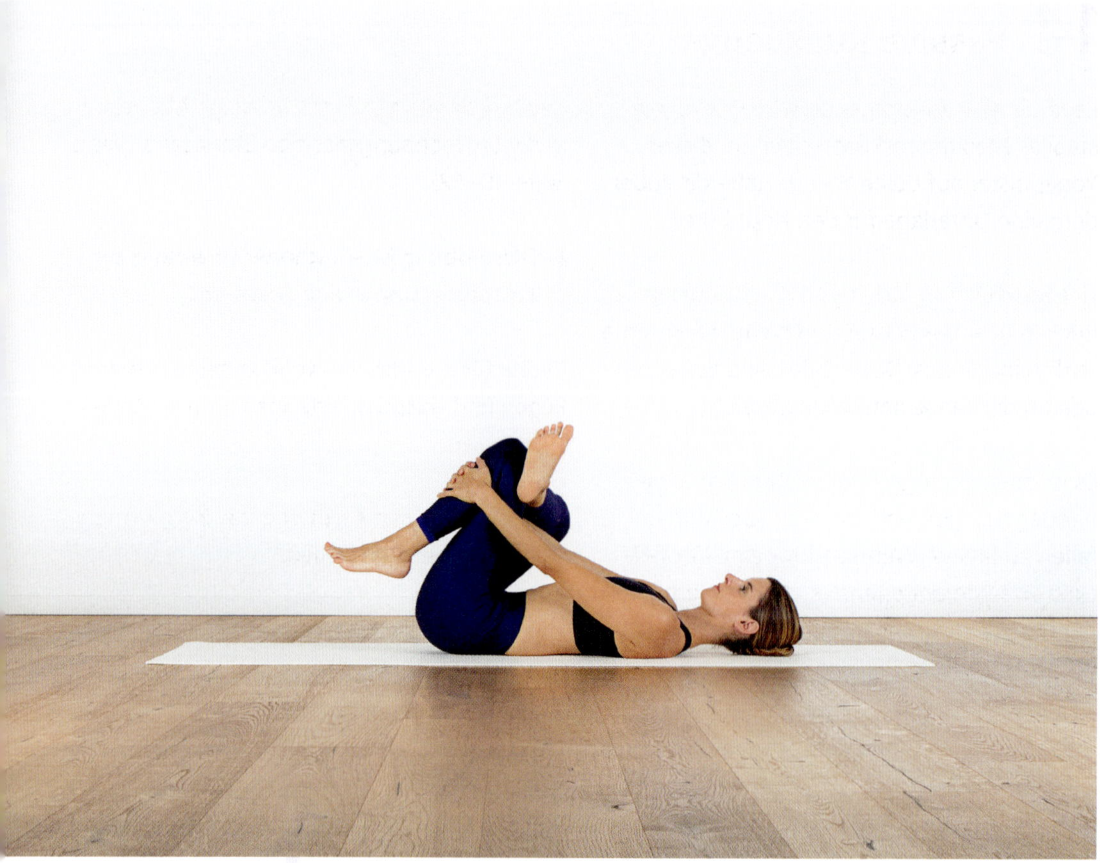

13 Nadelöhr

Lege dich auf den Rücken und positioniere den rechten Fuß seitlich auf dem linken Oberschenkel nahe dem Knie.

Greife mit beiden Händen die linke Kniekehle und halte sie fest. Ziehe dann das linke Bein zu dir und zwar so weit, bis du eine Dehnung in der rechten Gesäßgegend spürst.

Halte die Position etwa für 1 Minute und wiederhole dann die Übung auf der anderen Seite.

! Versuche, durch kleine Veränderungen der Fußauflage, die für dich passende Dehnposition einzurichten.

Die Dehnung wird intensiver, wenn du statt der Kniekehle dein Schienbein umgreifst.

Eine Kopfunterlage hilft deinem Schulter-Nacken-Bereich, in dieser Position zu entspannen.

14 Passive Rückbeuge

Lege dir eine zusammengerollte Decke, ein stabiles Meditationskissen oder ein dickes Yogapolster auf deine Matte. Halte dir außerdem eine Unterlage für den Kopf bereit.

1| Lege dich nun rücklings mit dem oberen Rücken über das Polster und breite deine Arme seitlich locker aus. Deine Beine sind aufgestellt oder in der Länge entspannt abgelegt.

Es ist ebenso möglich, die Fußsohlen aneinander zu legen und die Knie nach außen fallen zu lassen. Wenn es für deine Kopf-Nacken-Position angenehmer ist, dann erhöhe den Kopf mit der bereitgelegten Unterlage (siehe Abbildung 2).

Begib dich anschließend für einige Minuten in die Entspannungsposition Shavasana (siehe Seite 40–42).

! Diese Übung ist ein schöner Übergang zur Entspannungsposition *Shavasana.*

Bleibe für 2–3 Minuten vollkommen entspannt liegen und versuche, jede Spannung im Rücken loszulassen.

Beobachte deinen Atem und lass ihn ganz von allein kommen und gehen.

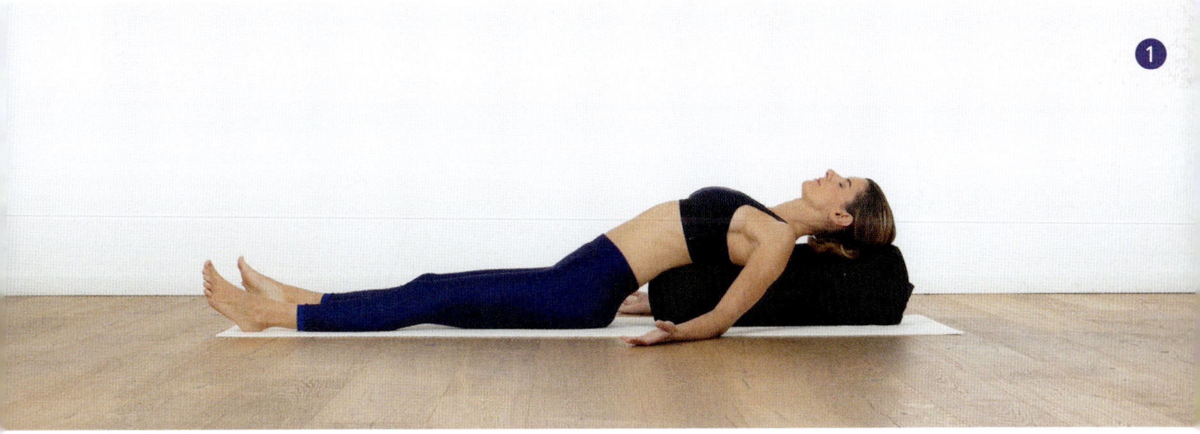

1

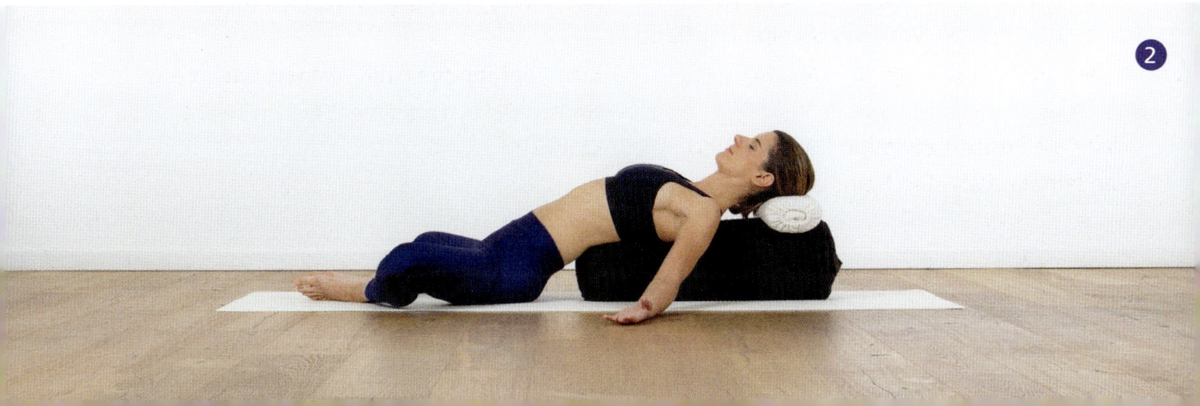

2

Fit am Morgen

Das sanfte Aufweckprogramm für deinen Rücken

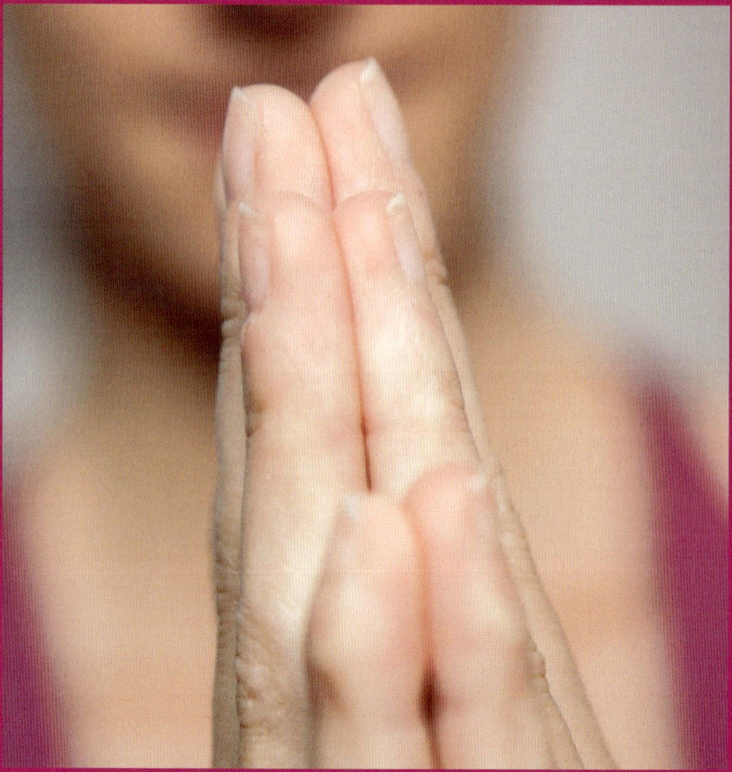

Die wirksamste Medizin ist die natürliche Heilkraft,
die im Inneren eines jeden von uns liegt.

Hippokrates

Power am Morgen

Wer kennt das nicht? Der Wecker klingelt und die Nacht hat sich schon wieder viel zu kurz angefühlt. Kaum öffnet man die Augen, beginnt die Hektik und die To-do-Listen warten auch schon auf einen. Wie viel Schlaf man braucht, liegt sicher auch am Lebensalter und an den Lebensgewohnheiten. Auch der eigene Biorhythmus entscheidet, wann wir wirklich wach und leistungsfähig werden. Morgendliche Trägheit kann etliche Gründe haben.

Rituale helfen

Ob Lerche oder Eule, jeder kann aus einem Muffel-Morgen einen Power-Morgen machen und sich auf einen ereignisreichen Tag vorbereiten. Ein paar Rituale, die schon am Vorabend beginnen, sorgen für den richtigen Start.

1. Ritual
Bereite dich am Vorabend auf den Morgen vor! Vielleicht klingt es albern, aber lege dir doch alles schon am Abend bereit, was du am Morgen brauchst. Dazu gehören die Kleidung, eine gepackte Tasche oder sonstige Utensilien. Dadurch sparst du dir sicher 5 Minuten oder mehr. Du wirst sehen, dein Morgen wird wesentlich ruhiger und stressfreier.

2. Ritual
Öffne die Fenster und nimm einige kräftige tiefe Atemzüge! Über Nacht wird der Sauerstoff im Schlafzimmer von uns verbraucht. Sich bei offenem Fenster hinzustellen und 3–4 Mal tief ein- und auszuatmen sorgt für einen regelrechten Energiekick.

Dauer des Übungsprogramms
12–15 Minuten

Was du benötigst
Yogamatte, nach Bedarf Decke oder Schaumstoffplatte

Wirkung
Kurz nach dem Aufwachen fühlt man sich oft steif und unbeweglich. Nicht selten schmerzt einem der Rücken. Mit einem passenden Programm kann man seinen müden Körper aufwecken und ihm den Start in den Tag erleichtern. Die vorgestellten Übungen sind vorrangig dynamisch, also in Bewegung. Übe sie sanft und entsprechend deinem persönlichen Empfinden.

3. Ritual
Bewege dich! Selbst ein kurzes Bewegungsprogramm sollte zur Routine werden. Man muss ja nicht gleich eine Stunde zum Joggen gehen. Das kurze Übungsprogramm »Fit am Morgen« habe ich extra zu diesem Zweck zusammengestellt. Danach unter die Dusche und alles geht viel leichter von der Hand.

4. Ritual
Trinke Wasser und sorge für ein nahrhaftes Frühstück! Auch wenn du den Duft eines frischen Kaffees förmlich bereits in der Nase hast, solltest du vorher eine große Tasse abgekochtes Wasser trinken. In der Nacht hast du nämlich bis zu einem halben Liter Flüssigkeit verloren. Gleiche diese Dehydration erst aus und genieße anschließend ein energiereiches Frühstück.

1 Kniekreise

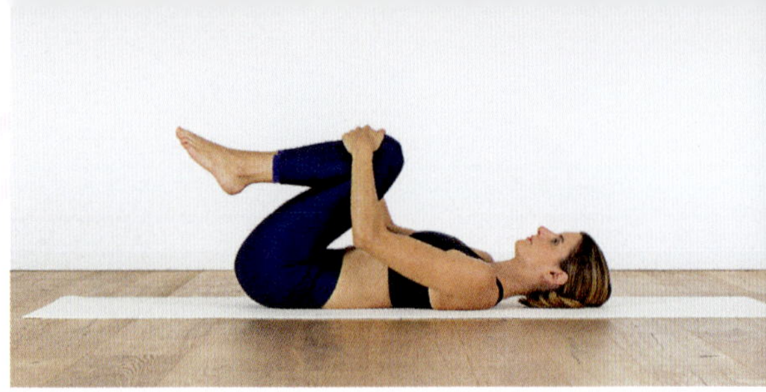

Lege dich auf den Rücken und ziehe beide Knie an den Oberkörper heran. Halte sie mit den Händen fest. Beschreibe nun mit den Knien kleinere oder größere Kreise links- und rechtsherum. Führe diese Bewegung allein mit den Armen und lass deine Hüftgelenke vollkommen locker.

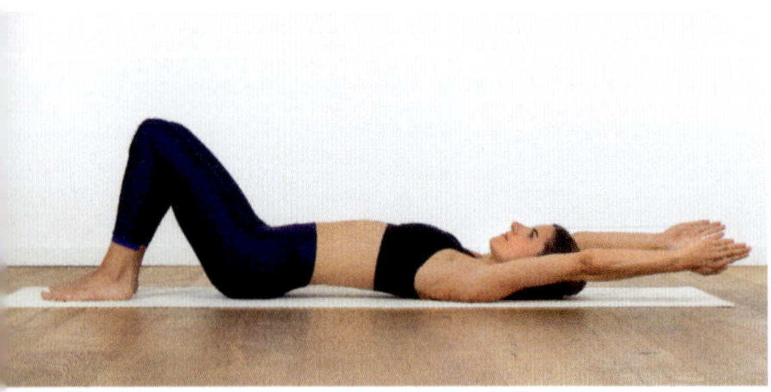

2 LWS-Mobilisierung

Stelle beide Füße auf. Bewege langsam und rhythmisch dein Becken vor und zurück. Beim Einatmen führe die Arme nach hinten (kleines Hohlkreuz) und beim Ausatmen nach vorne (sanfte Lumbalpresse).

3 Happy Baby

Hole aus der Rückenlage beide Knie seitlich an den Brustkorb heran und halte sie mit den Händen fest. Ziehe dann rhythmisch zuerst das rechte und dann das linke Knie näher zu dir heran. Das Becken macht hierbei eine wechselseitig rotierende Bewegung. Finde für dich das passende Tempo. Lass dabei die Hüftgelenke vollkommen entspannt.

Führe alle Übungen auf dieser Seite für einige Atemzüge durch. Lass dich bezüglich der Dauer von deinem Gefühl und deiner Intuition leiten. Nimm dir einfach die Zeit und hetze nicht.

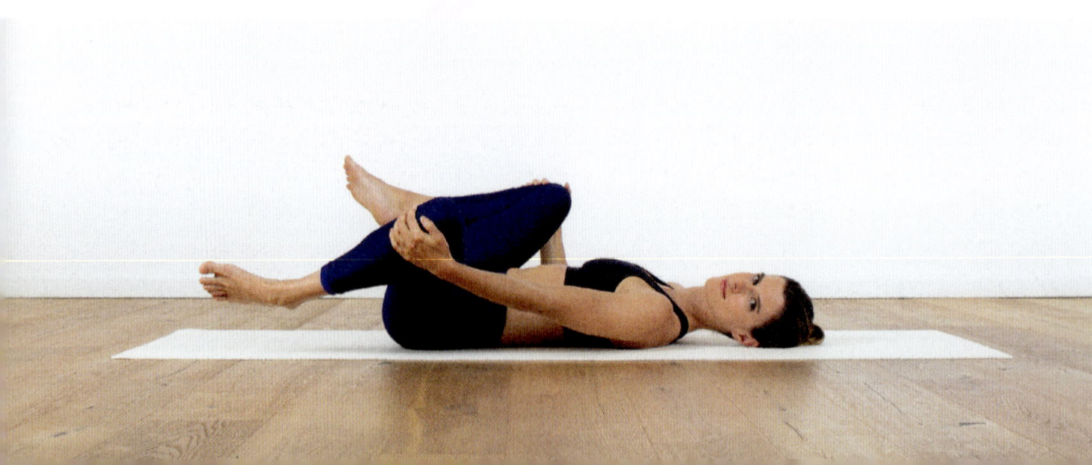

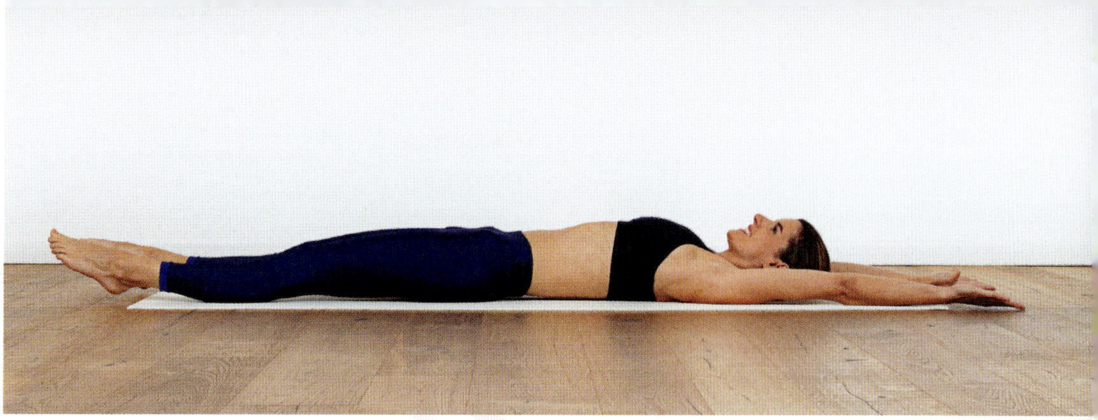

4 Gestreckte Rückenlage

Strecke dich nun ganz lang auf dem Rücken aus, die Arme sind über dem Kopf auf dem Boden abgelegt und die Handflächen zeigen nach oben. Ziehe deine Arme wechselseitig einige Male nach hinten.

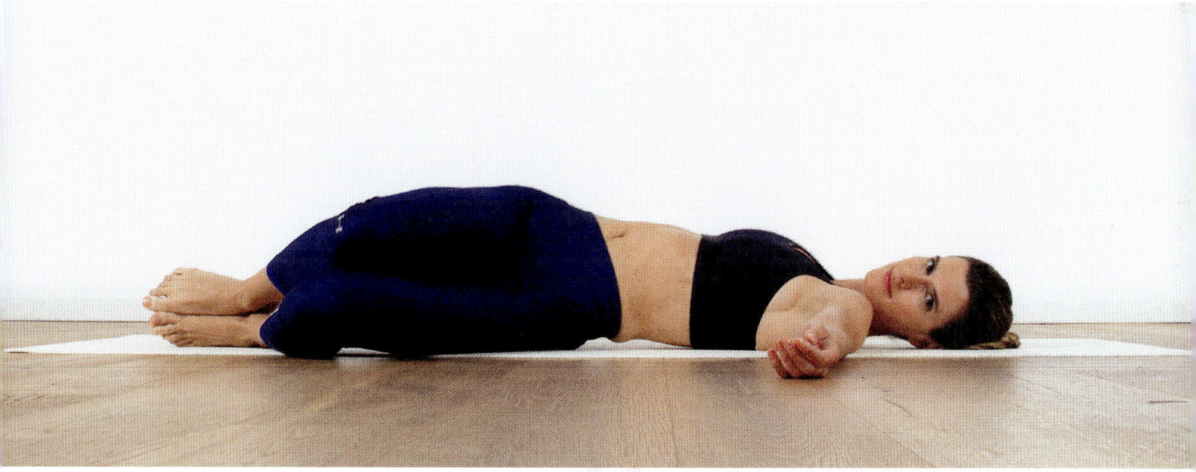

5 Dynamisches Krokodil

Stelle deine Beine auf. Knie und Füße sind eng zusammen. Hebe die Zehen vom Boden ab. Breite deine Arme seitlich aus, Handflächen zeigen nach oben, und lass sie entspannt am Boden liegen.

Bewege deine Beine 6–8 Mal von der einen zur anderen Seite. Mache diese Bewegung gerne so groß, wie es dir möglich ist, aber ohne dass du Schmerzen im unteren Rücken verspürst. Beide Schultern bleiben mit dem Boden in Kontakt.

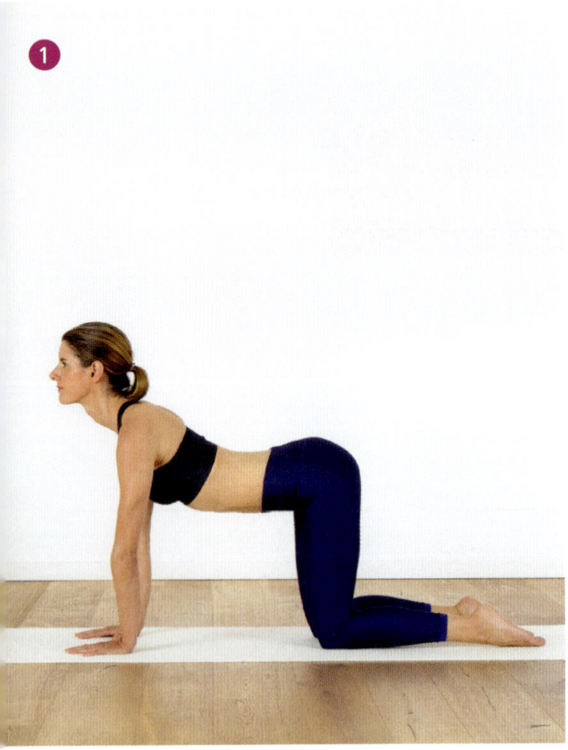

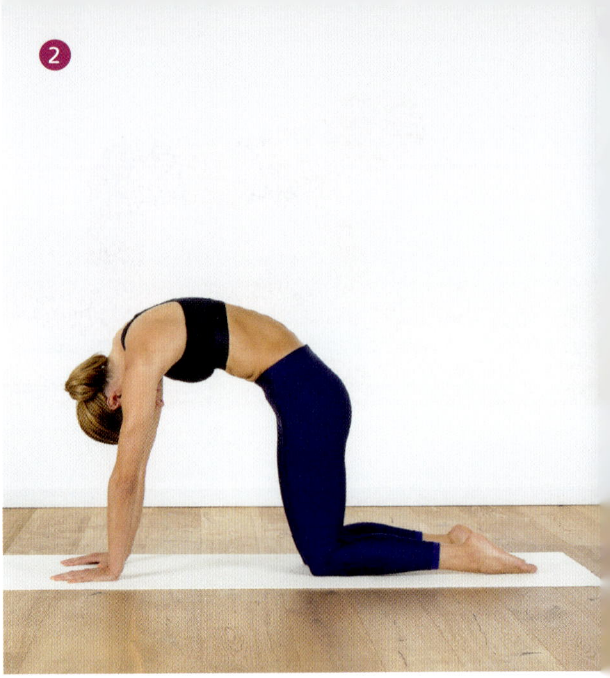

6 Katze-Kuh

Beginne im Vierfüßlerstand. Die Knie sind hüftbreit und die Hände schulterbreit aufgestellt. In dieser Position befinden sich Arme und Oberschenkel senkrecht zueinander.

Setze deine Hände in einer Linie zu deiner Schulter ab und drücke sie sanft in die Matte. Wenn es angenehmer für dich ist, dann lege dir eine gefaltete Decke oder eine Schaumstoffplatte unter die Knie.

1| Kuhhaltung – Halte deine Arme gestreckt, atme tief ein und lass deinen Bauch sinken. Schiebe dein Brustbein nach vorne und die Schultern nach hinten.

2| Katzenbuckel – Ziehe beim Ausatmen deinen Bauchnabel zur Wirbelsäule, drücke die Hände fest in den Boden und wölbe deinen Rücken nach oben. Senke hierbei den Kopf nach unten.

Wiederhole diese Bewegung (Beugen und Strecken der Wirbelsäule) 8–12 Mal in deinem Atemrhythmus.

! Deine Wirbelsäule bewegt sich wie eine große Welle des weiten Ozeans. Weich und doch bestimmt.

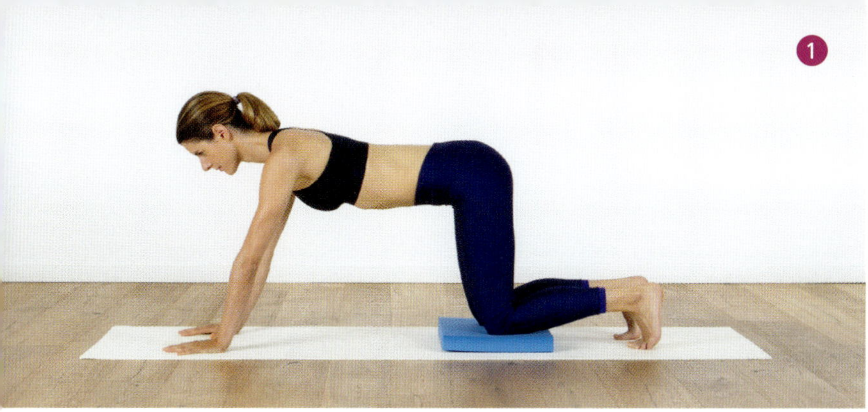

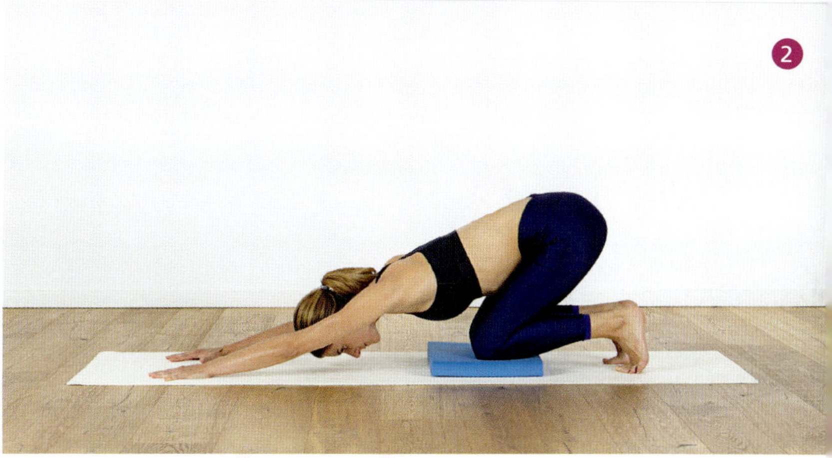

7 Dynamischer Vierfüßlerstand

1| Beginne im Vierfüßlerstand. Platziere deine Hände etwas vor den Schultern Die Knie sind hüftbreit und die Hände schulterbreit aufgestellt. In dieser Position sind die Füße fest auf den Zehenballen aufgestellt.

Fächere deine Finger weit auf und drücke sie sanft in die Matte. Wenn es angenehmer für dich ist, dann lege dir eine gefaltete Decke oder eine Schaumstoffplatte unter die Knie.

Atme nun tief ein.

2| Bewege beim Ausatmen dein Gesäß weit nach hinten zu den Füßen. Deine Arme bleiben währenddessen lang nach vorne ausgestreckt. Versuche, deine Schultern am Ende dieser Rückwärtsbewegung ein wenig nach unten in Richtung Boden zu ziehen.

Wiederhole diese Bewegung 8–12 Mal in deinem Atemrhythmus und gehe dann fließend zur nächsten Übung auf der Folgeseite über.

! Ziehe deinen Atem bewusst in die Länge und harmonisiere dazu die Vor- und Rückbewegung des Rumpfes. Atem und Körper stehen dann in guter Verbindung zueinander.

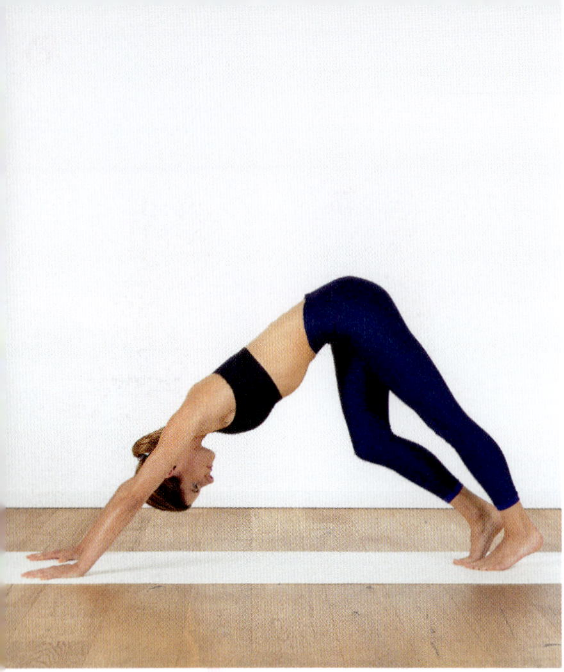

8 Nach unten blickender Hund

Du bist noch im Vierfüßlerstand aus der vorangegangenen Übung. Hebe nun deine Knie vom Boden ab und bewege das Becken nach hinten oben. Strecke deine Beine noch nicht ganz durch, sondern drücke vor allem deine Hände kraftvoll und gleichmäßig in den Boden. Verlängere deinen Rücken und deine Flanken.

In dieser Position drückst du nun die rechte Ferse in den Boden und streckst das Bein im Kniegelenk aus. Stelle dir vor, wie du deine Kniekehle hinten »öffnest«. Wechsle dann zum anderen Bein.

Wiederhole dies einige Male und stelle dir dabei vor, du würdest im Zeitlupentempo schleichen. Lege als Vorbereitung zur kommenden Übung deine Knie auf dem Boden ab.

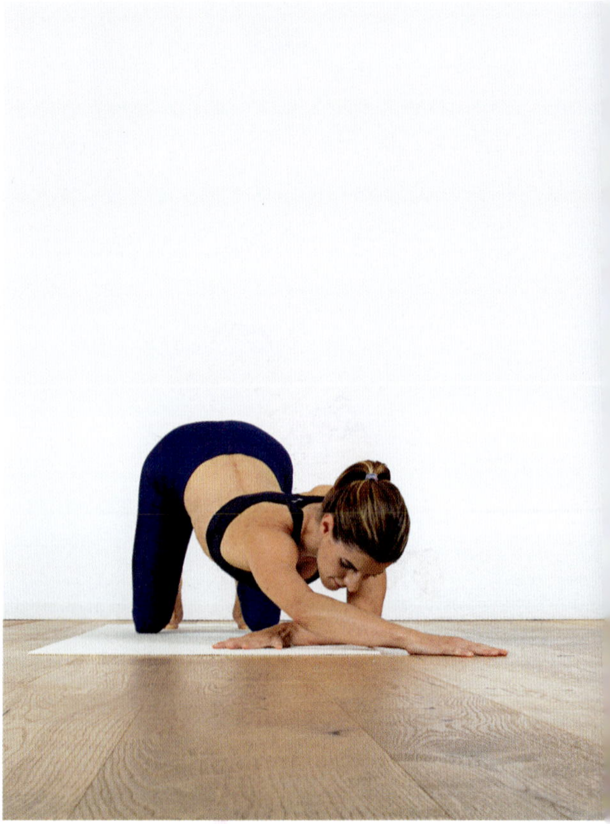

9 Seitlich gedehnter Vierfüßlerstand

Strecke deinen rechten Arm weit nach vorne aus. Wandere dann mit der rechten Hand, dem Arm und dem Oberkörper nach links und zwar so weit, dass du eine deutliche, aber angenehme Dehnung an der rechten Oberkörperseite spürst. Der linke Arm dient dir hierbei als Stütze für den Rumpf.

Halte diese Position für 6–8 Atemzüge und wiederhole dann die Übung auf der anderen Seite. Komme anschließend in den Vierfüßlerstand zurück.

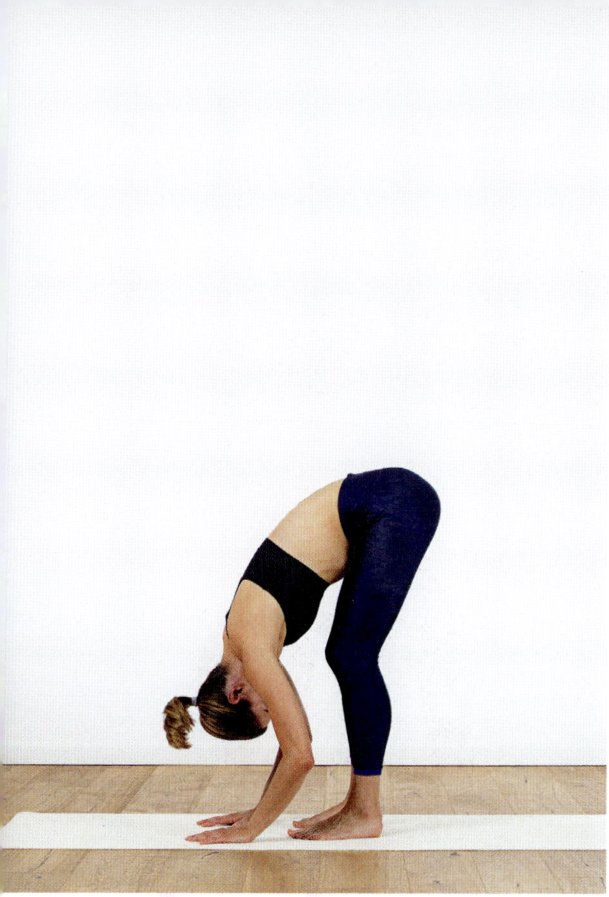

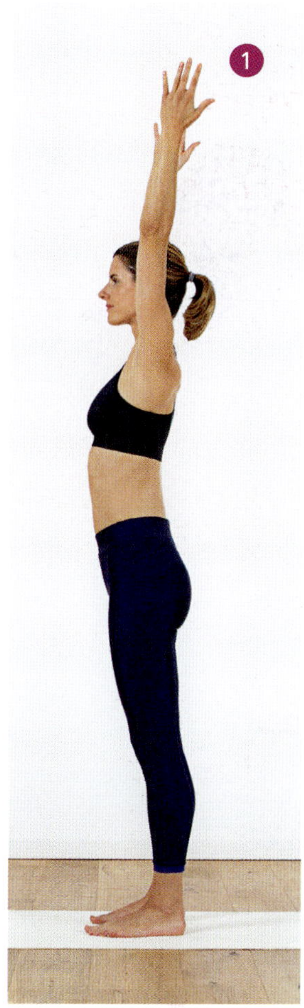

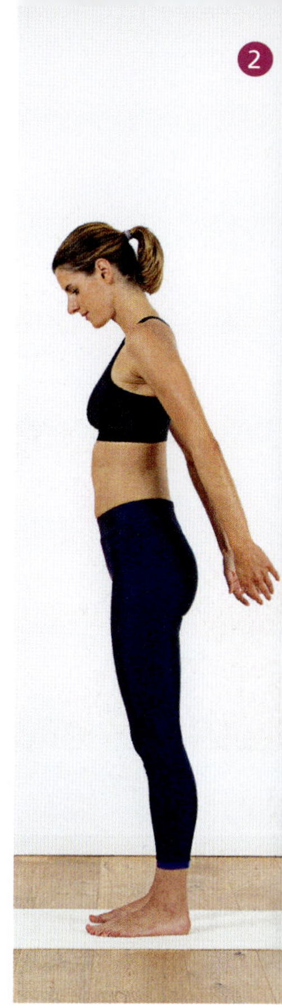

10 Lockere Vorbeuge im Stehen

Du bist im Vierfüßlerstand. Hebe nun deine Knie vom Boden ab und wandere langsam in kleinen Schritten nach vorne zu deinen Händen. Wenn du dort angekommen bist, dann lass deine Knie leicht gebeugt. Der Oberkörper hängt nun vollkommen entspannt nach unten. Auch deine Schultern, deine Arme, der Nacken und der Kopf dürfen entspannt hängen bleiben. Stelle dir vor, wie sich dein Bauch auf den Oberschenkeln ausruhen kann.

Halte die Position für 4–6 Atemzüge und richte dich dann Wirbel für Wirbel auf.

11 Armschwingen

1| Hebe mit dem Einatmen beide Arme über vorne weit nach oben. Strecke hierbei den gesamten Körper, von den Knöcheln bis zu den Händen, aktiv in die Länge.

2| Lass beim Ausatmen beide Arme wieder über vorne tief nach unten fallen und mit lockeren Schultern ausschwingen.

Wiederhole diese Bewegung 4–6 Mal.

After Work

Nach einem langen Tag im Sitzen

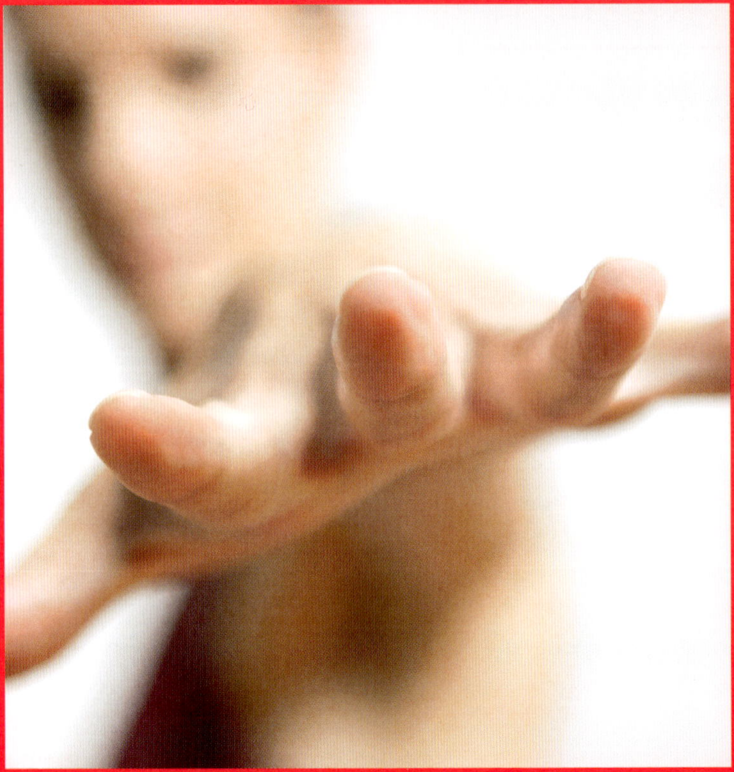

Tu deinem Leib etwas Gutes,
damit deine Seele Lust hat, darin zu wohnen.

Teresa von Avila

Mit Power gegen Stress?

Viele Menschen gehen nach der Arbeit bestimmten Sportarten nach, weil sie anschließend einfach ein gutes Gefühl haben. Sie powern sich aus mit Fitnesstraining oder Running und bauen damit den angesammelten Stress ab. Dies ist auf jeden Fall legitim und medizinisch betrachtet für den Organismus durchaus wertvoll. Bei diesen Sportarten setzen wir den Körper aber unter Stress und erschöpfen ihn. Er muss, wie schon den ganzen Arbeitstag, erneut Leistung erbringen. Manche fühlen sich sogar erst richtig gut, wenn sie bis an ihre Grenzen gegangen sind. Zum Stressabbau oder zum Erhalt und zur Verbesserung der Gesundheit würde jedoch bereits eine moderate Leistungserbringung genügen.

Rückenfreundlich

Ich empfehle eher Sportarten, die durch schnelle Bewegungen, abrupte Stopps oder erhöhte Druck- und Stoßbelastungen die Wirbelsäule belasten, zu verzichten, und auf wirbelsäulenfreundliche Bewegungen wie Radfahren oder Nordic Walking umzusteigen. Wer dann seine Sportart auch noch mit den sanften, rückenfreundlichen Übungen des Yoga kombiniert, ist bezüglich seiner Gesundheit auf der sicheren Seite.

Am besten täglich

Die Weltgesundheitsorganisation WHO empfiehlt, sich täglich rund 20 Minuten moderat zu bewegen. Dabei muss der Begriff »Bewegung« nicht immer gleich mit typischem Sport in Verbindung gebracht werden. Sich regelmäßig zu bewegen, ist eine Einstellungssache und hat nichts mit irgendeinem Zeitfaktor zu tun. Man muss einfach loslegen und um motiviert zu bleiben, muss man sich die tägliche Bewegung zur Routine machen. Dann ist es auch nicht mehr so schlimm, wenn man es sich abends für ein oder zwei Stunden auf der Couch gemütlich macht. Neben diesem kurzen After-Work-Programm gibt es noch viele weitere Ideen, seinen Alltag insgesamt bewegungsfreundlicher zu gestalten. Wer zum Beispiel ab und zu die Rolltreppe links liegen lässt und stattdessen aus eigener Muskelkraft ein Stockwerk über die Treppe erklimmt, tut sich bereits viel Gutes.

Dauer des Übungsprogramms
15–20 Minuten

Was du benötigst
Yogamatte, 2 Yogablöcke

Wirkung
Auch nach der Arbeit haben viele von uns noch einiges zu tun. Aus diesem Grund habe ich dieses Übungsprogramm, zeitlich betrachtet, nicht allzu lang gestaltet. Es beinhaltet überwiegend dynamische Sequenzen, die sich allgemein sehr wohltuend auf den Rücken auswirken und unserem typischen Arbeitsalltag entgegenwirken. Es sind relativ leichte Übungen, die du auch etwas später am Abend durchführen kannst, da sie – langsam durchgeführt – dein Herz-Kreislauf-System nicht allzu sehr fordern werden. Einem ausklingenden Abend und einer ruhigen Nacht steht somit nichts mehr im Weg.

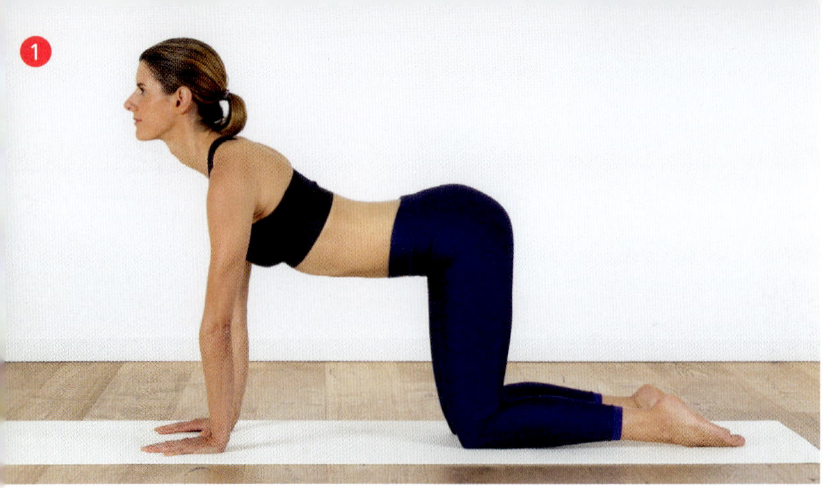

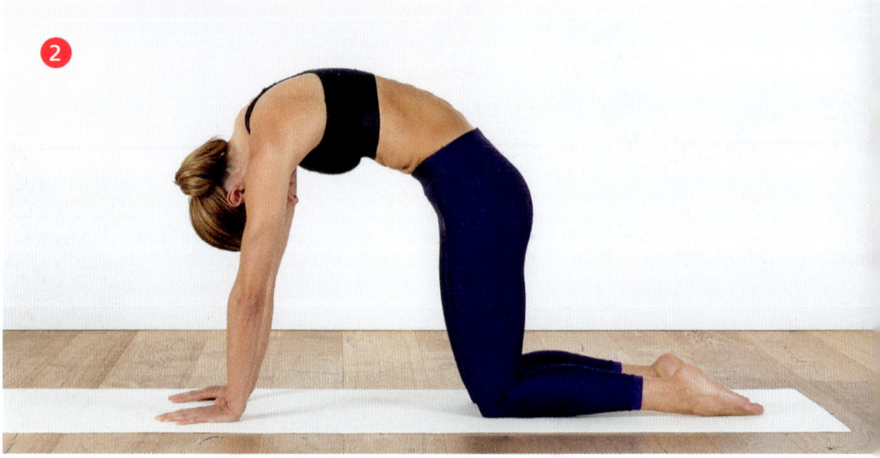

1 Katze-Kuh

Beginne im Vierfüßlerstand. Die Knie sind hüftbreit und die Hände schulterbreit aufgestellt. In dieser Grundposition befinden sich Arme und Oberschenkel senkrecht zueinander.

Setze deine Hände in einer Linie zu deiner Schulter ab und drücke sie sanft in die Matte.

1| Kuhhaltung – Halte deine Arme gestreckt, atme tief ein und lass deinen Bauch sinken. Schiebe dein Brustbein nach vorne und die Schultern nach hinten.

2| Katzenbuckel – Ziehe beim Ausatmen deinen Bauchnabel zur Wirbelsäule, drücke die Hände fest in den Boden und wölbe deinen Rücken nach oben. Senke hierbei den Kopf nach unten.

Wiederhole diese Bewegung (Beugen und Strecken der Wirbelsäule) 8–12 Mal in deinem Atemrhythmus.

! Bewege alle Abschnitte deiner Wirbelsäule und verbinde diese wellenartige Bewegung mit deinem ruhigen, aber tiefen Atem.

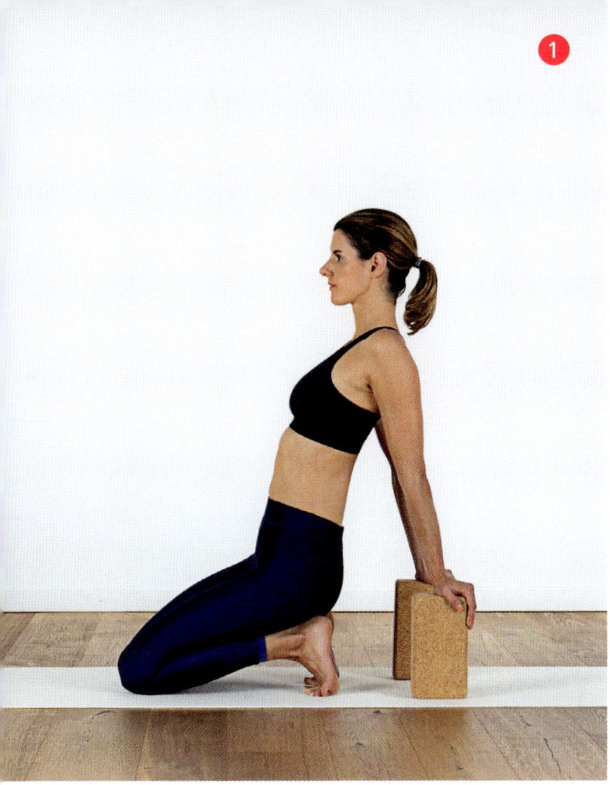

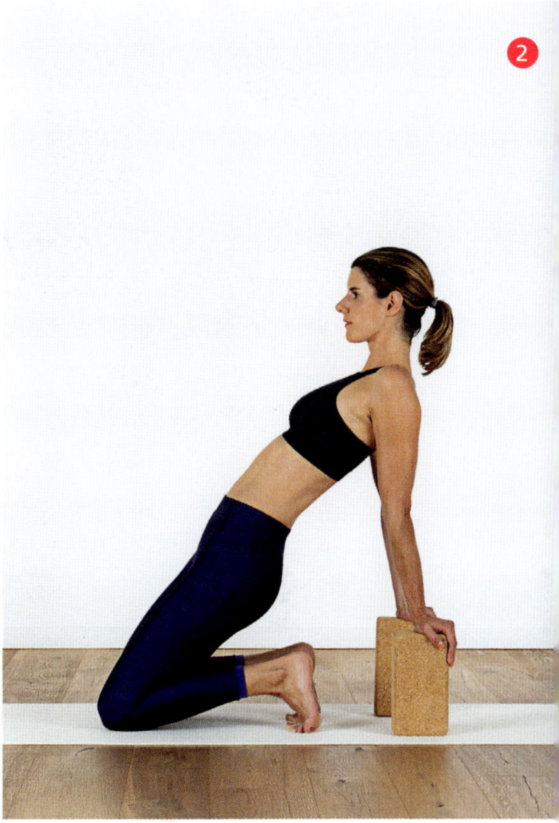

2 Dynamische Kamel

1| Setze dich auf deine Fersen. Deine Zehenballen sind aufgestellt. Platziere zwei Yogablöcke hinter deinem Becken und lege deine Hände darauf. Die Finger zeigen nach hinten.

Probiere aus, welche Position der Yogablöcke für dich am angenehmsten ist. Du kannst sie weiter auseinander aufstellen oder enger zusammen, näher am Becken oder weiter entfernt. Orientiere dich am Wohlbefinden deiner Schultergelenke.

2| Hebe dein Becken mit dem Einatmen nach vorne oben an und ziehe gleichzeitig deine Schultern nach hinten. Bewege dein Becken nur so weit nach oben, dass du keine unangenehme Spannung im unteren Rücken spürst.

Wiederhole diese Bewegung langsam und kontrolliert 6–8 Mal in deinem individuellen Atemrhythmus.

Komme am Ende der Übung wieder in der Startposition an und gehe in den klassischen Vierfüßlerstand.

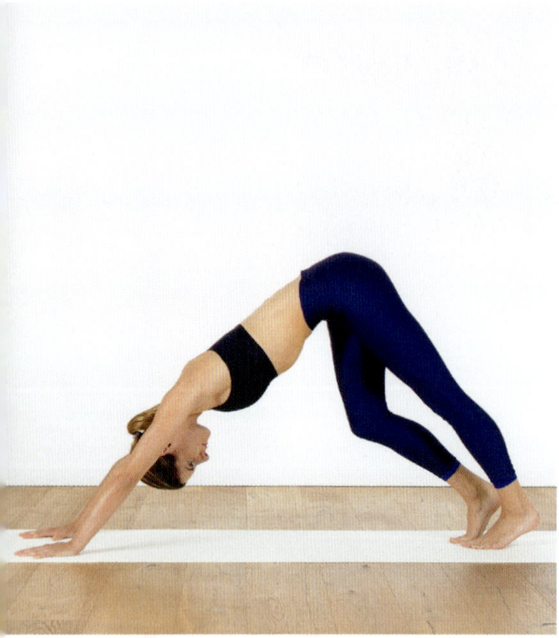

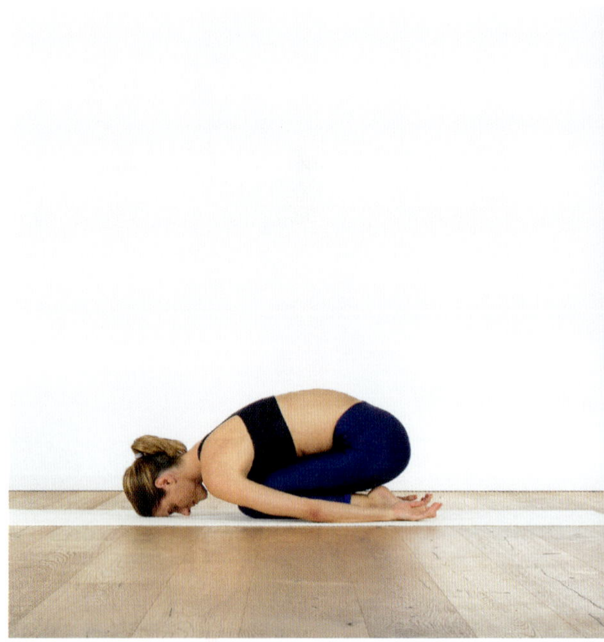

3 Nach unten blickender Hund

Du bist im Vierfüßlerstand. Hebe nun deine Knie vom Boden ab und bewege das Becken nach hinten oben. Strecke deine Beine noch nicht ganz durch, sondern drücke vor allem deine Hände kraftvoll und gleichmäßig in den Boden. Verlängere deinen Rücken und deine Flanken.

Drücke in dieser Position nun die rechte Ferse in den Boden und strecke das Bein im Kniegelenk aus. Stelle dir vor, wie du deine Kniekehle hinten »öffnest«. Wechsle dann zum anderen Bein.

Wiederhole dies einige Male und stelle dir dabei vor, du würdest im Zeitlupentempo schleichen.

4 Kindesstellung

Bringe die Füße wieder auf die Matte und setze dich auf deine Fersen. Lege dann den Oberkörper auf den Oberschenkeln ab.

Entscheide für dich selbst, ob es für dich angenehmer ist, die Arme nach hinten mit den Handflächen nach oben (siehe Abbildung) oder locker nach vorne mit den Handflächen nach unten abzulegen. Ebenso gut kannst du die Hände übereinanderlegen und deine Stirn darauf ablegen. Finde eine passende Position, in der du Arme, Schultern und Nacken am besten entspannen kannst.

Halte diese Position für 8–12 Atemzüge.

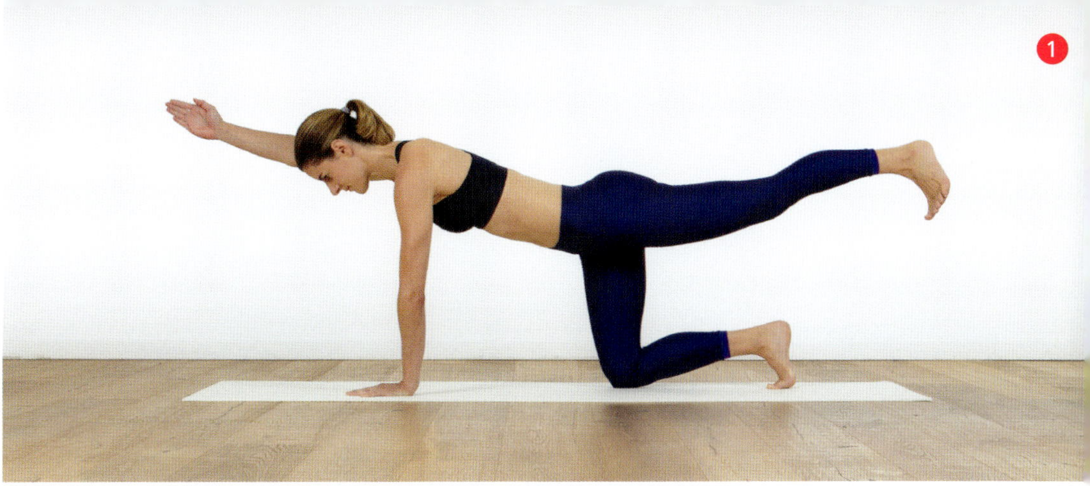

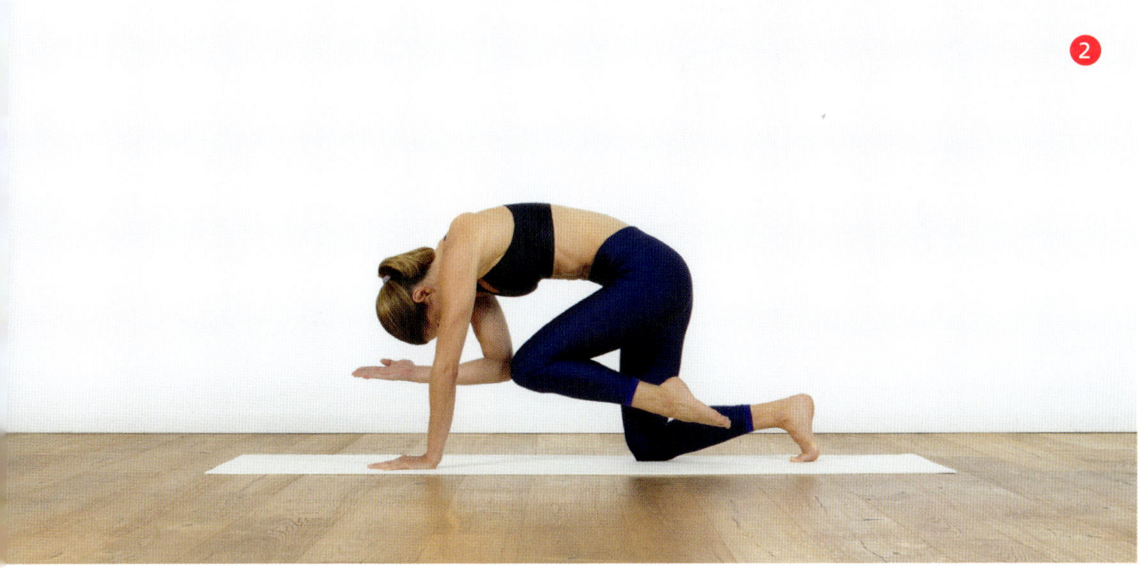

5 Die Katze streckt ihr Bein

1| Beginne im Vierfüßlerstand. Strecke mit dem Einatmen den rechten Arm nach vorne und das linke Bein nach hinten aus. Ziehe dich hierbei diagonal in die Länge. Achte darauf, dass du kein Hohlkreuz machst.

2| Ziehe mit dem Ausatmen den rechten Ellbogen und das linke Knie zur Mitte des Körpers. Stell dir vor, du machst hierbei einen Katzenbuckel.

Wiederhole diese Bewegung in deinem Atemrhythmus 8–12 Mal. Mache dann eine ganz kurze Pause in der Kindesstellung (siehe Seite 106) und wiederhole diese Übung auf der anderen Seite.

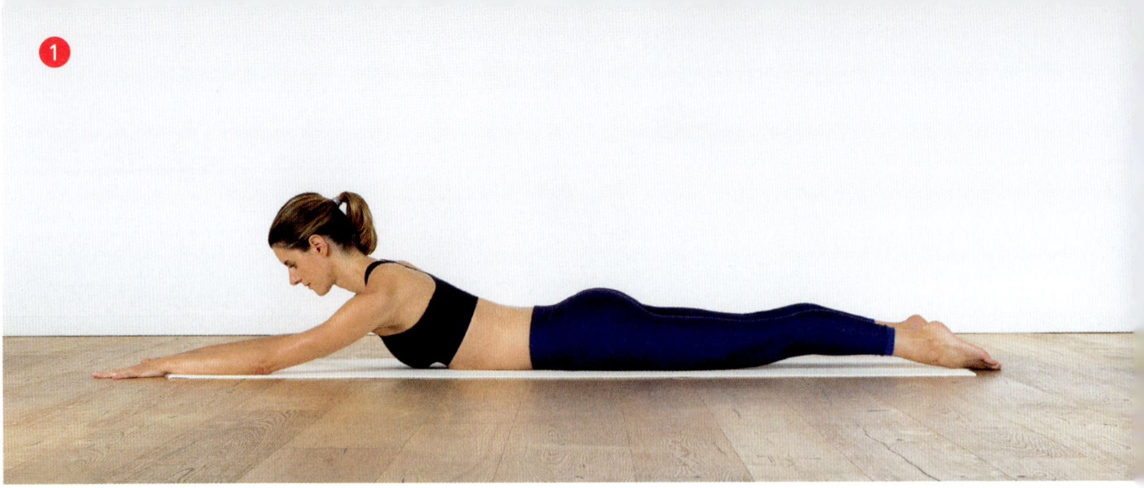

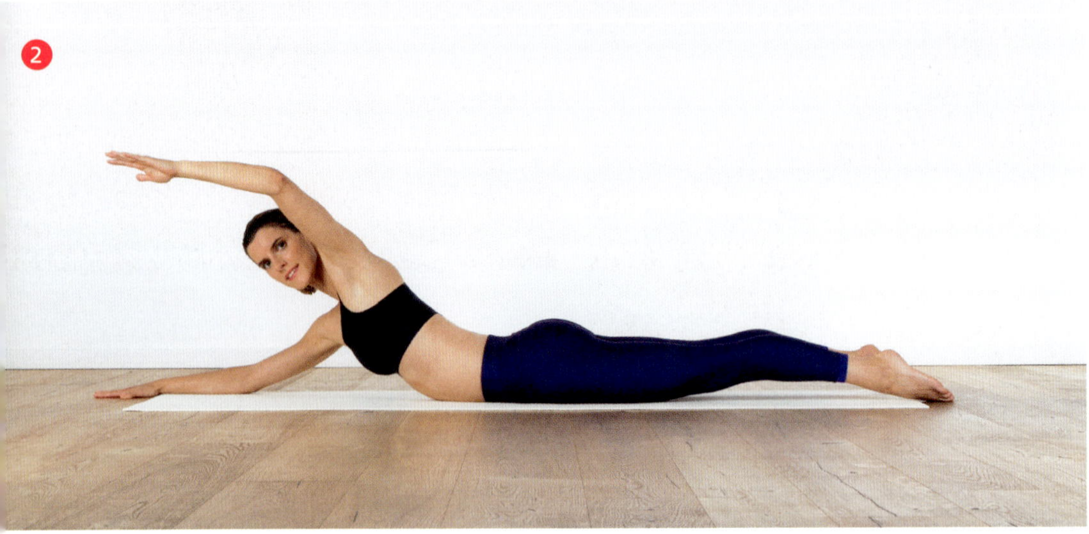

6 Drehung in der Kobra

1| Lege dich auf den Bauch. Die Arme sind nach vorne ausgestreckt, die Handflächen zeigen nach unten und die Unterarme berühren den Boden. Hebe den Brustkorb etwas an und stütze ihn aktiv mit den Armen.

2| Hebe beim Einatmen den linken Arm seitlich nach oben an. Hierbei hebst du auch die linke Schulter und die linke Seite des Brustkorbs an. Komme beim Ausatmen kontrolliert zurück in die Startposition.

Wiederhole diese Übung 6–8 Mal auf jeder Seite.

! Versuche, die Dreh-Hebe-Bewegung des Körpers vor allem aus der Rückenmuskulatur zu bewältigen.

Wenn du dich nach links aufdrehst, dann versuche, das Gewicht des Oberkörpers in der Mitte zu halten und nicht nach links zu verlagern. Das Gleiche gilt für die Rechtsbewegung.

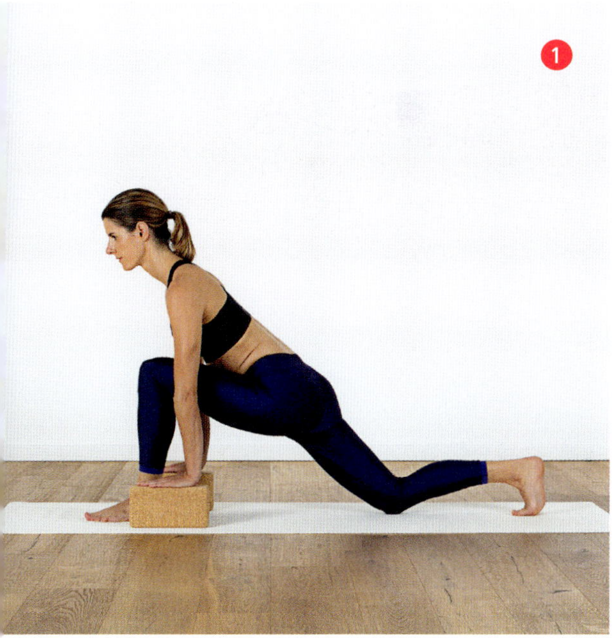

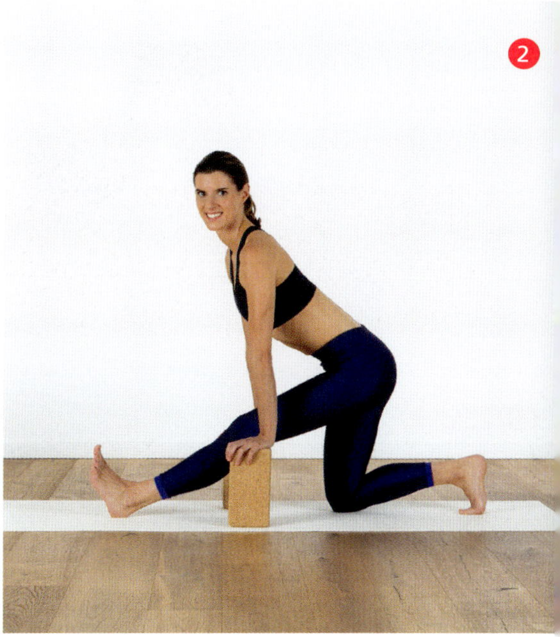

7 Ausfallschritt in Bewegung

1| Gehe in einen weiten Ausfallschritt mit dem linken Bein nach vorne. Bringe das rechte Knie weit nach hinten und leg es auf der Matte ab. Stütze deine Hände auf zwei Yogablöcken ab.

Lass nun dein Becken einerseits locker hängen und schiebe es andererseits nach vorne. Du machst es richtig, wenn du eine Dehnung in der rechten Leistengegend spürst.

Halte die Position für 2 ruhige und tiefe Atemzüge.

2| Schiebe dann dein Gesäß nach hinten, wobei sich das vordere Bein im Kniegelenk streckt. Nimm hierfür die Blöcke mit und stütze dich mit den Händen darauf ab.

Versuche nun, dein Becken so nach vorne zu kippen, als würdest du ein Hohlkreuz machen. Dies führt zur gewünschten Dehnung in der Rückseite des linken Beines.

Halte die Position erneut für 2 Atemzüge.

Führe diesen Wechsel 4–6 Mal durch. Wiederhole die Übung anschließend auf der anderen Seite. Lege dich dann langsam auf den Rücken.

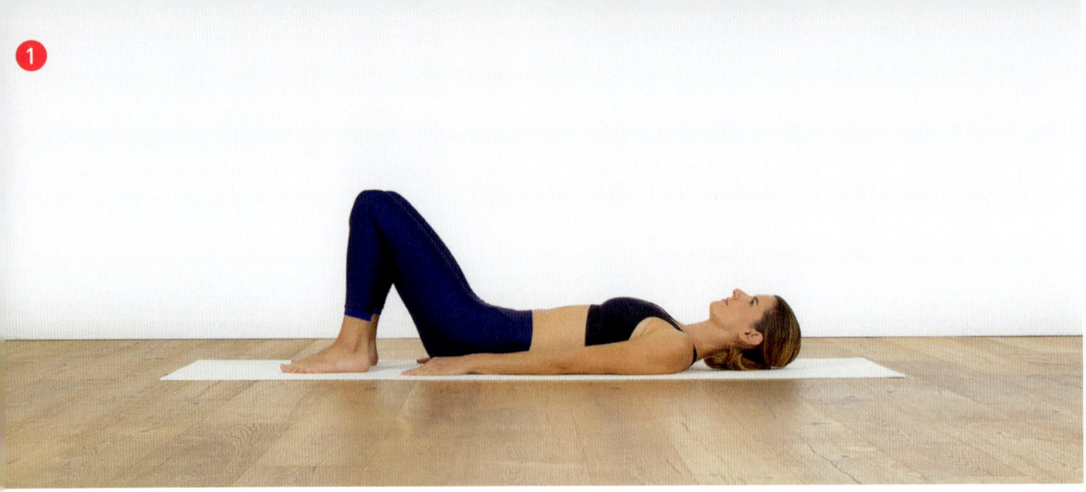

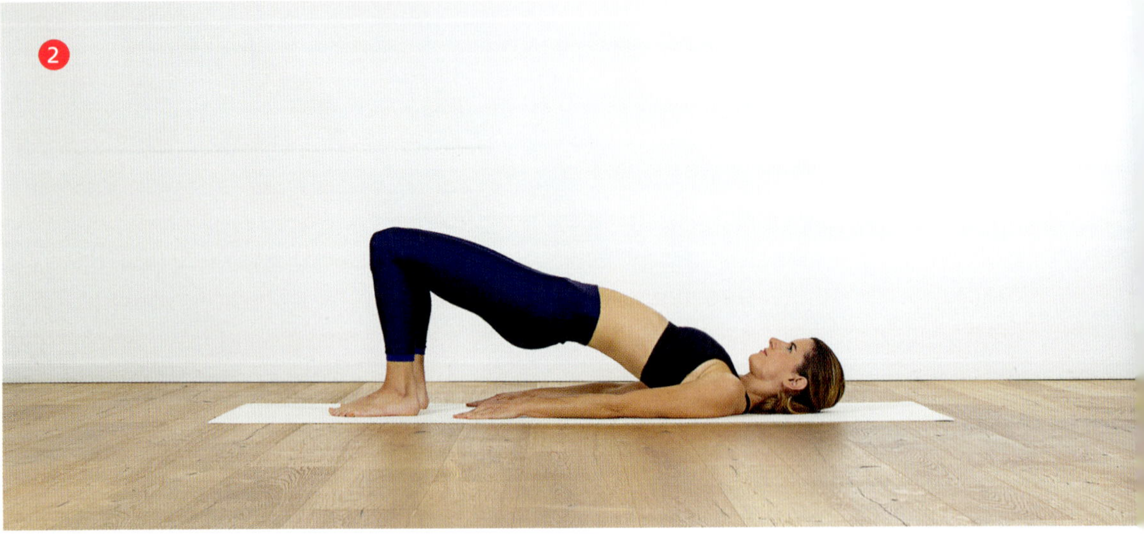

8 Schulterbrücke

1| Du liegst auf dem Rücken. Deine Beine sind schulterweit aufgestellt. Die Arme sind lang und dennoch entspannt neben deinem Körper auf der Matte, die Handflächen zeigen nach unten.

2| Hebe mit dem Einatmen dein Becken nach oben. Dabei drücken die Fersen senkrecht von oben nach unten in den Boden. Lege beim Ausatmen deine Wirbelsäule Wirbel für Wirbel wieder zurück auf die Matte.

Wiederhole diese Hebe- und Abrollbewegung 6–8 Mal in deinem eigenen Rhythmus.

! Stelle dir vor, dass deine Wirbelsäule wie eine Perlenkette aufgebaut ist. Beim Abrollen legst du vorsichtig Perle für Perle auf den Boden zurück.

Hebe dein Becken nur so weit an, wie es sich für den unteren Rücken gut anfühlt. Es darf nichts wehtun!

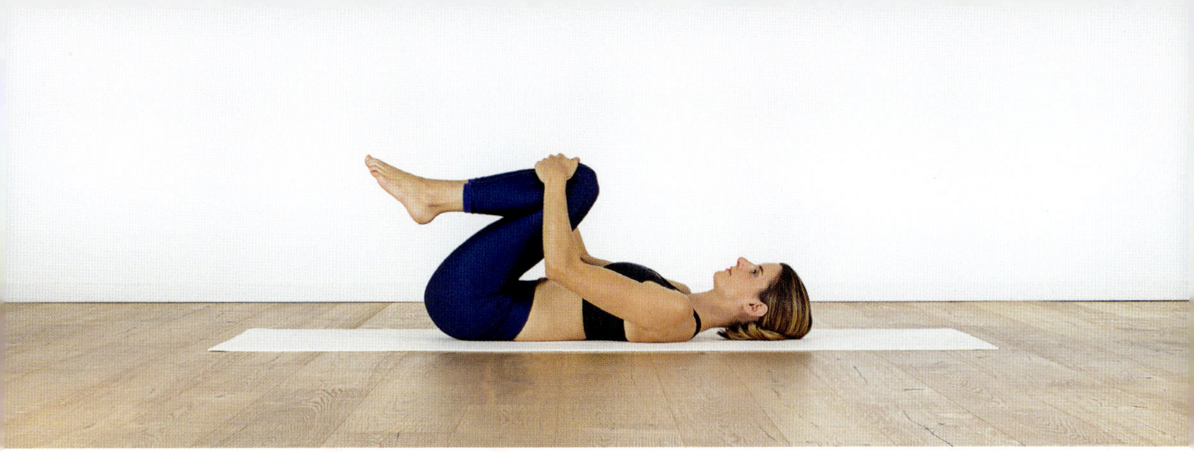

9 Knie an die Brust

Bleibe auf dem Rücken liegen und ziehe beide Knie zu dir heran. Halte sie mit den Händen fest und schaukle nach rechts und links, vor und zurück.

Versuche dabei, deine Bewegungen allein mit den Armen zu steuern und lass deine Beine, dein Becken, deinen Bauch und den Rücken so entspannt wie möglich.

! Du kannst die Knie bei dieser Übung eng geschlossen lassen oder sie weit öffnen. Aufgrund der unterschiedlichen knöchernen Gegebenheiten der Hüftgelenke kann das eine oder das andere besser für dich sein. Probiere einfach aus, welche Knieposition für dich am angenehmsten ist.

10 Dynamisches Krokodil

Stelle deine Beine auf. Knie und Füße sind eng zusammen. Die Fersen sind aufgestellt, die Zehen vom Boden abgehoben. Breite deine Arme seitlich aus, die Handflächen zeigen nach oben, und lass sie entspannt am Boden liegen.

Bewege deine Beine 6–8 Mal von der einen zur anderen Seite. Mache diese Bewegung gerne so groß, wie es dir möglich ist, aber ohne, dass du Schmerzen im unteren Rücken verspürst. Beide Schultern bleiben mit dem Boden in Kontakt.

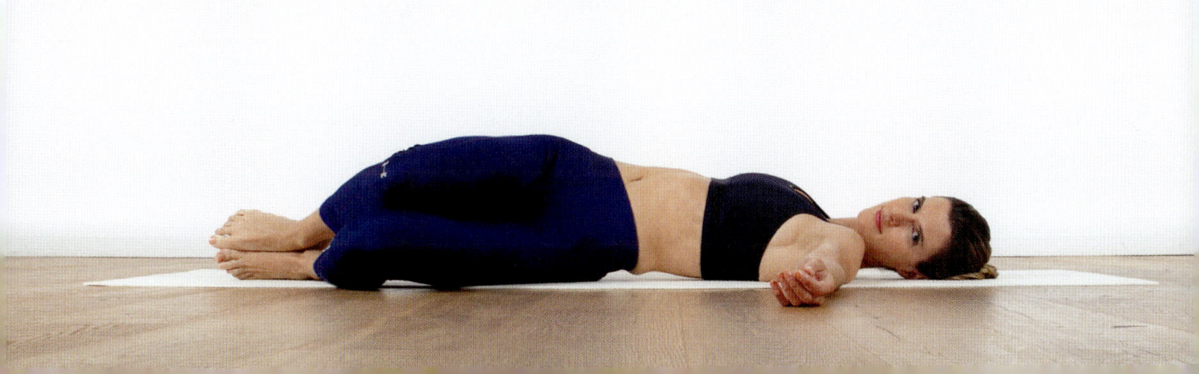

Das tut dem Rücken gut 1

Das Präventivprogramm für eine gute Haltung
Schwerpunkt: unterer Rücken/Lendenwirbelsäule

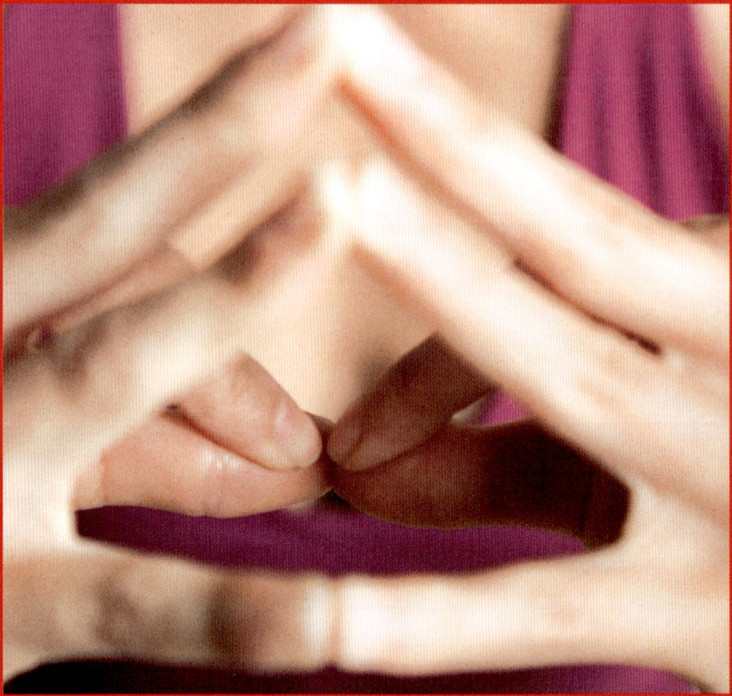

Wer sich bewegt, spürt seine Fesseln nicht.

Rosa Luxemburg

Der untere Rücken

Der untere Rücken und der Bereich des Beckens mit seinen angrenzenden Gelenken nach unten hin zu den Hüftgelenken und nach oben hin zur Lendenwirbelsäule stellen eine Art zentralen Treffpunkt von einwirkenden Belastungen dar. Genau in der Mitte sitzt zusätzlich das Iliosakralgelenk.

Die Lendenwirbelsäule ist eine lasttragende Struktur, denn auf ihr sitzt das ganze Gewicht des Oberkörpers. Einerseits muss sie stark genug sein, um sich gegen die Schwerkraft aufrichten zu können, andererseits muss sie gut im Gleichgewicht sein, da sie bei etlichen Bewegungen eine kontrollierende Aufgabe hat. Darüber hinaus ist sie bei jedem Schritt, den wir machen, insofern beteiligt, als dass sie als Stoßdämpfer fungiert. Nicht umsonst hat die Lendenwirbelsäule die massivsten Wirbelkörper, die dicksten Bandscheiben und die stärksten sie umgebenden Muskeln.

Dauer des Übungsprogramms
25–30 Minuten

Was du benötigst
Yogamatte, Yoga-Gurt und 2 Yogablöcke

Wirkung
Die Übungszusammenstellung in diesem Programm ist speziell als Prävention für einen gesunden unteren Rücken konzipiert. Es beinhaltet Mobilisationen für die Wirbelsäule genauso wie Kräftigungsübungen für den Bauch und den unteren Rücken. Mit der Übung »Das Brett« sprechen wir auch gezielt die Stütz- oder Haltemuskulatur des Rumpfes an. Erweitere dieses Programm gerne mit einigen Übungen aus den Programmen »Das tut dem Rücken gut 2« oder »Das tut dem Rücken gut 3«. Wähle zusätzliche Übungen nach deiner Intuition, also nach deinem Bauchgefühl.

Behutsamer Krafteinsatz

Die meisten Rückenprobleme betreffen den unteren Rücken. Nicht immer sind die knöcherne Lendenwirbelsäule oder die Bandscheiben direkt beteiligt. Häufig betrifft es auch die Muskeln, die Bänder, die Gelenke oder die verspannten und verklebten faszialen Strukturen im lumbalen Bereich.

Hinweis

Schmerzen im unteren Rücken können viele pathologische Ursachen haben. Eine gründliche Untersuchung bei auftretenden Problemen ist deshalb wichtig. Übe bitte aufmerksam und beobachte während und vor allem danach deine Befindlichkeit. Investiere bei deinen ersten Übungseinheiten nur einen Teil der dir zur Verfügung stehenden Kraft und gehe bei den Mobilisations- und Dehnübungen nicht komplett an deine Grenzen, sondern nimm dich leicht zurück. Insgesamt solltest du beim Üben stets ein Gefühl von Leichtigkeit haben.

Da die Lendenwirbelsäule in enger Kooperation mit dem mittleren Rücken steht, ist es auch sinnvoll, dieses Programm von Zeit zu Zeit mit dem Programm »Das tut dem Rücken gut 2« (siehe Seite 120–129) zu kombinieren.

1 Knie an die Brust

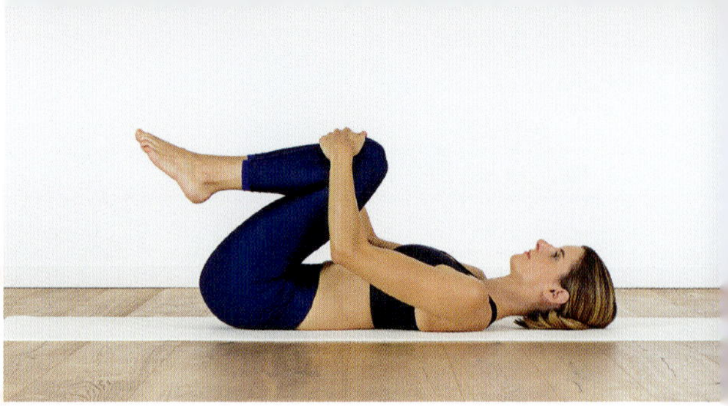

Lege dich dafür auf den Rücken und hole beide Knie zu dir. Halte sie mit den Händen fest. Bewege nun die Beine in alle möglichen Richtungen. Vor, zurück, nach rechts oder links. Bewege sie symmetrisch oder asymmetrisch.

Spiele einfach ein bisschen, lasse dich von deiner Intuition leiten. Mache auch große Bewegungen, sodass sich dein Becken und dein unterer Rücken mitbewegen.

Führe diese Übung für etwa 1 Minute durch.

2 Lumbalpresse

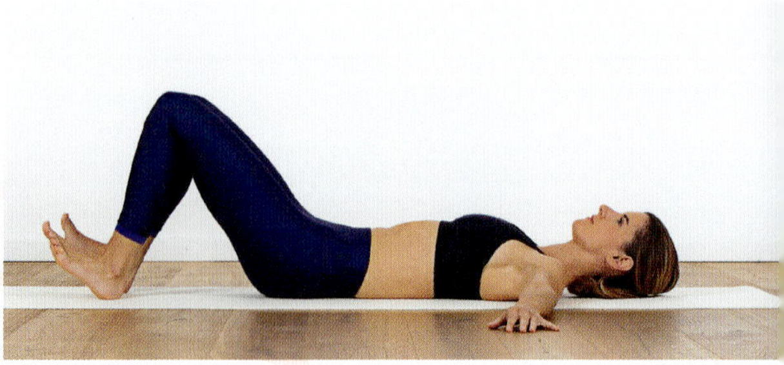

Stelle deine Fersen hüftbreit auf der Matte ab. Die Zehenspitzen sind angehoben. Die Arme liegen bequem neben dir auf dem Boden, Handflächen nach unten.

Ziehe beim Ausatmen dein Schambein nach 12 Uhr (siehe Seite 38) und drücke den unteren Rücken gegen die Matte. Deine Bauchdecke ist fest. Halte diese Spannung für 2 Atemzüge, löse sie dann und lass Bauch und Rücken kurz entspannen.

Wiederhole diese Übung 6–8 Mal.

! Nacken und Schultern bleiben während der »Pressphase« absolut entspannt.

3 Fersenzug

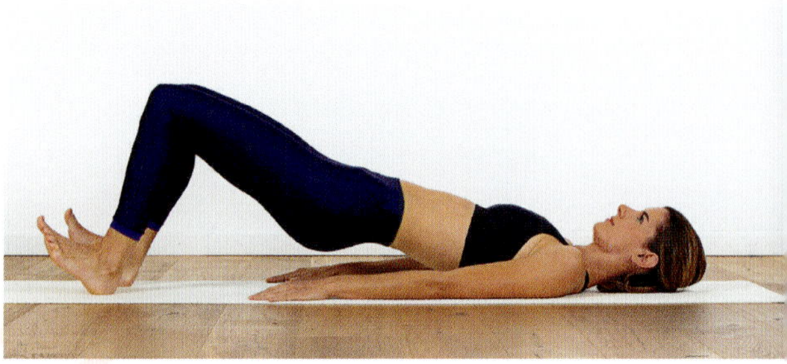

Stelle deine Fersen hüftbreit auf dem Boden ab, die Zehenspitzen sind angehoben. Die Arme liegen bequem neben dir, Handflächen nach unten. Hebe nun dein Becken 10–15 cm vom Boden. Ziehe dein Schambein leicht nach 12 Uhr (siehe Seite 38).

Drücke die Fersen fester in die Matte und stelle dir vor, du willst sie in Richtung Schultern ziehen, aber sie bleiben fest am Platz.

Halte diese Spannung für 4–6 Atemzüge. Wiederhole diese Übung noch einmal.

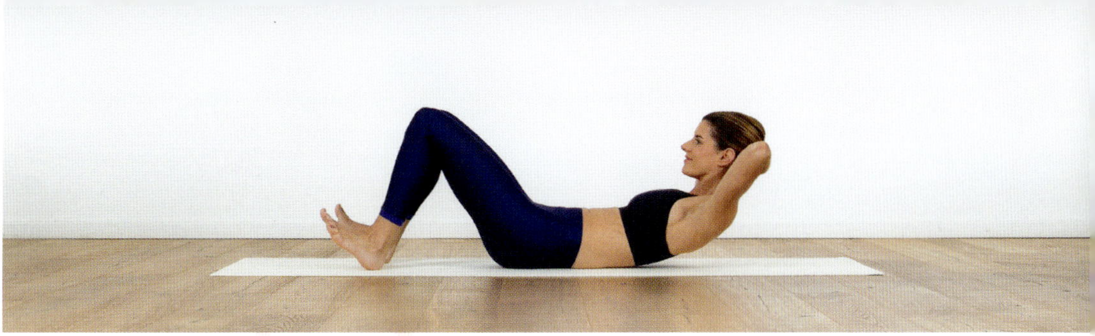

4 Das Boot

Bleibe am Boden liegen und stelle erneut die Fersen hüftbreit auf die Matte. Hebe den Kopf und stütze ihn mit deinen Händen. Drücke die Lendenwirbelsäule leicht in den Boden (»Lumbalpresse«, siehe Seite 114).

Hebe dich mit dem Ausatmen weiter nach oben. Lege die Schulterblätter beim Einatmen wieder ab, nicht aber den Kopf.

Wiederhole diese Übung 8–12 Mal.

! Hole die Kraft für die Hebebewegung aus deinen Bauchmuskeln, nicht aus den Armen.

Bleibe während der gesamten Übung in einer sanften Lumbalpresse.

5 Die Bauchhöhle

Lege dich auf den Bauch, strecke deine Beine lang aus und lege deine Stirn auf den Händen ab. Zur Vorbereitung kannst du dein Becken hin und her bewegen.

Drücke dann mit dem Einatmen dein Schambein nach unten in die Matte und ziehe gleichzeitig deinen Bauchnabel nach innen. Mit dem Ausatmen löse diese Spannung und lass den Bauch entspannt in die Matte hineinsinken.

Wiederhole den Wechsel von Spannung und Entspannung 6–8 Mal.

! Während du dein Schambein nach unten in den Boden drückst, bewegt sich dein Steißbein in Richtung deiner Fersen.

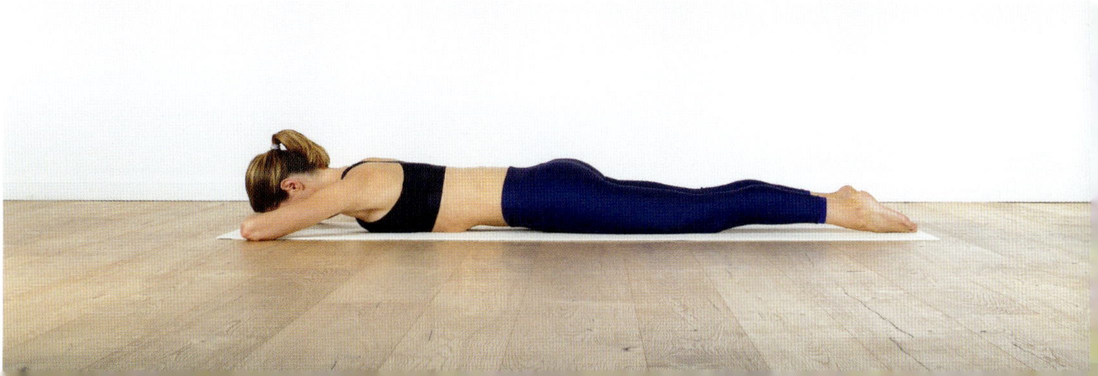

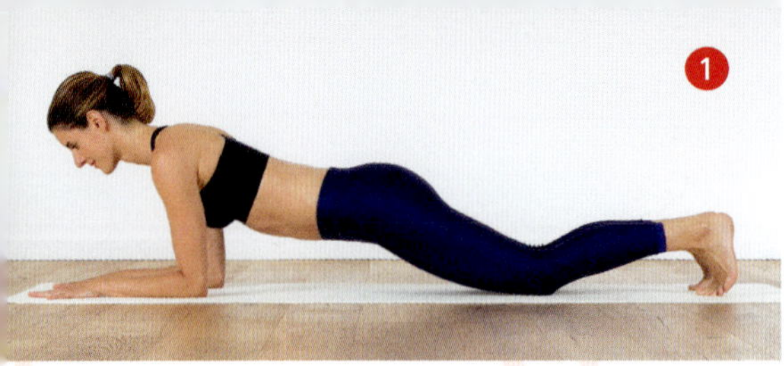

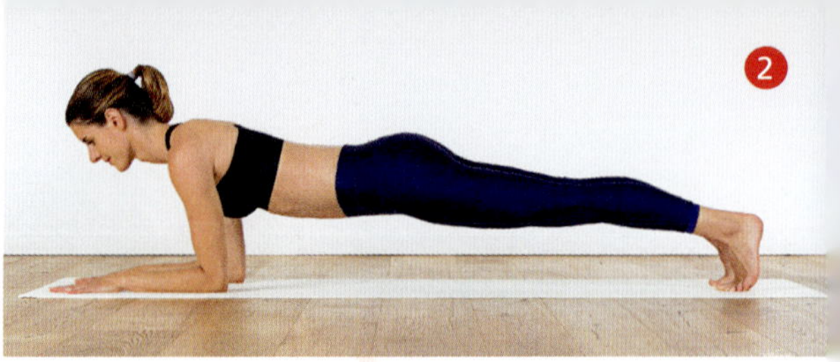

6 Das kleine Brett

1| Drücke dich nun aus der Bauchlage nach oben in den Vierfüßlerstand und lege die Unterarme auf der Matte ab. Die Handflächen zeigen nach unten.

Wandere dann mit den Unterarmen und dem Rumpf ein Stück nach vorne. Die Unterarme tragen nun das Gewicht deines Oberkörpers. Ziehe deine Schultern nach hinten und stelle die Füße fest auf den Zehenballen auf.

2| Ziehe dann deinen Bauchnabel nach innen und strecke beim Ausatmen langsam aber kraftvoll beide Beine durch.

Dein gesamter Körper bildet eine feste und gerade Linie. Halte diese Position für 4–6 Atemzüge oder länger.

! **Stelle dir die Festigkeit eines schweren Eichenbrettes vor. Dein Körper ist stabil.**

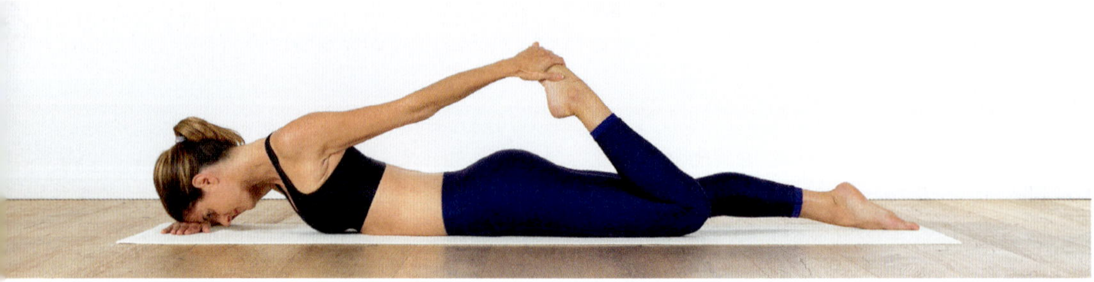

7 a Oberschenkeldehnung

Bleibe in der Bauchlage. Beuge dein linkes Bein nach hinten oben und halte den Knöchel mit der linken Hand fest. Ziehe dann die Ferse langsam so nah an dein Gesäß, bis du eine Dehnung im Oberschenkel spürst.

Versuche, die Übung behutsam zu erweitern, indem du zusätzlich dein Schambein in den Boden drückst. Hierbei wirst du merken, dass die Dehnung weiter nach oben in Richtung der linken Leiste wandert.

Halte diese Dehnposition für etwa 15 ruhige und tiefe Atemzüge und wiederhole dann die Übung mit dem rechten Bein.

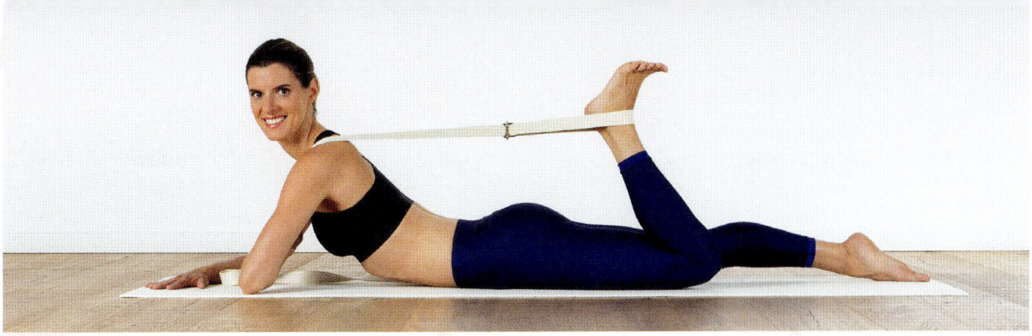

7b Oberschenkeldehnung – Variante

Wenn du mit der Hand nicht zum Fuß kommst, dann leistet dir ein Yoga-Gurt eine gute Hilfestellung. Stelle dir hierfür mit dem Gurt eine kleine Schlinge ein und lege sie um deinen Fuß. Greife dann das andere Ende des Gurtes und ziehe den Fuß zu dir.

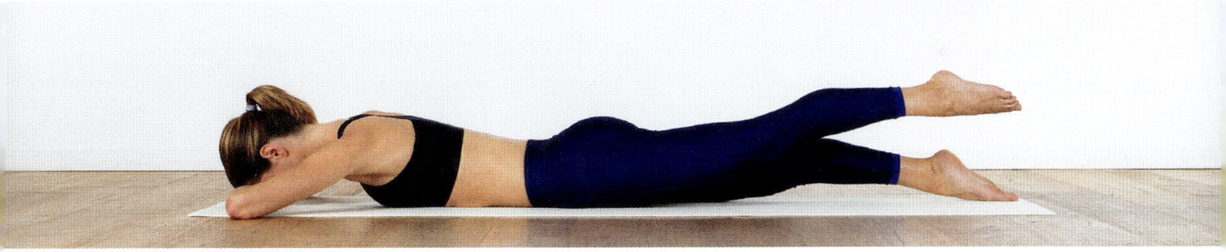

8 Bein anheben in Bauchlage

Bleibe auf dem Bauch liegen und lege deine Stirn auf den Händen ab. Ziehe deine Schultern von den Ohren weg und deinen Bauchnabel leicht nach innen. Drücke dein Schambein sanft in die Matte. Verlängere deine Beine aktiv nach hinten. Stelle dir vor, diese Länge beginne bereits in den Hüftgelenken. Halte diese Spannung.

Hebe nun das linke durchgestreckte Bein einige Zentimeter vom Boden und bewege es rhythmisch nach oben und unten, ohne den Boden dabei zu berühren. Während dieser Bewegung bleibt der Bauchnabel eingezogen, die Schultern bleiben von den Ohren weggezogen und das rechte Bein behält seine aktive Länge.

Atme in deinem Rhythmus und bewege das Bein etwa 15 Mal nach oben und unten. Wiederhole die Übung nach einer kurzen Pause mit dem anderen Bein.

! Nur, wenn du dein Bein im Kniegelenk tatsächlich durchgestreckt hältst und die Hebe- und Senkbewegung aus dem Hüftgelenk kommt, erreichst du mit dieser Übung die Aktivierung der Gesäßmuskulatur.

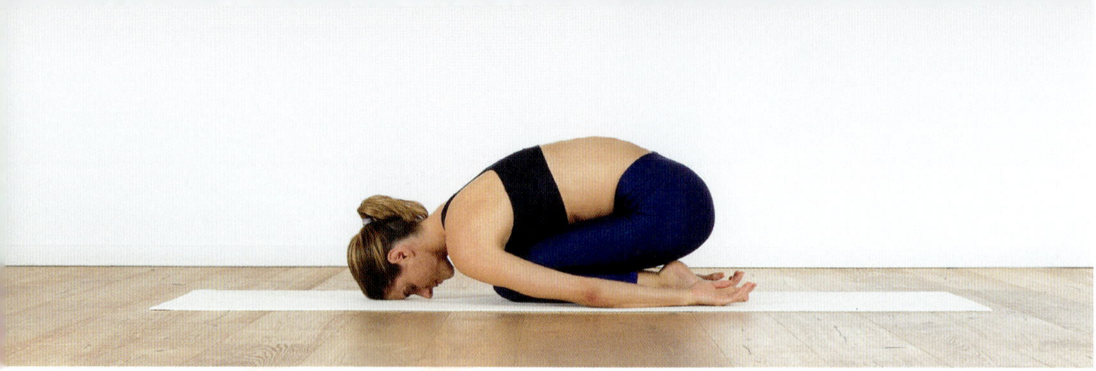

9 Kindesstellung

Drücke dich aus der Bauchlage nach oben in den Vierfüßlerstand. Bringe deine Füße auf die Matte und setze dich auf deine Fersen. Lege dann den Oberkörper entspannt auf den Oberschenkeln ab.

Entscheide für dich selbst, ob es für dich angenehmer ist, die Arme nach hinten mit den Handflächen nach oben (siehe Abbildung) oder locker nach vorne mit den Handflächen nach unten abzulegen.

Ebenso kannst du die Hände übereinanderlegen und deine Stirn darauf ablegen. Finde eine passende Position, in der du Arme, Schultern und Nacken am besten entspannen kannst.

Halte diese Position für 8–12 Atemzüge, genieße die Dehnung des unteren Rückens.

10 Ausfallschritt

Bringe das linke Bein in einem weiten Ausfallschritt nach vorne. Platziere das vordere Bein so, dass das Knie in etwa senkrecht über der Ferse ist und der Fuß vollständig auf dem Boden steht. Das hintere Bein ist locker auf dem Knie abgelegt.

Verwende, wie in der Abbildung dargestellt, zwei Yogablöcke, um den Rumpf mit den Armen abzustützen.

Wenn du nun dein Becken locker sinken lässt, spürst du eine Dehnung in der linken Leistengegend. Wenn nicht, dann versuche, das rechte Knie noch weiter nach hinten zu bringen.

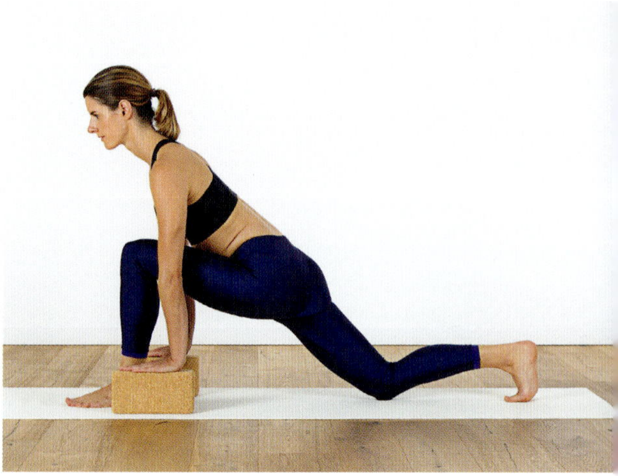

Halte diese Position etwas länger. Atme etwa 15 Mal ruhig ein und aus. Wiederhole anschließend diese Übung auf der anderen Seite.

11 Knie an die Brust

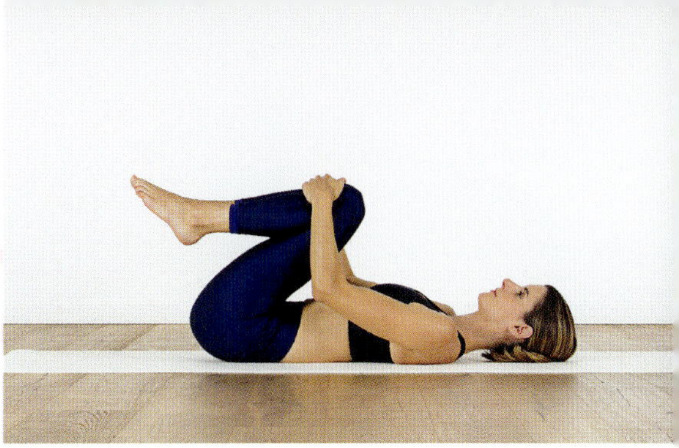

Am Ende dieses Programms übst du noch einmal »Knie an die Brust«. Lege dich dazu auf den Rücken und halte deine Knie mit beiden Händen umschlossen. Entspanne deinen Bauch und deine Hüftgelenke.

Die Arme führen die Beine spielerisch in alle möglichen Richtungen: vor, zurück, nach links und rechts, im Kreis. Lass dir einfach etwas einfallen und denke nicht über richtig oder falsch nach.

Das spielerische und freie Bewegen deiner Beine entspannt den unteren Rücken und lockert Verspannungen in der Lendenwirbelsäule. Voraussetzung hierfür ist allerdings, dass du wirklich den Bauch, die Hüftgelenke und den Rücken locker lässt und die Bewegung allein mit den Armen gesteuert wird.

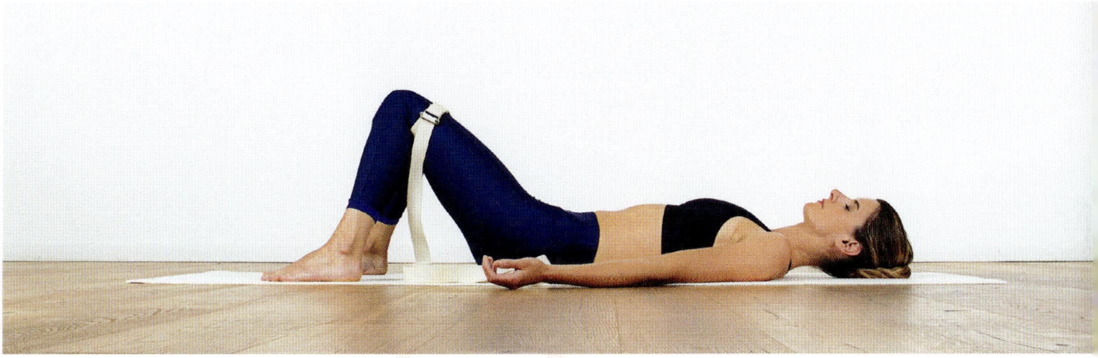

12 Entspannung für das Kreuzbein

Lege dir in der Rückenlage den Yoga-Gurt knapp oberhalb der Knie um beide Oberschenkel. Stelle die Schlaufe so eng, dass deine Knie vom Gurt sanft zusammengehalten werden.

Die Füße sind mindestens schulterbreit auf dem Boden aufgestellt und so nach innen gedreht, dass das Gefühl einer leichten X-Bein-Stellung entsteht.

Halte diese Position etwa für 15 Atemzüge und lass mit jedem Ausatmen den unteren Rücken mehr und mehr in den Boden sinken.

! Wenn dir diese Position besonders angenehm ist, dann bleibe gerne für einige Minuten liegen und betrachte sie als deine Schlussentspannung.

Das tut dem Rücken gut 2

Das Präventivprogramm für eine gute Haltung

Schwerpunkt: mittlerer Rücken/Brustwirbelsäule

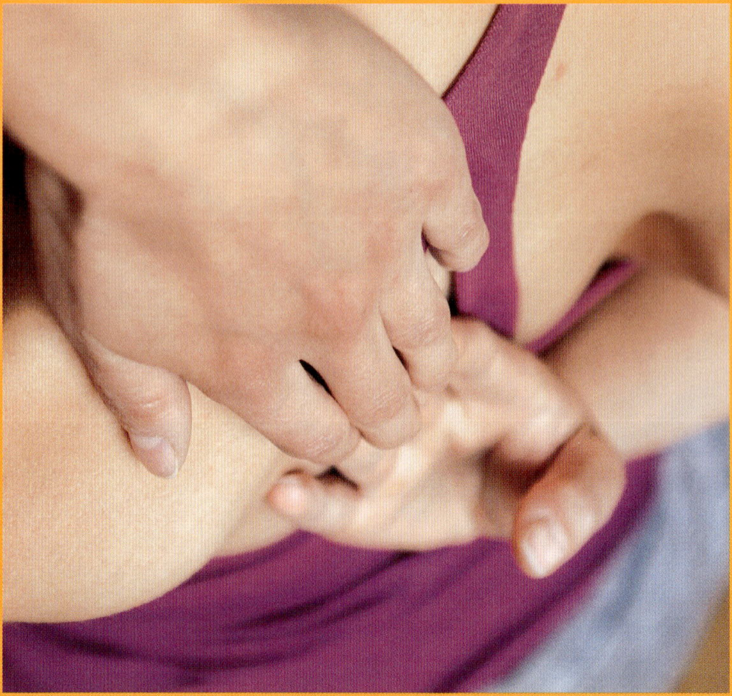

Wer sich gern bückt, dem tut der Rücken nicht weh.

Deutsches Sprichwort

Rundrücken aus Bequemlichkeit

Spezifische Übungen, die den Bereich des mittleren Rückens, also der Brustwirbelsäule mit dem angehängten Brustkorb, ansprechen, werden gerne vernachlässigt, weil sie uns häufig besonders schwerfallen. Dies liegt daran, dass die Vorderseite des Rumpfes häufig eingefallen ist und die beteiligten Muskeln und das Gewebe verkürzt sind. Gleichzeitig sind die aktiven rückwärtigen Strukturen abgeschwächt oder überdehnt. Es kostet also einiges an Bemühung, sich in diesem Bereich aufzurichten. Wenn man sich auf der Straße einmal umsieht, kann man etliche Menschen mit einem sogenannten Rundrücken finden. Abgesehen von schwerwiegenden pathologischen Veränderungen, wie beispielsweise die Scheuermann-Krankheit oder Morbus Bechterew, bei denen sich die knöcherne Wirbelsäule in ihrer Form verändert und oft so versteift ist, dass sich Betroffene nicht mehr aufrichten können, liegt beim klassischen Rundrücken meist nur Bequemlichkeit zugrunde. Der Rundrücken ist die am häufigsten vorkommende Haltungsschwäche (siehe Informationen zum Thema »Körperhaltung« auf Seite 16). Betroffene können ihre Wirbelsäule also durchaus noch aufrichten, da sie weder versteift noch krankhaft verändert ist.

Dauer des Übungsprogramms

25–30 Minuten

Was du benötigst

Yogamatte, Yogapolster oder eine fest zusammengerollte Decke, nach Bedarf Schaumstoffplatte und Yoga-Gurt

Wirkung

Der mittlere Rücken befindet sich in etwa auf der Höhe des Brustkorbs. Mit den vorliegenden Übungen kannst du genau diesem Bereich des Körpers etwas Gutes tun. Das Programm mobilisiert die Brustwirbelsäule, dehnt die Flanken und die Vorderseite des Brustkorbs und kräftigt die entsprechende Rückenpartie. Regelmäßig ausgeführt sorgt diese Übungszusammenstellung für eine gute Haltung und wirkt einem Rundrücken, der aufgrund von Bewegungsmangel und den einhergehenden muskulären Dysbalancen entstehen kann, entgegen.

Passende Übungen

Genau für diese Personen habe ich ein Programm speziell für den mittleren Rücken entworfen. Es beinhaltet wichtige Dehnübungen für die Vorderseite und die Flanken des Brustkorbs. Diese Übungen erleichtern nicht nur das Aufrichten der Brustwirbelsäule insgesamt, sondern sie bringen auch wesentliche Erleichterung für ein physiologisch gesundes Atemverhalten. In Verbindung mit den Kräftigungsübungen für die Rückseite steht einer aufrechten Haltung bald nichts mehr im Weg.

Übe dieses Programm regelmäßig. Wenn du es zeitlich oder bezüglich der Anzahl der Übungen ausweiten möchtest, dann eignen sich die beiden anderen Programme »Das tut dem Rücken gut 1« und »Das tut dem Rücken gut 3« hervorragend. Selbst wenn du nur einige der Übungen aus den anderen Programmen zu diesem hinzufügst, ist es stets eine sinnvolle Erweiterung.

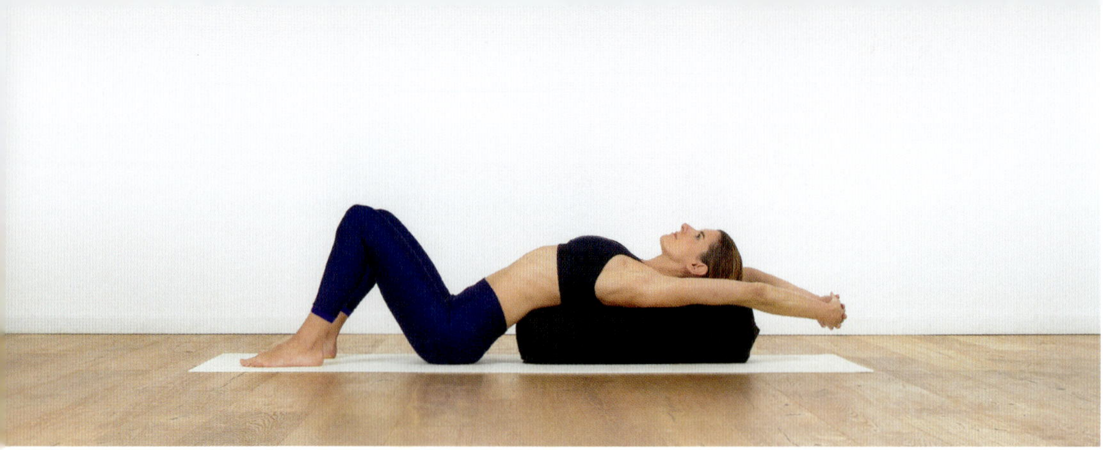

1 Brustkorbdehnung

Beginne nach einer ruhigen Einstimmung im Sitzen das Aktivprogramm heute mit einer passiven Übung. »Passiv« bedeutet, dass du keinerlei Muskelkraft benötigst, sondern dich einfach der Schwerkraft bedienst.

Platziere in der Rückenlage ein Yogapolster oder eine fest gerollte Decke quer unter deinem Brustkorb. Stelle deine Beine bequem auf. Eventuell benötigst du eine Kopferhöhung, damit es deinem Nacken gut geht.

Breite deine Arme seitlich aus, oder strecke sie mit verzahnten Fingern nach hinten (siehe Abbildung).

Versuche, für etwa 15 ruhige Atemzüge dein ganzes Rumpfgewicht in das Kissen hineinsinken zu lassen. Entspanne möglichst alle Muskeln deines Körpers, insbesondere die des Oberkörpers und des Schultergürtels.

! Wenn du einen ausgeprägten Rundrücken hast, dann ist es auf jeden Fall sinnvoll, eine Unterlage unter den Kopf zu legen, um ihn dadurch ein wenig zu erhöhen. Damit vermeidest du Verspannungen im Nackenbereich.

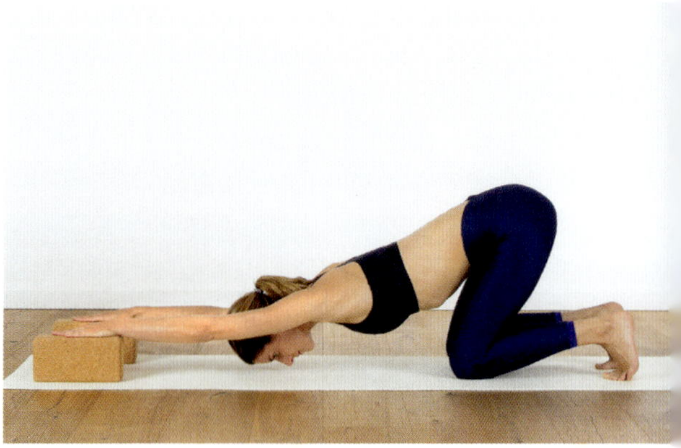

2 Die Katze streckt sich

Beginne im Vierfüßlerstand und lege die Hände auf zwei Yogablöcke. Schiebe dann Stück für Stück die Blöcke so weit nach vorne, bis deine Arme lang gestreckt und der Oberkörper tief gesunken ist. Dein Gesäß bleibt in der gehobenen Position.

Lass deinen Atem nun für 8–12 Züge weich fließen und versuche, bei jedem Ausatmen den Brustkorb mehr und mehr sinken zu lassen. Halte deine Arme währenddessen aktiv in der Länge. Spüre eine angenehme Dehnung an der Vorderseite und den Flanken deines Brustkorbs und in den Schultern.

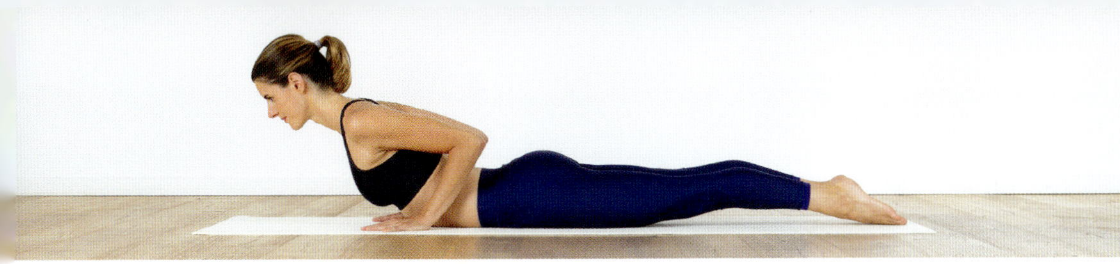

3 Kleine Kobra

Lege dich auf den Bauch und bringe deine Hände flach unter deine Schultern auf der Matte. Die Ellbogen sind nah am Körper. Deine Beine sind leicht geöffnet und die Fußrücken und das Schambein drücken sanft in den Boden.

Hebe dein Brustbein vom Boden ab und ziehe die Schulterblätter zusammen. Versuche, zusätzlich beide Schultern nach hinten in Richtung Füße zu ziehen, sodass du das Gefühl hast, dein Hals wäre ganz lang.

Halte die Position für 4–6 tiefe Atemzüge. Nach einer kleinen Pause in Bauchlage wiederhole die kleine Kobra.

! Versuche, möglichst wenig mit den Armen gegen den Boden zu drücken, sondern aktiviere hauptsächlich die Kraft in deinem mittleren und oberen Rücken, um das Brustbein vom Boden abzuheben.

Die Übung »Kleine Kobra« zählt im Yoga zu den Rückbeugen. Versuche, hier überwiegend die Brustwirbelsäule in eine rückbeugende Haltung zu bringen.

4 Arm anheben in Bauchlage

Bleibe auf dem Bauch liegen. Strecke beide Arme nach vorne aus und drücke die Hände aktiv nach unten in die Matte. Hebe die Stirn etwa fünf Zentimeter vom Boden und mache ein kleines Doppelkinn. Schiebe dann beide Beine im Hüftgelenk beginnend weit nach hinten und drücke die Fußrücken leicht gegen den Boden.

Halte deinen Rumpf stabil in der Mitte, wenn du nun den rechten Arm leicht vom Boden hebst und für 2–4 Atemzüge dort hältst. Lege den Arm wieder ab und drücke die Hand aktiv gegen den Boden. Hebe dann den linken Arm ebenfalls für 2–4 Atemzüge vom Boden.

Wiederhole in diesem wechselnden Rhythmus mit jedem Arm 4–6 Hebesequenzen.

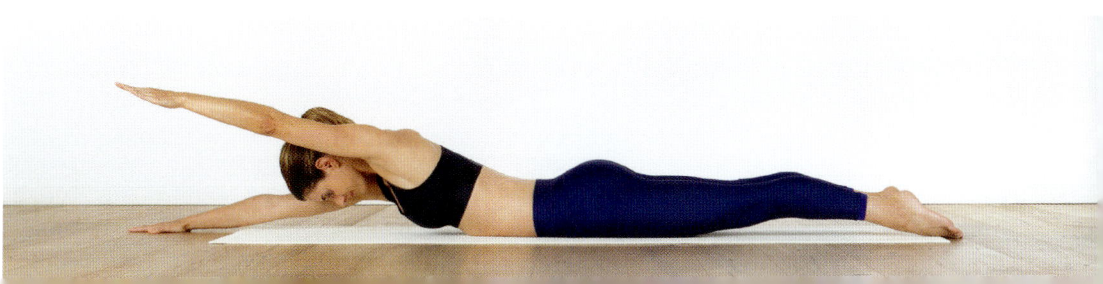

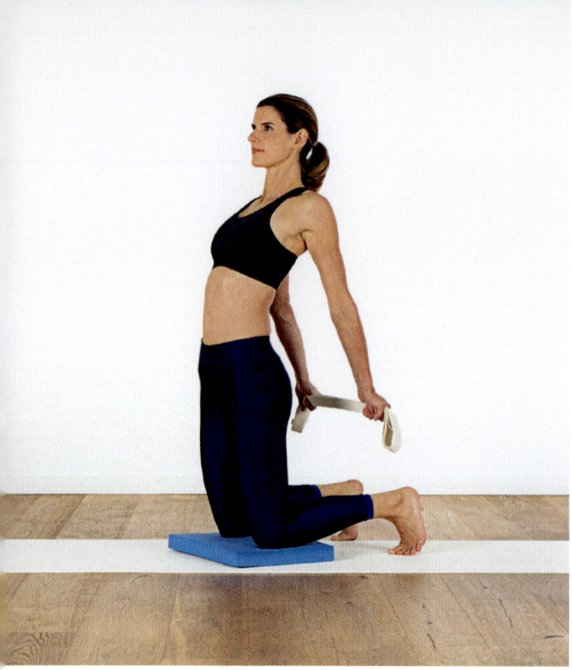

5 Kleines Kamel

Drücke dich aus der Bauchlage nach oben in den Vierfüßlerstand und dann in den hüftbreiten Kniestand. Richte den Rumpf auf und führe einen Yoga-Gurt hinter dein Becken und halte ihn mit den Händen fest. Die Handflächen zeigen nach vorne.

Strecke beide Arme aktiv nach hinten unten und hebe gleichzeitig dein Brustbein nach oben an. Drehe deine Schultern nach außen. Stabilisiere deine Lendenwirbelsäule, indem du dein Schambein nach oben Richtung Brustbein ziehst (Übung »Schambein nach 12 Uhr«, siehe Seite 38).

! Bei genügend Beweglichkeit und Schmerzfreiheit in den Schultergelenken kannst du ohne Gurt üben und stattdessen deine Finger hinter dem Becken eng verzahnen. Deine Arme sollten dabei voll durchgestreckt werden können.

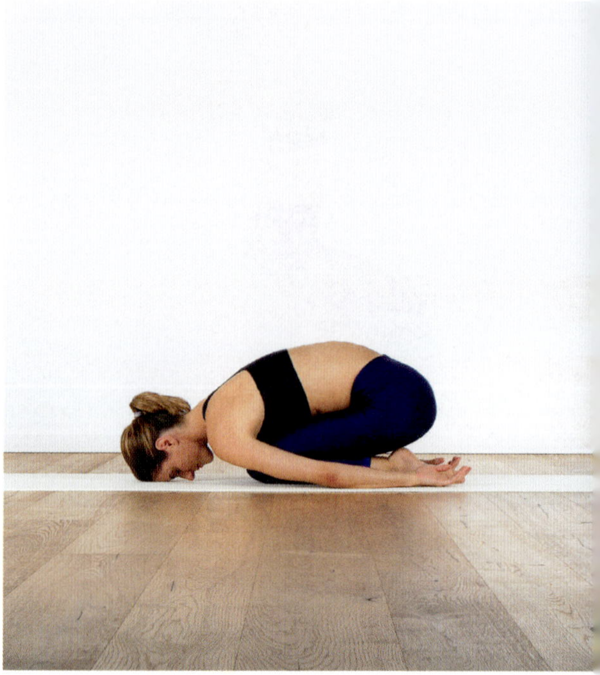

6 Kindesstellung

Bringe deine Füße auf die Matte und setze dich auf deine Fersen. Lege dann den Oberkörper entspannt auf den Oberschenkeln ab. Bringe die Arme locker nach hinten mit den Handflächen nach oben, sodass sich deine Schultern auf den Knien ausruhen können.

Halte diese Position für 8–12 Atemzüge und lass deinen Atem in die Weite deines Rückens fließen.

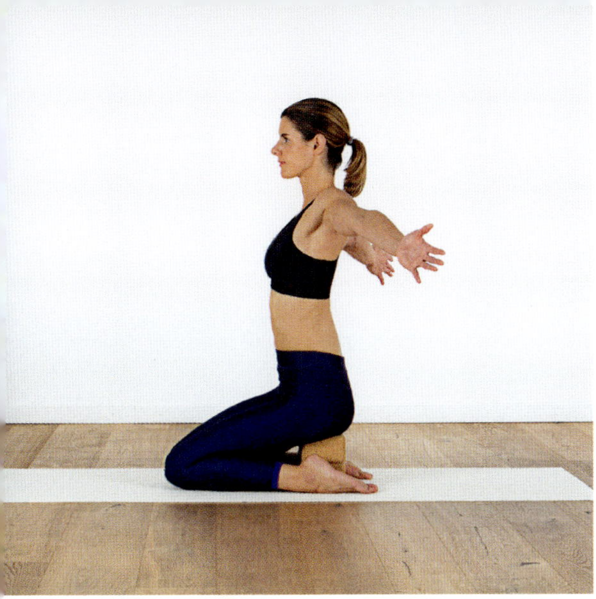

7 Fasziendehnung Brustkorb

Setze dich auf zwei quer übereinander gelegte Yogablöcke. Die Beine sind nach hinten angewinkelt (Fersensitz). Richte deine Wirbelsäule auf und breite deine Arme seitlich und etwas tiefer als deine Schultern aus. Die Handflächen zeigen nach vorne.

Hebe nun dein Brustbein an und ziehe deine Arme weit nach hinten. In der Endposition solltest du bereits eine deutliche, aber angenehme Dehnung in der Brustmuskulatur und in den Oberarmen (Bizeps) spüren.

In dieser Position federst du dann beide Arme gleichzeitig und rhythmisch in kurzen Bewegungen nach hinten. Auf diese Weise entsteht eine dynamische Faszien-Stimulation im Bereich der vorderen Brustkorbgegend.

Finde einen Rhythmus, bei dem sich die Federbewegungen mit deiner Atmung harmonisch ergänzen. Übe etwa eine halbe Minute.

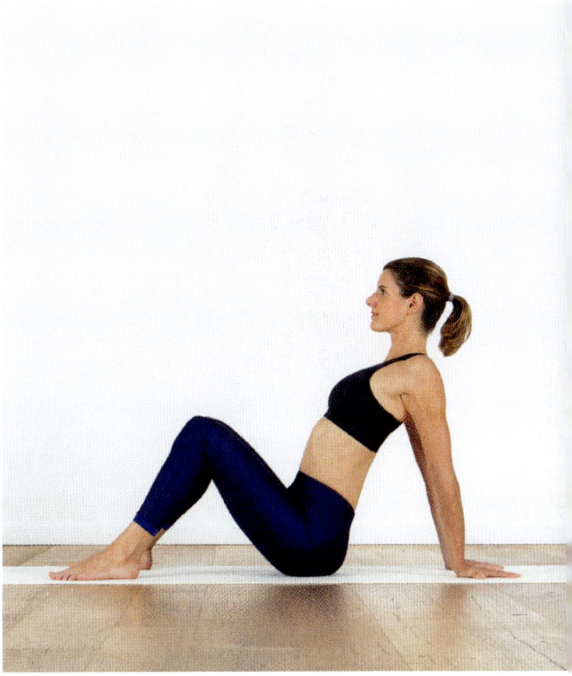

8 Sitzende Rückbeuge

Setze dich auf eine Matte und stelle deine Beine auf den Fersen auf. Die Füße sind etwa schulterbreit auseinander. Stütze dich nach hinten mit den Armen ab und lass deinen Rücken locker durchhängen.

Senke nun für 4–6 Atemzüge deinen Kopf und entspanne deinen Nacken.

Atme anschließend ein, hebe dabei deinen Brustkorb nach oben und drehe deine Schultern nach hinten. Senke beim Ausatmen den Brustkorb und lass den Rücken wieder locker durchhängen. Wiederhole dies 6–8 Mal in deinem Atemrhythmus und vermeide dabei, ein zu starkes Hohlkreuz im unteren Rücken zu machen.

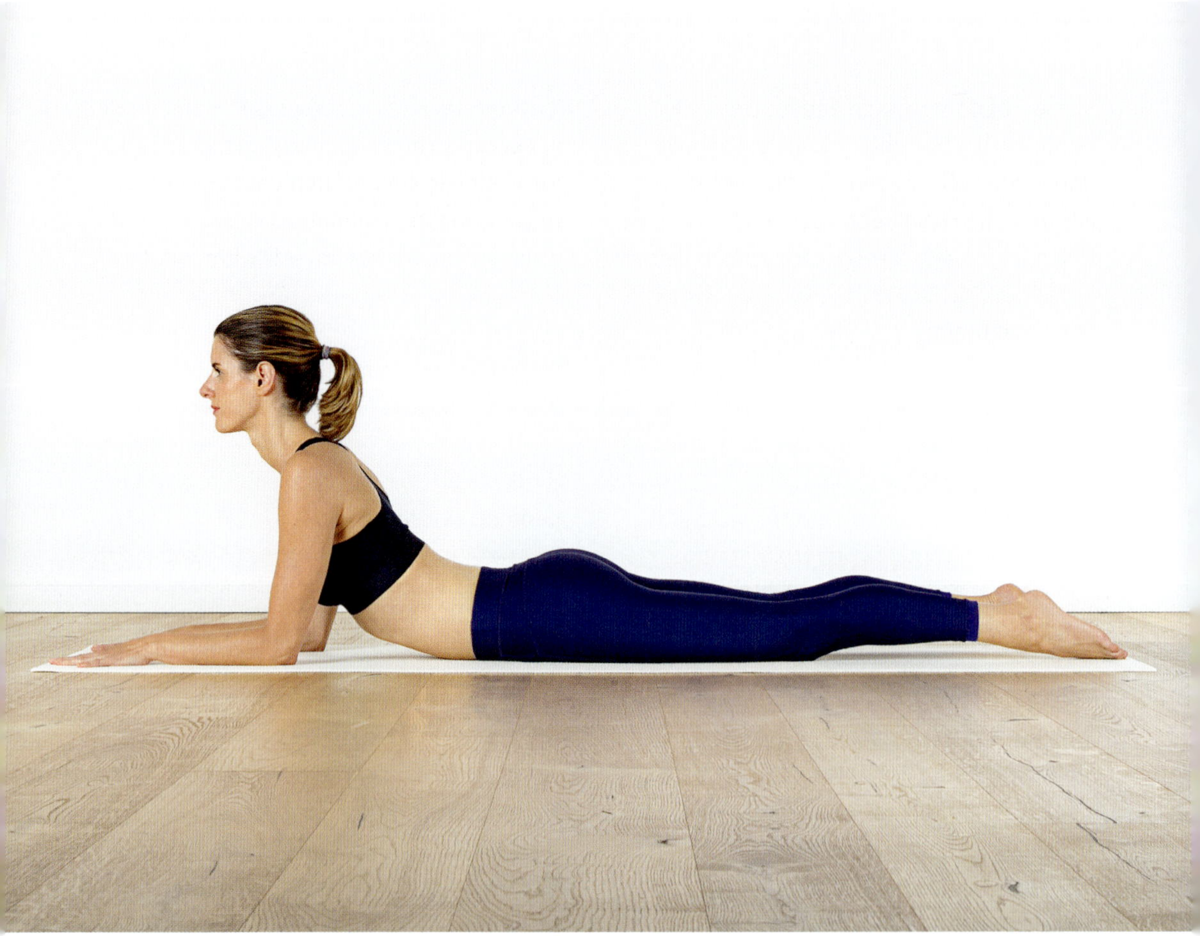

9 Sphinx-Position

Lege dich mit leicht geöffneten Beinen auf den Bauch und stütze die Ellbogen so ab, dass sie relativ genau senkrecht unter den Schultern platziert sind. Die Handflächen zeigen nach unten. Die Unterarme sind schulterbreit und parallel zueinander ausgerichtet.

Drücke dich nun aus den Schultern heraus nach oben und ziehe dein Brustbein nach vorne und oben. Spüre, wie sich dein Brustkorb weitet und sich der Bauch ein wenig dehnt. Kraftvoller und noch intensiver wird es, wenn du zusätzlich beide Schultern aktiv nach hinten ziehst.

Halte diese Position für 6–8 tiefe Atemzüge und lege dich anschließend auf den Rücken. Spüre hier einen Augenblick nach.

10 Schulterbrücke

Bleibe auf dem Rücken liegen. Deine Beine sind hüft- bis schulterbreit aufgestellt und deine Füße stehen parallel zueinander. Platziere die Fersen etwa senkrecht unter den Knien, deine Arme liegen eng neben deinem Körper auf der Matte, die Handflächen zeigen nach unten.

Drücke die Außenkanten der Füße in die Matte und hebe mit der Einatmung das Becken vom Boden. Versuche, deine Schultern am Rücken etwas enger zusammenzuführen, sodass sich die Schulterblätter einander nähern. Verlagere dein Gewicht gleichmäßig auf beide Füße und Schultern.

Halte diese Position für 6–8 tiefe Atemzüge. Löse die Stellung dann auf und bleibe zum Nachspüren einige Momente ruhig liegen.

! **Die Übung ist nicht »besser«, wenn du dein Becken so hoch wie möglich hebst. Versuche vielmehr, eine für den unteren Rücken angenehme Beckenhöhe zu erreichen, und verlagere die Rückbeuge-Aktivität auf die Brustwirbelsäule und den Brustkorb.**

Senke das Becken bei Unwohlsein im unteren Rücken wieder ein wenig nach unten.

Für den Nacken ist es meist angenehmer, wenn du, wie in der Abbildung dargestellt, eine gefaltete Decke unter den Schultergürtel legst. Dabei liegt der Kopf auf der Matte.

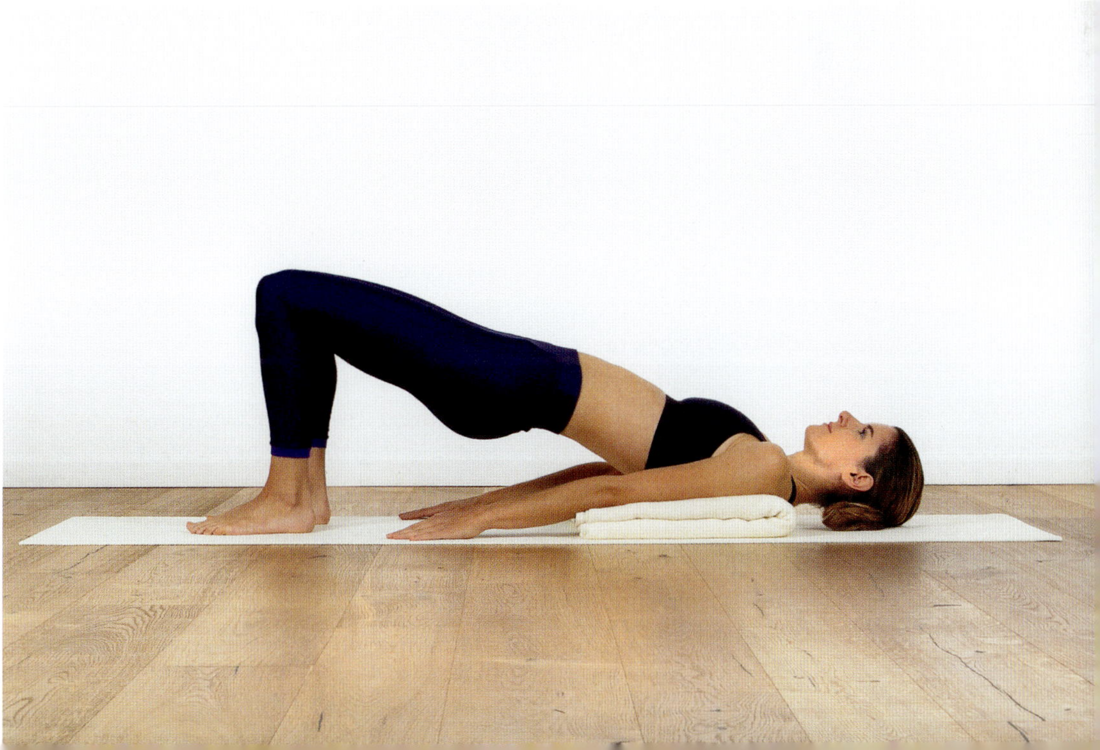

11 Knie an die Brust

Nach der Schulterbrücke ist »Knie an die Brust« eine willkommene Übung für den unteren Rücken.

Lege dich dafür auf den Rücken und halte deine Knie mit beiden Händen fest. Entspanne deinen Bauch und deine Hüftgelenke.

Die Arme führen die Beine spielerisch in alle möglichen Richtungen: vor, zurück, nach links und rechts, im Kreis. Lass dir einfach etwas einfallen und denke nicht über richtig oder falsch nach.

Das spielerische und freie Bewegen deiner Beine entspannt den unteren Rücken und lockert Verspannungen in der Lendenwirbelsäule. Voraussetzung hierfür ist allerdings, dass du wirklich den Bauch, die Hüftgelenke und den Rücken locker lässt und die Bewegung allein mit den Armen gesteuert wird.

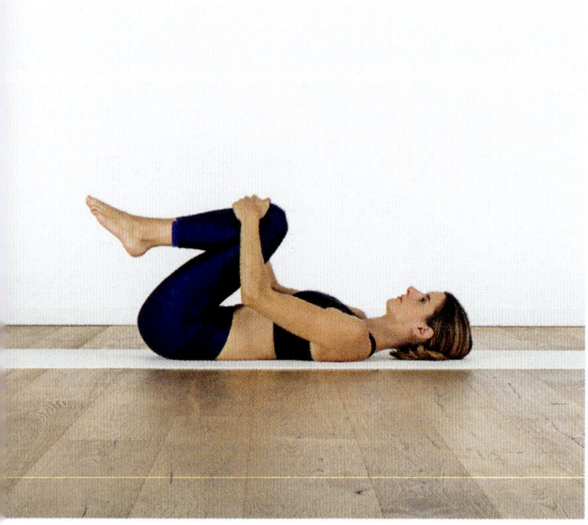

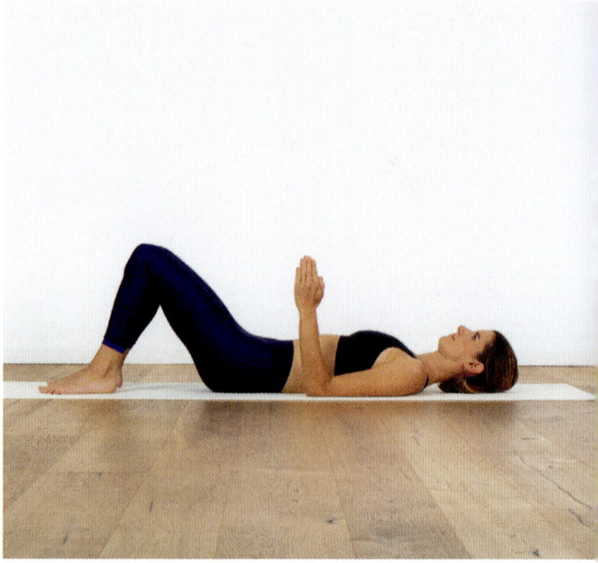

12 Ellbogenpresse

Stelle in Rückenlage beide Beine bequem auf. Deine Arme sind eng am Körper und nach oben angewinkelt. Die Handflächen zeigen in Richtung Kopf. Bringe deinen unteren Rücken in eine sanfte Lumbalpresse (»Lumbalpresse«, siehe Seite 114).

Drücke mit dem Einatmen zu Beginn leicht deine Schultern und Ellbogen in die Matte. Zähle in Gedanken bis vier und baue über diese Zeit den Druck bis zu deinem Maximum auf. Lass beim Ausatmen im gleichen Tempo wieder locker.

Übe diesen Wechsel, also Druckaufbau und Entspannung, 8–12 Mal in deinem Atemrhythmus. Wiederhole diese Übung nach einer kleinen Pause, wobei die Ellbogen dieses Mal etwas weiter weg vom Brustkorb auf der Matte platziert werden.

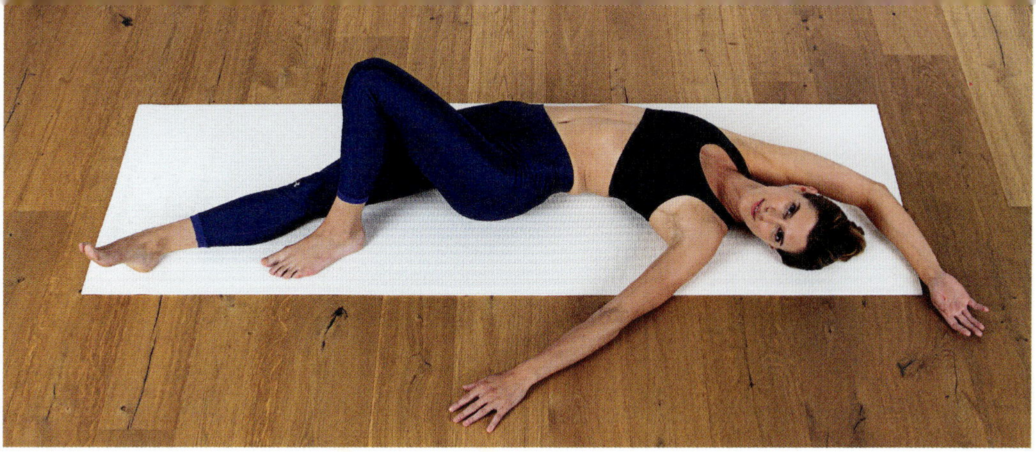

13 Liegender Sichelmond

Bleibe auf dem Rücken liegen. Strecke dein rechtes Bein aus und lege den rechten Arm über dem Kopf ab. Forme dann mit dem gesamten Körper eine Art »Sichelmond«, sodass sich die rechte Körperseite in der Dehnung befindet.

Halte diese Position für 8–12 Atemzüge und wiederhole dann die Übung auf der anderen Seite.

14 Krokodil

Lege dich komplett auf die linke Seite und ziehe deine Knie zu dir heran, bis sie einen rechten Winkel bilden.

Drehe dann den rechten Arm, den Schultergürtel und den Kopf nach rechts. Lege deinen rechten Arm entspannt auf der Seite ab. Gerne kannst du mit der linken Hand das linke Knie leicht nach unten drücken, sodass beide Knie übereinander liegen bleiben.

Halte diese Position für etwa 15 Atemzüge und genieße diese Dehnung.

! Ziehe deine Knie seitlich so weit zum rechten Arm hoch, bis du eine Dehnung in der Region des rechten hinteren Brustkorbs spürst.

Entspanne den Nacken und lass deinen Schultergürtel in die Matte hineinsinken.

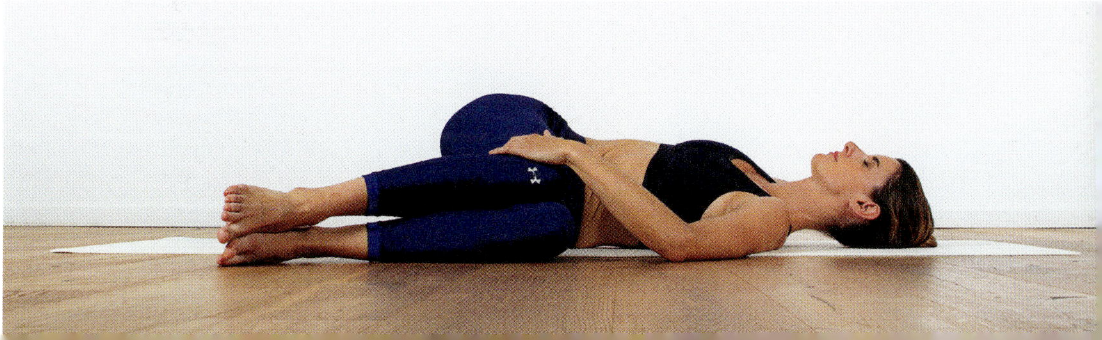

Das tut dem Rücken gut 3

Das Präventivprogramm für eine gute Haltung
Schwerpunkt: oberer Rücken/Nacken/Schultern

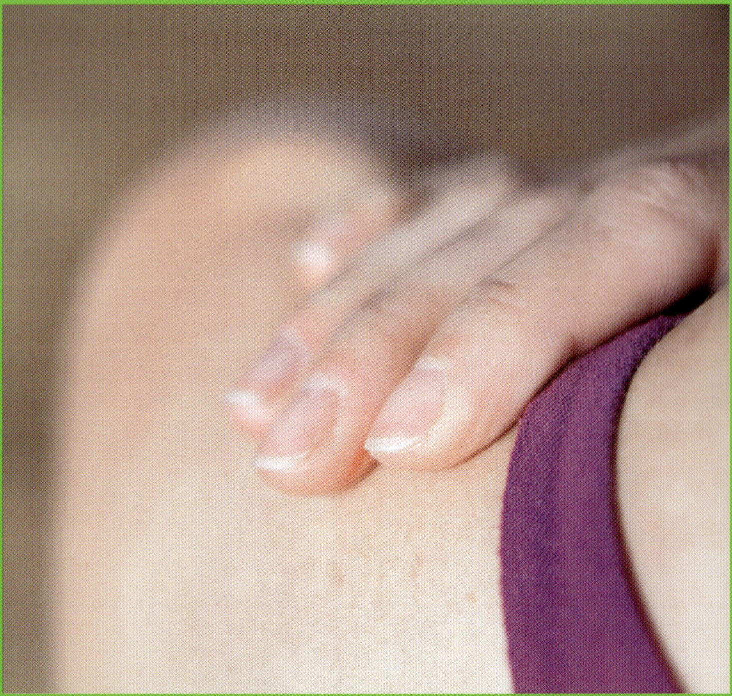

Bist du arm, aber gesund, so bist du ein halber Reicher.

Konfuzius

Der obere Rücken

Der obere Rücken beginnt etwa ab der Hälfte der Brustwirbelsäule und bezieht den Schultergürtel, der aus den Schultergelenken, den beiden Schulterblättern und den Schlüsselbeinen besteht, mit ein. Die Schultergelenke sind die beweglichsten und instabilsten Gelenke des menschlichen Körpers. Die Rückseite des Halses wird meist als Nacken bezeichnet. Im Gesamten zeichnet sich der obere Rücken durch ein breites Spektrum an Bewegungsmöglichkeiten aus. Das richtige Zusammenspiel von Gelenken, Muskeln, Sehnen und Bändern ist notwendig, damit in diesem Bereich alles im Lot ist. Da der Schultergürtel mit vielen anderen Strukturen vom Schädel bis zum Becken verbunden ist, spielt letztendlich auch die korrekte Ausrichtung der Brust- und Lendenwirbelsäule eine Rolle, damit im Schultergürtel keine Beschwerden auftreten. Demnach scheint es sinnvoll, dieses Übungsprogramm von Zeit zu Zeit mit den beiden anderen »Das tut dem Rücken gut«-Programmen zu kombinieren oder mit einigen Übungen daraus zu erweitern.

Dauer des Übungsprogramms

25–30 Minuten

Was du benötigst

Stuhl, Yogamatte, 2 Tennisbälle oder einen Duoball, nach Bedarf 1 festes Yogapolster und 2 Yogablöcke

Wirkung

Die Übungen in diesem Programm sensibilisieren dich für die Schulter-Nacken-Region und den oberen Rücken. Spezifische Dehnübungen beseitigen übermäßige Spannungen in der seitlichen Hals-Nacken-Muskulatur. Die Kräftigungsübungen sorgen langfristig für den Ausgleich von muskulären Dysbalancen und trainieren insbesondere die Muskeln des oberen Rückenbereiches. Die Kombination der ausgewählten Übungen ist gut geeignet für Menschen, die viel im Sitzen arbeiten oder oft viele Stunden am Tag in einer bestimmten Haltung verbringen müssen.

Mehr Bewusstsein für den Körper

Beschwerden im oberen Rücken entstehen nicht selten aufgrund muskulärer Dysbalancen, die von Bewegungsmangel oder dauerhaft ungünstigen Körperhaltungen herrühren. Mit Yoga können wir das am Schultergürtel beteiligte Muskel- und Gelenksystem wieder in die Balance bringen. Langfristig erreichen wir dadurch eine gesunde und ausgewogene Haltung. Auch unser Körperbewusstsein, welches bei Schulter-Nacken-Problemen häufig eine Rolle spielt, profitiert von entsprechenden Übungen. Denn wer sich seines Körpers besser bewusst ist, erkennt wesentlich früher krank machende Faktoren in seinem Verhalten (etwa krummes Sitzen) oder generell in seinem Leben (etwa sich zu viel auf die Schultern packen). Wer sich bei den vorgeschlagenen Übungen auch auf das Spüren, Wahrnehmen und Hineinhören einlässt, also seinen Geist miteinbezieht, dem wird es gelingen, das Erlernte auch in seinen Alltag zu integrieren. Das gerade und gleichzeitig entspannte Sitzen stellt sich dann häufig automatisch ein, da sich das neue Bewusstsein in unser Gedächtnis einprägt.

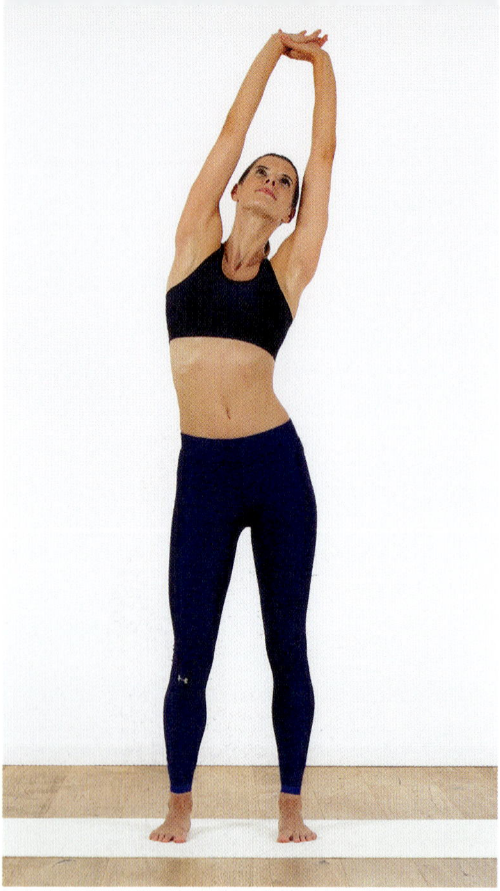

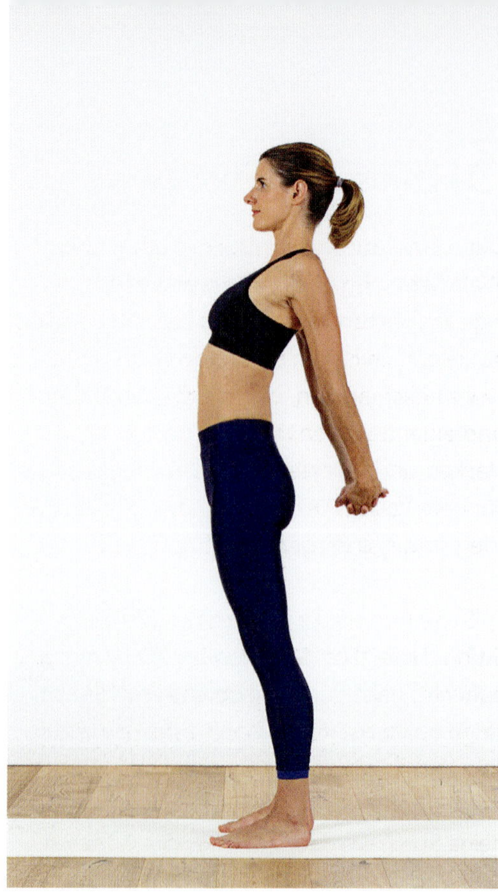

1 Strecken & Rekeln

In meinem Unterricht führe ich vor der Einstimmung immer erst ein paar Streckbewegungen durch. Da die meisten Schüler gerade von einem langen und unbewegten Bürotag kommen, empfinden sie diese Bewegungen als sehr wohltuend, bevor es für einige Minuten in die sitzende Stille geht. Wenn du möchtest, dann mache dies genauso.

Stelle dich mit leicht geöffneten Füßen auf den Boden. Rekle und strecke dich nach Belieben in alle möglichen Richtungen. Denke nicht über diese Bewegungen nach und bewege dich ganz frei. Atme dazu einige Male tief ein und aus.

2 Stehendes Kamel

Verzahne die Finger hinter deinem Becken und strecke die Arme nach unten fest durch. Hebe dein Brustbein nach oben und drehe die Schultern nach hinten. Versuche gleichzeitig, deine Schulterblätter am Rücken zusammenzuziehen. Spüre eine angenehme Dehnung in den Schultergelenken und die Weite im Brustkorb.

Atme 4–6 Mal in diese Weite hinein.

! **Ziehe dein Schambein leicht nach oben in Richtung Brustbein, damit der untere Rücken lang bleibt und kein Hohlkreuz entsteht.**

3 Die seidenen Fäden

Diese Grundübung im Sitzen dient deiner Wahrnehmung und dem Erkennen der eigenen Haltung. Sie soll dir den Unterschied aufzeigen zwischen einer überwiegend gewohnheitsmäßigen, oft schädlichen Haltung und einer besseren Haltung, bei der Kopf, Nacken und Schultern eine physiologisch gesündere Position einnehmen. Übe sie konzentriert und lass dir genügend Zeit.

1| Setze dich an die vordere Kante eines Stuhls. Halte dich dabei zunächst übertrieben aufrecht, halte den Kopf gerade und betrachte einen Punkt auf Augenhöhe. Dann sinke langsam in dich zusammen, wie in der Abbildung dargestellt. Lass den Brustkorb einsinken und deine Schultern nach vorne fallen. Betrachte aber immer noch deinen ausgewählten Punkt.

Um diesen Punkt immer noch weiter im Auge zu behalten, musst du nun deinen Kopf heben. Die Kombination »runder Rücken« und »gehobener Kopf« ergibt eine zwanghafte Kopf-Nacken-Position. Man nennt dies umgangssprachlich »Geierhals«. Dabei ist das Kinn nach vorne und oben geschoben, die Halswirbelsäule ist überstreckt und somit in einer unangenehmen Kompression, der Kopf liegt mehr oder weniger im Nacken und die gesamte Gelenkbalance der sensiblen Halswirbelgelenke ist verloren gegangen.

Spürst du deinen eingesunkenen Brustkorb und die erschwerte Atmung? Spürst du die Spannung im Nackenbereich? Bleibe nicht zu lange in dieser Position. Du sollst diese Haltung nur kurz wahrnehmen.

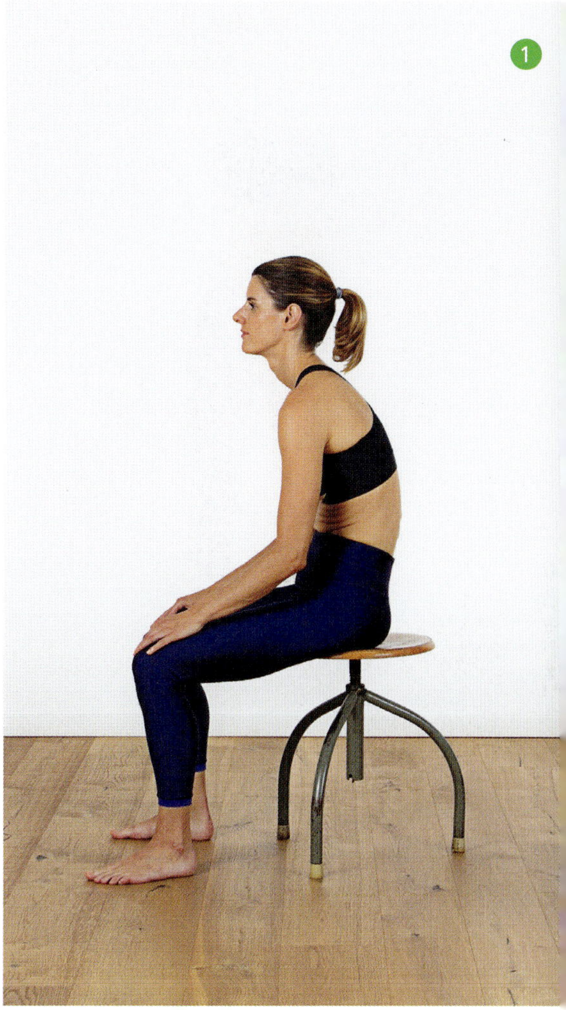

! So übertrieben, wie diese Übung hier dargestellt ist, mag unsere Sitzhaltung vielleicht nicht den ganzen Tag sein. Doch es genügt schon eine ansatzweise ähnliche Haltung am Schreibtisch mit einem nur leicht runden Rücken und einer leichten Geierhals-Stellung, um auf Dauer hartnäckige Verspannungen im Schulter-Nacken-Bereich zu provozieren. Halten diese Verspannungen an, kann es zu chronischen Beschwerden kommen.

Fortsetzung

Die seidenen Fäden

Im zweiten Schritt der Übung korrigierst du nun diese ungünstige Haltung. Die Ausrichtung in den Gelenken der Wirbelsäule wird sich verbessern und sicher wirst du sofort spüren, wie leicht sich dein Nacken im Vergleich zu vorher anfühlt.

2| Stelle dir hierfür einen seidenen Faden vor, der an deinem Brustbein befestigt ist und in den Himmel zieht. Folge mit deinem Brustbein diesem sanften Zug nach oben. Richte deinen Blick weiterhin auf den gewählten Punkt.

Ein weiterer Faden ist an deinem Hinterkopf befestigt. Auch dieser zieht in Richtung Himmel und du wächst mit ihm nach oben.

Nun folgen noch kleinere Korrekturen: Ziehe dein Kinn leicht nach innen. Bewege beide Schultern etwas nach hinten und lass deine Schulterblätter sanft den Rücken entlang nach unten sinken. Entspanne deine Schulter- und Nackenmuskeln.

Spüre diese neue Länge der Wirbelsäule und die neue Freiheit der Schulter-Nacken-Region. Bleibe ein paar entspannte Atemzüge in dieser Position. Zur besseren Wahrnehmung kannst du gerne deine Augen schließen.

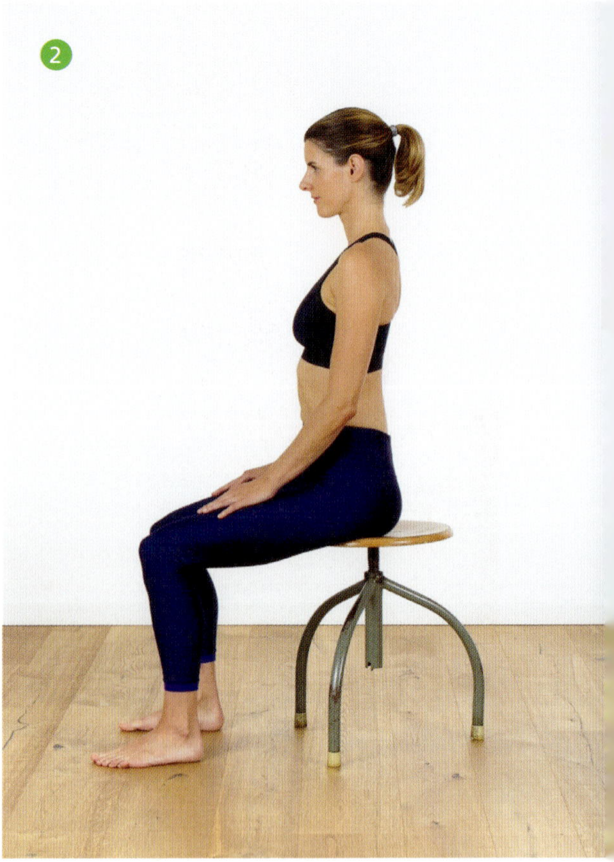

! Damit sich neue Haltungs- und Verhaltensmuster festigen und automatisieren, musst du regelmäßig und hartnäckig üben. Die hier dargestellte Übung kannst du immer und überall praktizieren, egal ob du sitzt, stehst oder gehst.

Bei einer aufrechten Wirbelsäulenposition ist dein vorderer Brustkorb weniger eingesunken, weshalb sich auf Dauer auch deine Atemqualität verbessern wird. Das hat wiederum zur Folge, dass deine Aufmerksamkeit und Konzentration steigt. Du wirst weniger schnell müde und hältst einfach länger durch.

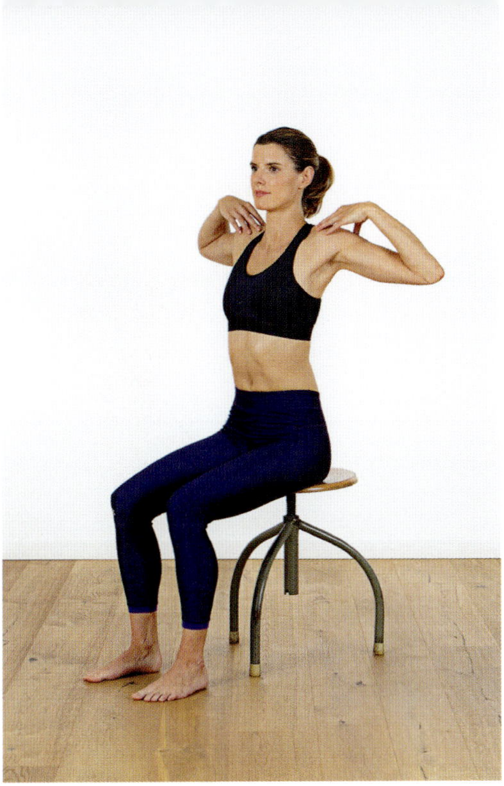

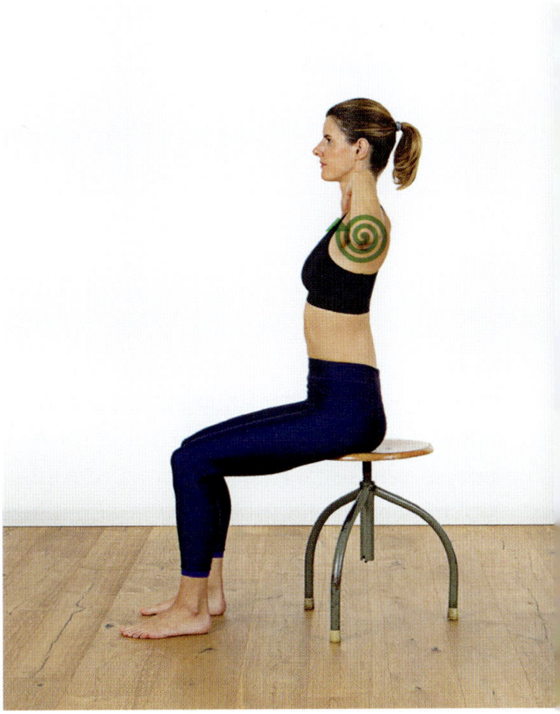

4 Schultern mobilisieren 1

Bleibe für diese Übung auf dem Stuhl sitzen. Lege die Hände locker auf deine entspannten Schultern. Halte die Ellbogen etwas tiefer als die Schultern, damit dein Nacken nicht verspannt.

Bewege die Ellbogen beim Einatmen langsam nach hinten und schließe sie vorne beim Ausatmen. Mache die Bewegung 8–12 Mal insgesamt so groß wie möglich, jedoch ohne dich in irgendeine unangenehme Position zu zwingen.

Im nächsten Schritt dieser Übung machst du eine Bewegung in der vertikalen Ebene. Hebe beim Einatmen die Ellbogen nach oben und senke sie beim Ausatmen nach unten. Führe diese Bewegung ebenfalls 8–12 Mal langsam und konzentriert durch.

5 Schultern mobilisieren 2

Lass die Hände auf den Schultern liegen und kreise mit deinen Ellbogen in eine Richtung. Die Bewegung ähnelt einer Spirale, die langsam immer größer und dann wieder kleiner wird.

Wiederhole die Bewegung im Anschluss in die andere Richtung.

! Im modernen Yoga gibt es viele Übungen, die ausschließlich der Mobilisierung von Gelenken dienen. So auch diese.

Übe deshalb ohne Kraftaufwand und spüre in deine Schultern hinein. Erfahre konzentriert den Bewegungsspielraum in alle Richtungen.

6 Isolierte Mobilisierung der Halswirbelsäule 1

Mit den Übungen auf den folgenden zwei Seiten erforschst du nun die Bewegungen deiner Halswirbelsäule. Wenn du diese Bewegungen durchführst, dann denke immer an die Übung »Die seidenen Fäden« (siehe Seite 133 und 134). Halte diese Fäden nach oben hin stets unter leichter Zugspannung, sodass sich deine Hals-Nacken-Region in der richtigen Position befindet.

Bleibe hierfür gerne auf dem Stuhl sitzen. Führe jede Übung 8–12 Mal durch.

1| Drehe deinen Kopf langsam und kontrolliert nach rechts und links, so als würdest du »nein« sagen. Wende den Kopf behutsam immer so weit, bis du eine ganz leichte Dehnung spürst.

2| Anschließend hebe und senke deinen Kopf, so als würdest du sehr deutlich, aber langsam »ja« sagen. Den Kopf beim Heben nicht in den Nacken drücken.

3| Dann neige den Kopf nach rechts und links. Stelle dir hierzu die Zeitlupenbewegung eines Scheibenwischers vor. Neige den Kopf immer so weit, bis du eine sanfte Dehnung im seitlichen Nacken spürst.

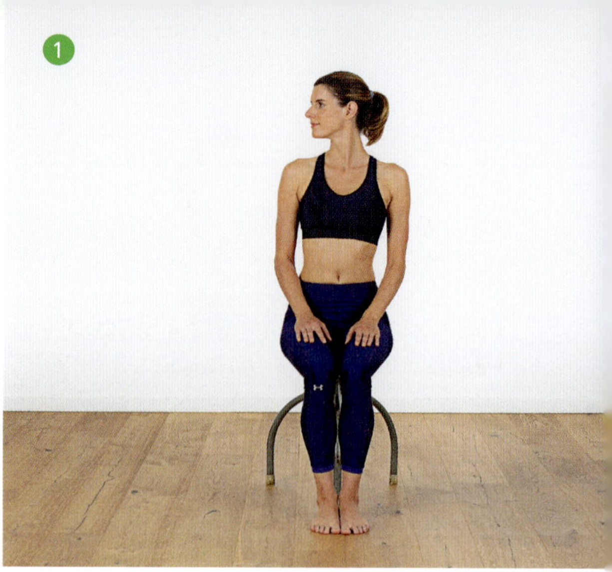

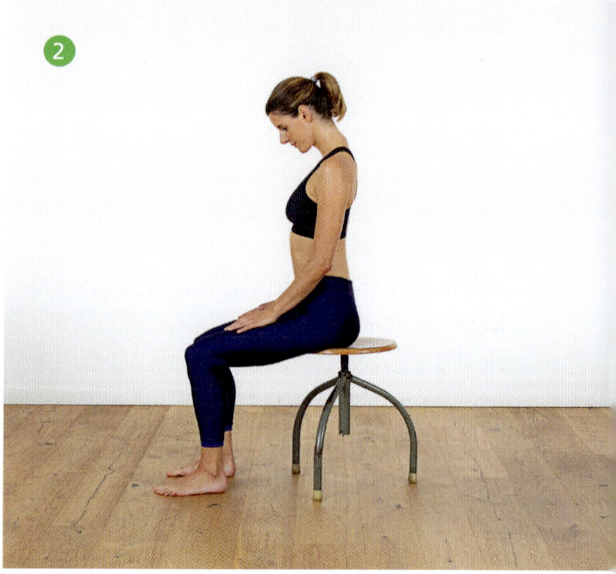

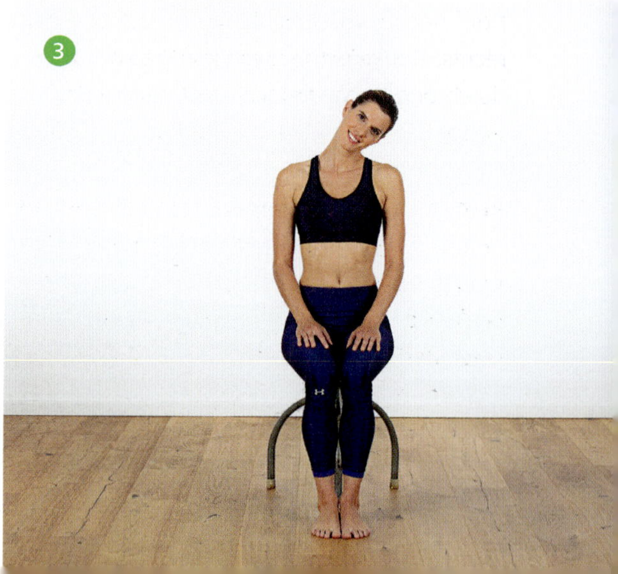

7 Isolierte Mobilisierung der Halswirbelsäule 2

Die nächsten drei Übungen zur isolierten Mobilisierung der Halswirbelsäule erfordern etwas mehr Konzentration und Koordination. Also nicht aufgeben und fleißig üben!

1| Schiebe das Kinn nach vorne und gleichzeitig beide Schultern nach hinten. Bewege hierbei nur die Halswirbelsäule – der Rest der Wirbelsäule bleibt unbewegt und stabil. Anschließend ziehe das Kinn wieder nach innen, ohne jedoch den Kopf zu senken (Doppelkinn-Position).

2| Schwieriger ist das seitliche Verschieben des Kopfes. Denke dir eine senkrechte Linie, die durch den Kopf verläuft. Bewege den Kopf nun nach rechts und links, ohne, dass sich die Linie wie ein »Scheibenwischer« neigt. Sie sollte immer senkrecht bleiben.

3| Und nun die schwierigste Variante: Kombiniere die beiden vorangegangenen Übungen so, dass sich eine kreisende Bewegung in der Horizontalebene ergibt. Schiebe also den Kopf nach vorne, nach links, zurück und nach rechts. Denke dir wieder diese gerade Linie durch den Kopf, die sich nicht neigen darf.

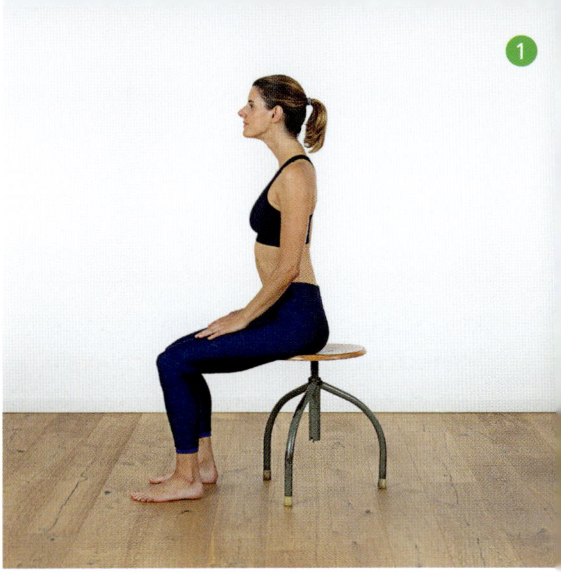

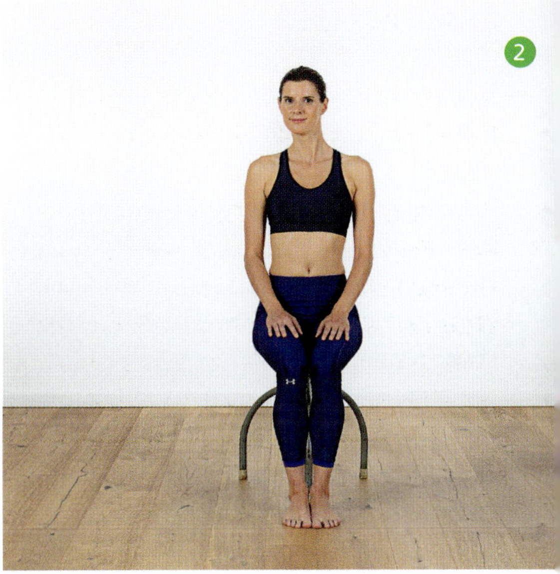

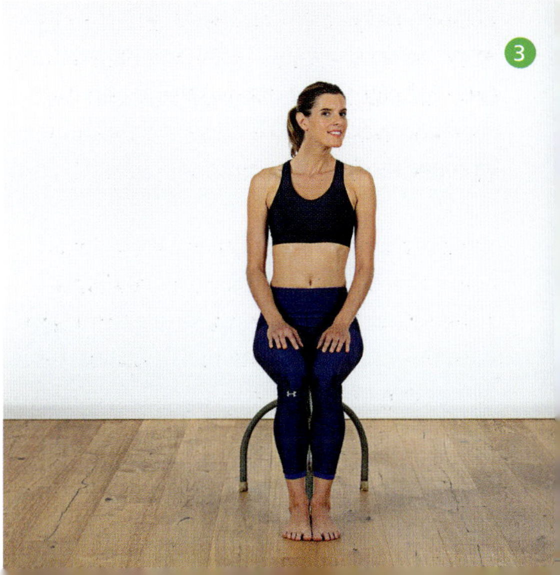

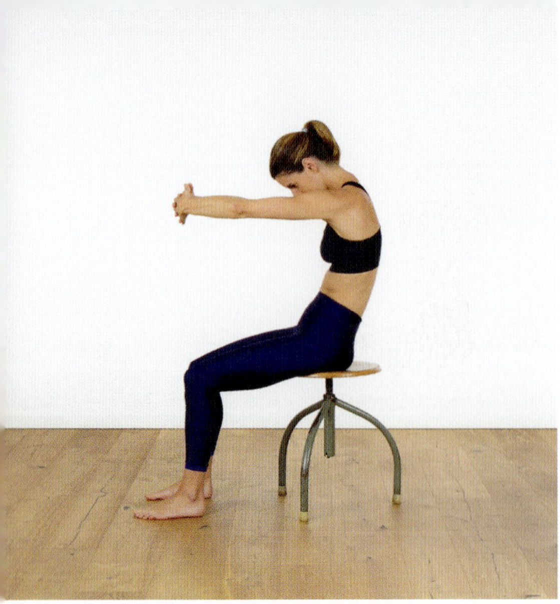

8 Schulter-Nacken-Dehnung

Im Bereich des oberen Rückens und des Nackens liegen einige Muskeln, die häufig unter Dauerspannung stehen, weil sie permanent versuchen, uns in eine physiologisch gesunde Haltung zu bringen. Mit der Schulter-Nacken-Dehnung kannst du diese verspannten Muskeln entspannen und für ein wenig Entlastung sorgen.

Setze dich aufrecht auf einen Stuhl oder auf deine Fersen auf zwei Yogablöcke. Verzahne deine Finger vor dir, die Handflächen zeigen zu dir. Hebe die Arme und schiebe dann Schultern und Arme langsam immer mehr nach vorne. Senke den Kopf. Du spürst jetzt bereits eine leichte Dehnung.

Um diese Dehnung zu intensivieren, versuche, beide Schulterblätter auseinanderzuziehen. Gleichzeitig kannst du die Schultern nach unten ziehen. Halte diese Position für 8–12 ruhige Atemzüge.

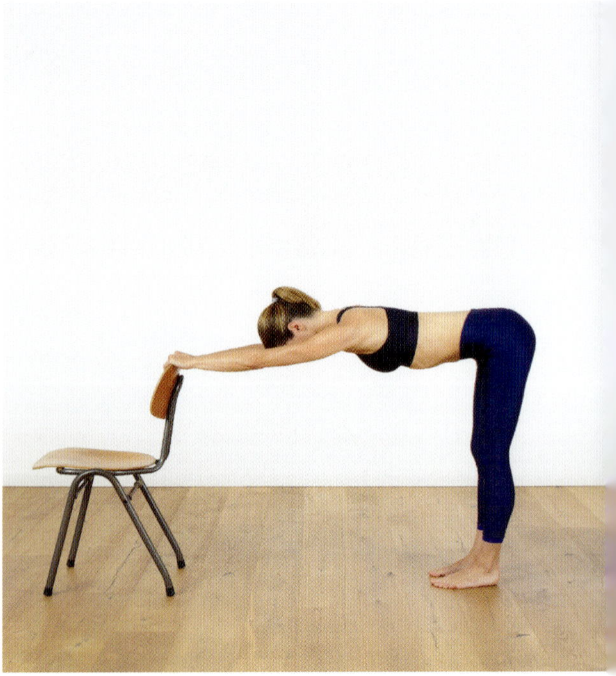

9 Halbe Vorbeuge

Stehe mit hüftbreit geöffneten Füßen vor einem Stuhl. Beuge dich nach vorne und lege die Hände auf die Stuhllehne. Strecke deine Arme lang und lass den Brustkorb mit jedem Ausatmen immer mehr behutsam nach unten in Richtung Boden sinken.

Die Knie dürfen bei dieser Übung leicht angewinkelt bleiben, wodurch du mehr Länge in der Wirbelsäule erreichen kannst.

Halte diese Position für 8–12 ruhige Atemzüge und spüre die immer tiefer werdende Dehnung des vorderen Brust-Schulter-Bereiches. Zum Verlassen der Position machst du einen Schritt nach vorne und richtest den Oberkörper wieder auf.

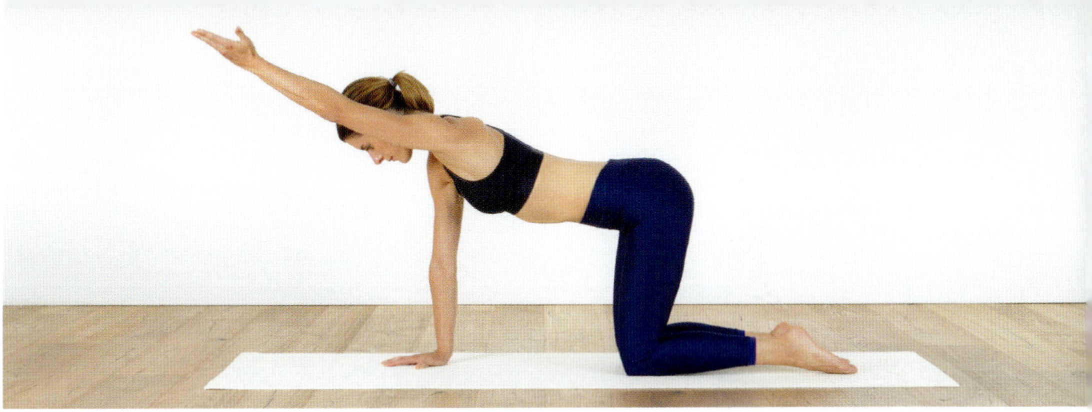

10 Armstrecken im Vierfüßlerstand

Gehe in den Vierfüßlerstand. Die Handballen sind senkrecht unter den Schultern und die Knie unter den Hüftgelenken platziert.

Hebe den linken Arm und strecke ihn nach vorne lang aus. Die Handfläche zeigt so gut es geht nach oben zur Decke. Ziehe gleichzeitig die linke Schulter nach hinten.

Halte diese Position für 4–6 Atemzüge. Wiederhole die Übung nach einer kleinen Pause mit dem rechten Arm.

! Die Herausforderung besteht darin, dass du weder mit dem Becken noch mit dem Oberkörper in irgendeiner Weise ausweichst. Bleibe stabil in der Mitte.

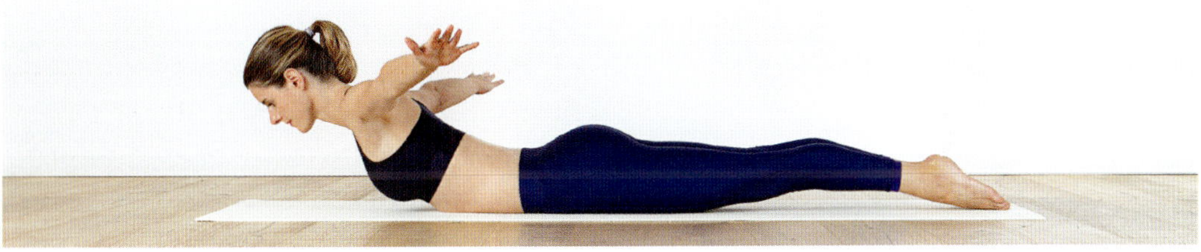

11 Kobra Variante

Lege dich auf den Bauch. Strecke die Beine aus und drücken die Fußrücken in die Matte. Hebe dein Brustbein ein wenig vom Boden. Breite dann deine Arme seitlich aus. Die Handflächen zeigen nach unten. Ziehe die Schultern nach hinten Richtung Beine.

Halte den Kopf in Verlängerung des Nackens, richte den Blick zum Boden. Stelle dir vor, dass deine Arme immer länger werden.

Halte diese Position für 4–6 Atemzüge. Nach einer kleinen Pause kannst du diese Übung wiederholen.

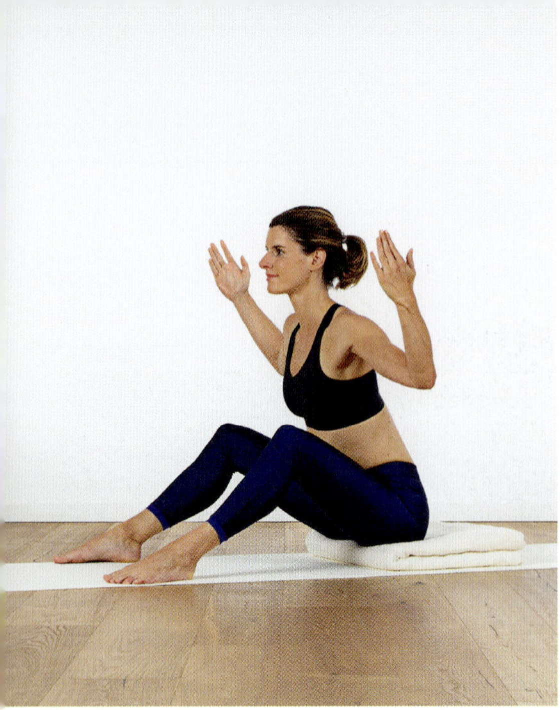

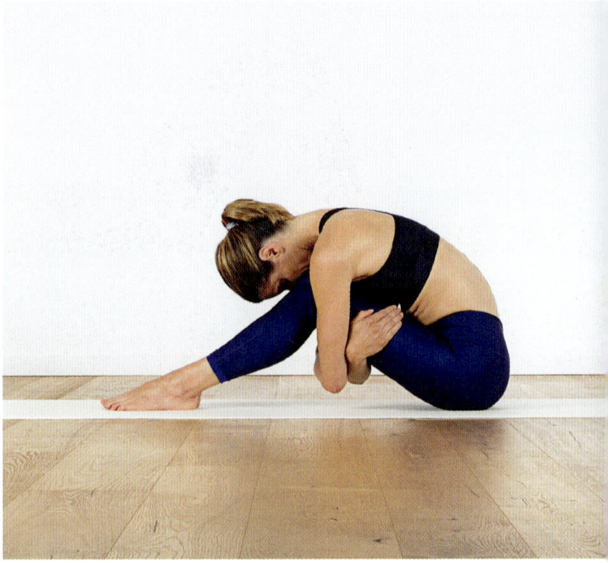

12 Vorbeuge im Sitzen

Für die Übung »Vorbeuge im Sitzen«, im Yoga *Paschimottanasana* genannt, gibt es etliche Variationen. Ich habe für dich eine Ausführung gewählt, bei der auch die Muskulatur des Schultergürtels aktiviert wird.

Sitze auf einem Yogablock oder einer beliebigen Erhöhung. Die Beine sind etwa schulterbreit geöffnet und in den Kniegelenken nur leicht angewinkelt. Die Füße sind flach aufgestellt. Hebe die Arme seitlich an und beuge sie in den Ellbogen. Drehe die Handinnenflächen zu den Ohren. Hebe beim Einatmen dein Brustbein an und neige beim Ausatmen den gestreckten Oberkörper nach vorne. Halte diese Position und versuche, die Ellbogen aktiv nach hinten zu ziehen. Deine Schultern ziehen dabei nach unten, also weg von den Ohren.

Halte diese Position für 6–8 Atemzüge.

13 Die Pause des Kutschers

Bleibe sitzen und hole deine Füße eventuell etwas näher heran. Deine Beine können leicht geöffnet oder geschlossen sein. Finde für dich eine passende Position. Umgreife beide Beine und lass den Oberkörper nach vorne sinken. Lass den Kopf locker hängen und entspanne deine Schultern.

Bleibe so lange, wie es dir guttut, in dieser Position. Lass den Atem in den Rücken fließen und sich dort wohlig ausbreiten. Beobachte das Kommen und Gehen des Atems, ohne den Rhythmus zu beeinflussen.

! Du kannst auch auf einem Stuhl sitzen und den Oberkörper zwischen den Beinen hängen lassen. Probiere unterschiedliche Möglichkeiten aus, bis du für dich die passende gefunden hast.

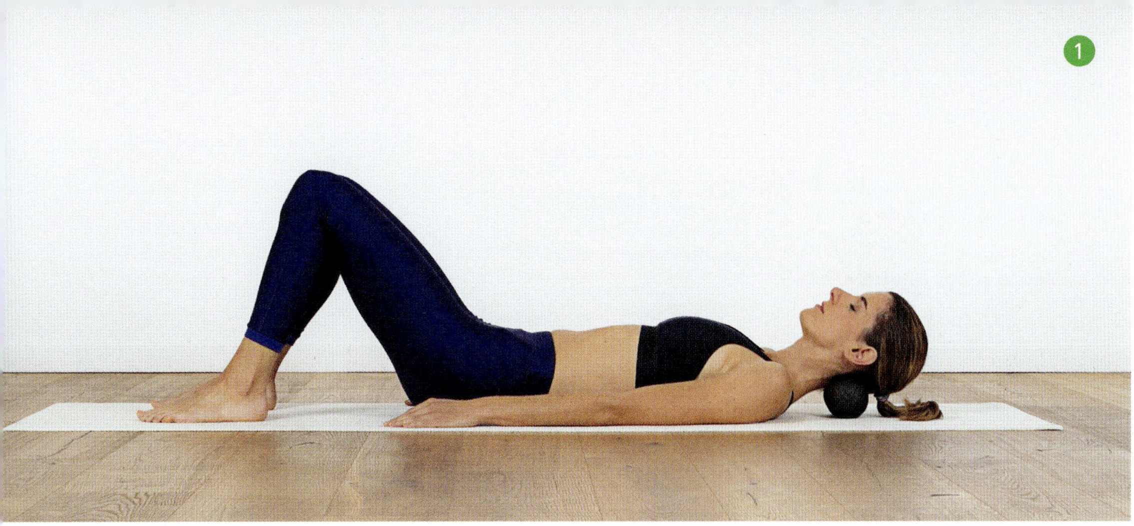

14 Heilsame Tennisbälle

Wenn du zu Hause zwei Tennisbälle hast, dann kannst du vor deiner Entspannungsphase folgende Übung in dieses Programm einfügen. Zur Vorbereitung stecke die zwei Bälle in eine feste Baumwollsocke.

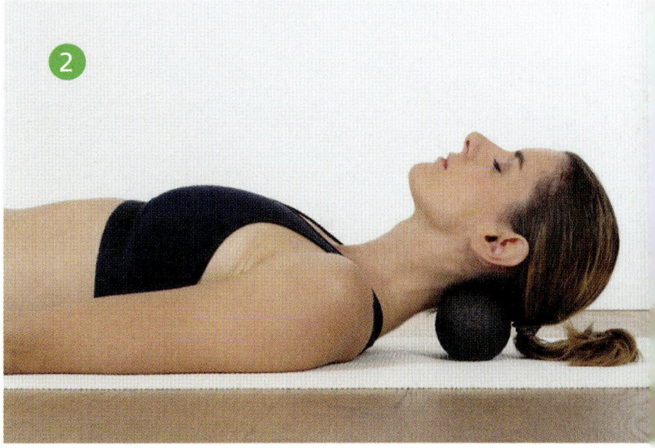

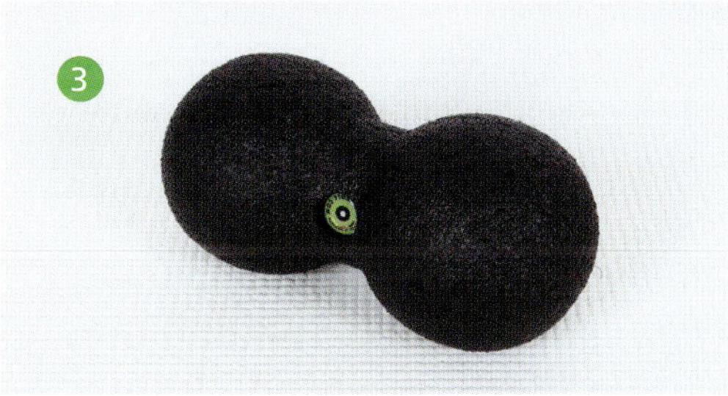

1| Lege dich auf den Rücken und stelle deine Beine bequem auf oder lege sie auf dem Boden ab.

2| Positioniere die Tennisbälle unter deinem Hinterkopf und zwar so, dass ein Ball unter dem rechten und der andere unter dem linken Nackenmuskel liegt. Deine Arme sind locker und entspannt.

Wenn die Bälle ihren richtigen Platz gefunden haben, schließe die Augen und entspanne die Stirn, die Wangen, den Mund und die Kiefergelenke.

Lass den Kopf für 2–3 Minuten mit jedem Ausatmen mit den Bällen verschmelzen. Spüre, wie sich deine Nackenmuskeln immer mehr entspannen.

3| Alternativ zu den Tennisbällen in der Socke gibt es auch ein tolles Gerät, den sogenannten Duoball. Er dient vor allem der Eigenmassage der Muskeln, die links und rechts der Wirbelsäule liegen, dem Rückenstrecker. Angewendet wird er für diese Übung wie die Tennisbälle. Dieses und einige andere interessante Eigenmassage-Geräte findest du in jedem gut sortierten Sportgeschäft.

Starke Basis für den Rücken

Das Präventivprogramm für einen kraftvollen Rumpf und eine gestützte Wirbelsäule

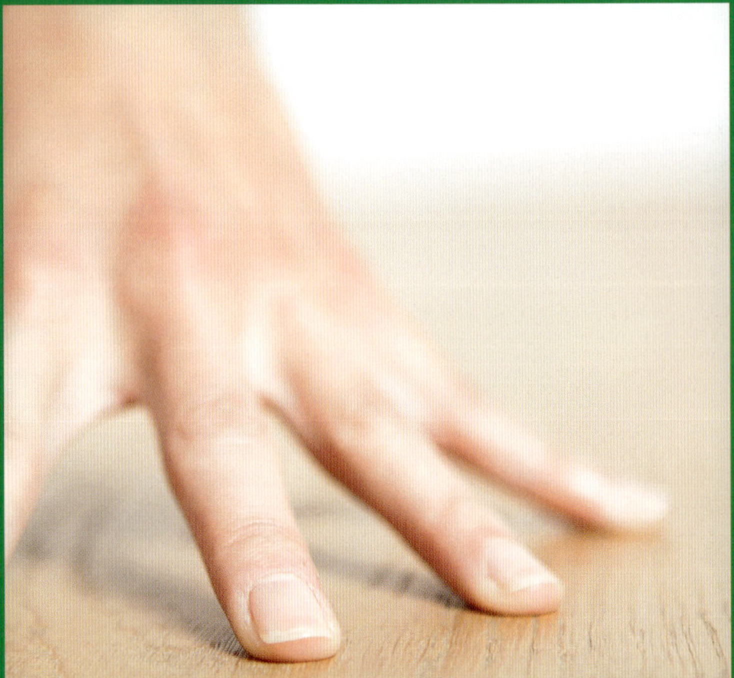

Anstrengungen machen gesund und stark.

Martin Luther

Gesund durch Anstrengung

Was Martin Luther wohl genau gemeint hat, als er sagte »Anstrengungen machen gesund und stark«? Als zentrale Persönlichkeit der Reformation hatte sein Wirken sicherlich weltgeschichtliche Bedeutung, und wenn er von Anstrengung sprach, meinte er bestimmt auch sein unermüdliches geistiges Engagement.

Die Anstrengungen, auf die du in diesem Übungsprogramm treffen wirst, machen ebenfalls gesund und stark. Dabei spielt der Geist, also dein Engagement, ganz sicher auch eine Rolle. Manchmal zählt nämlich der Wille, etwas zu schaffen. Wie weit bin ich bereit zu gehen? Gebe ich beim ersten Hindernis auf, oder halte ich noch ein wenig durch? Gerade bei den Stützhaltungen muss man wirklich aus seiner Komfortzone heraustreten und bereit sein, seinem eigenen Geist für einen Augenblick zu misstrauen. Der nämlich will einem ziemlich schnell weismachen, dass dies jetzt zu anstrengend ist. Wenn man aber genau in diesem Moment noch ein bisschen durchhält, dann überwindet man seine lauten Gedanken und man behält die Kontrolle über sich selbst. Man lernt sich selbst zu vertrauen und erlebt leibhaftig, dass eigentlich der Geist der Bequeme und der Körper der Willige ist.

Überwinde deinen bequemen Geist

Über körperliche Kraft zu verfügen, macht einen wichtigen Teil unseres Wohlbefindens aus. Die Asana-Praxis hilft dabei, diese Kraft zu erhalten und zu verbessern. Spüre, was in dir steckt! Wenn du dieses Programm regelmäßig übst, wirst du nicht nur körperlich fitter, sondern auch mental stabiler. Probiere ruhig einmal aus, eine bestimmte Stützhaltung einen Moment länger zu halten, als es dein sich von Natur aus nach Bequemlichkeit sehnender Geist will. Überwinde ihn und gewinne Kraft, Zuversicht und Mut für deinen Alltag mit seinen vielen herausfordernden Aufgaben.

Dauer des Übungsprogramms
40–45 Minuten

Was du benötigst
Yogamatte

Wirkung
Ein muskulär gestützter Rumpf ist die Basis für einen schmerzfreien Rücken. Diesbezüglich sind vor allem die tiefer liegenden Muskelschichten von Bedeutung. Mit den Stützhaltungen in diesem Programm kräftigst du genau die Bereiche, die deinen Rumpf und deine Wirbelsäule in eine stabile und ausgewogene Position bringen. In Kombination mit den Bootsstellungen, die deine Bauchkraft verbessern, schaffst du dir ein gut funktionierendes Fundament. Das Programm hat es in sich – anstrengend, aber effektiv!

Tipp

Nach diesem Programm solltest du auf jeden Fall eine Entspannungsphase anhängen, die dir die Möglichkeit gibt, ausgiebig nachzuspüren. Gut geeignet ist der Body-Scan, den du auf Seite 44–46 findest.

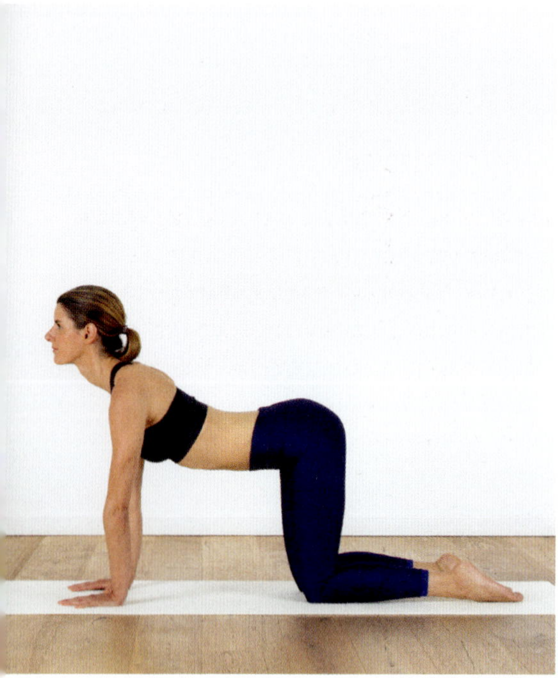

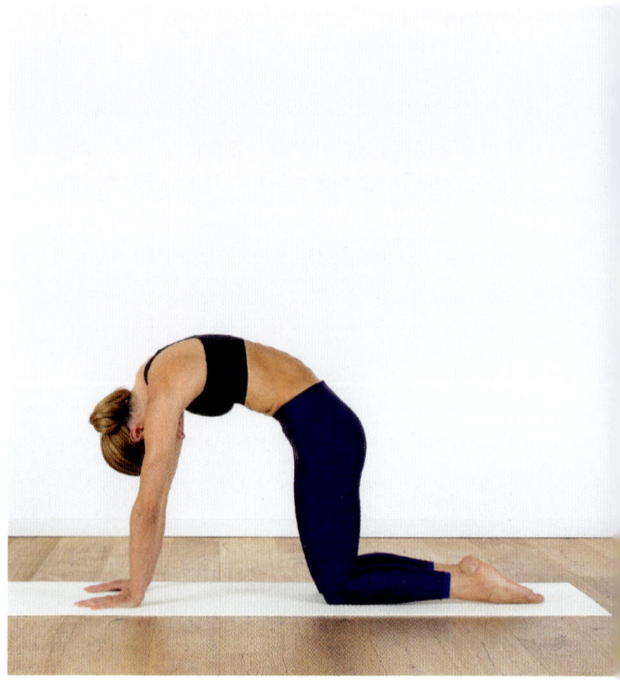

1 Katze-Kuh

Beginne das Aktiv-Programm im Vierfüßlerstand. Die Knie sind hüftbreit und die Hände schulterbreit aufgestellt. In dieser Grundposition befinden sich Arme und Oberschenkel senkrecht zueinander.

Setze deine Hände in einer Linie zu deinen Schultern ab und drücke sie gleichmäßig sanft in die Matte.

1| Kuhhaltung – Halte deine Arme gestreckt, atme tief ein und lass deinen Bauch sinken. Schiebe dein Brustbein nach vorne und die Schultern nach hinten.

2| Katzenbuckel – Ziehe beim Ausatmen deinen Bauchnabel zur Wirbelsäule, drücke die Hände fest in den Boden und wölbe deinen Rücken nach oben. Senke hierbei den Kopf nach unten.

Wiederhole diese Bewegung (Beugen und Strecken der Wirbelsäule) 8–12 Mal in deinem Atemrhythmus.

! Probiere auch, andere, mehr spielerische Bewegungen mit dem Rumpf durchzuführen. Bewege dich in alle möglichen Richtungen. Sei hierbei ganz frei und denke einfach nicht über die Bewegungen nach, sondern lass sie geschehen. Sie entstehen ganz von selbst.

2 Kleine Bretthaltung 1

Diese Übung ist eine leichte Variante der Bretthaltung. Mit ihr aktivierst du die tief liegende Stützmuskulatur deines Rumpfes.

Du bist im Vierfüßlerstand und deine Wirbelsäule ist in ihrer natürlichen Form eingerichtet. Ziehe deine Schultern nach hinten in Richtung Gesäß.

Stabilisiere deine Körpermitte, indem du den Bauchnabel nach innen ziehst und deine Beckenbodenmuskeln leicht anspannst. Hebe dann die Knie wenige Zentimeter vom Boden ab.

Halte diese Position für 4–6 tiefe und ruhige Atemzüge.

Lass dich nicht irritieren, wenn dir die »Kleine Bretthaltung« sehr leicht fallen sollte. Es kommt nicht auf maximale Anstrengung an, sondern auf die Stabilisierung der Wirbelsäule in ihrer physiologischen Doppel-S-Krümmung (siehe Seite 10).

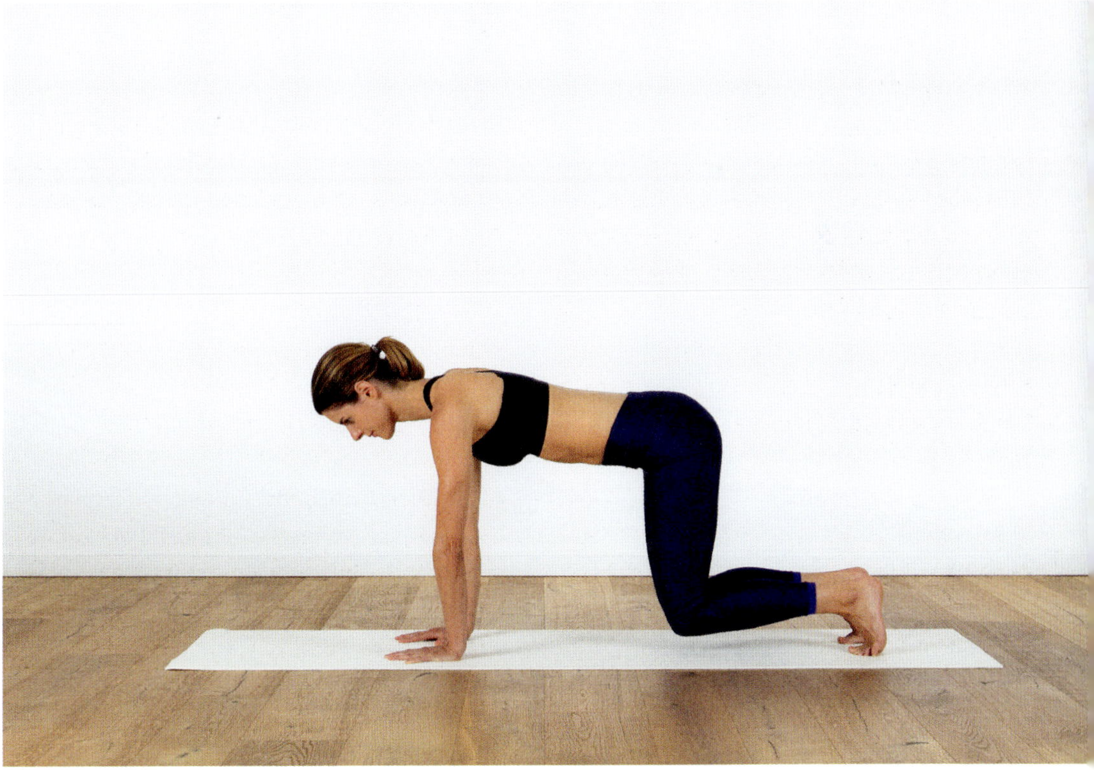

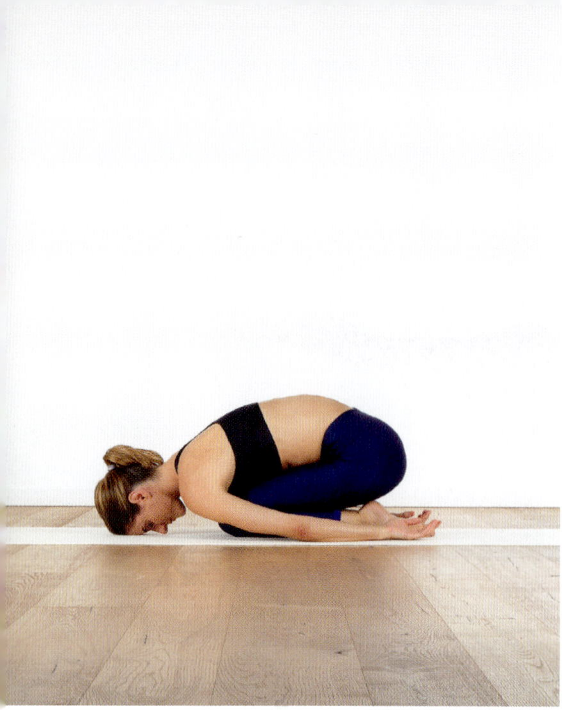

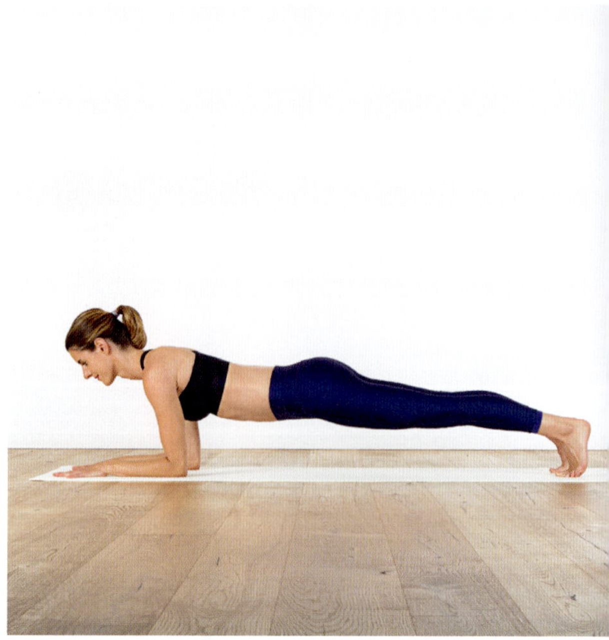

3 Kindesstellung

Um deinen Handgelenken und der Rumpfmuskulatur eine kleine Pause zu geben, gönne dir nun eine kurze Erholung in der Kindesstellung.

Komme dazu mit den Knien zum Boden, setze dich auf die Fersen und lege den Oberkörper auf den Oberschenkeln ab. Die Arme kannst du vorne oder hinten ablegen.

Bleibe in dieser Position, solange sie dir guttut.

4 Kleine Bretthaltung 2

Komme in den Vierfüßlerstand aber lege deine Ellbogen dort ab, wo gewöhnlich deine Hände platziert sind. Deine Unterarme sind parallel zueinander. Ziehe deine Schultern nach hinten in Richtung Gesäß. Stelle deine Füße auf und strecke ein Bein nach dem anderen aus. Halte beide Beine fest angespannt.

Ziehe deinen Bauchnabel nach innen zur Wirbelsäule und spanne deine Beckenbodenmuskeln leicht an.

Halte diese Position für 4–6 ruhige und tiefe Atemzüge.

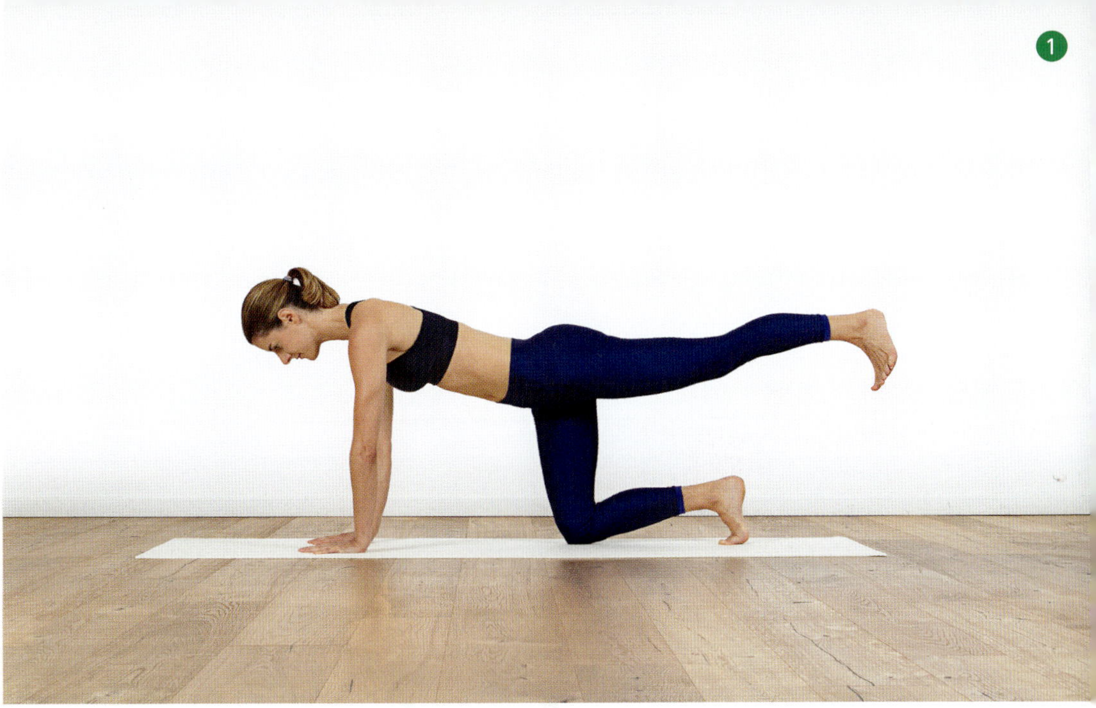

5 Katze-Kuh mit gestrecktem Bein

Komme wieder in den Vierfüßlerstand. Deine Knie sind senkrecht unter den Hüftgelenken und die Handballen unter den Schultern.

1| Strecke beim Einatmen das rechte Bein nach hinten und hebe es parallel zum Boden ab. Schiebe die Ferse kraftvoll zurück. Achte darauf, dass du kein Hohlkreuz im Lendenbereich machst.

2| Ziehe beim Ausatmen das Knie in Richtung Nasenspitze. Hierbei wölbt sich der Rücken zum Katzenbuckel.

Führe diese Bewegung 6–8 Mal durch und wiederhole anschließend die Übung mit dem linken Bein.

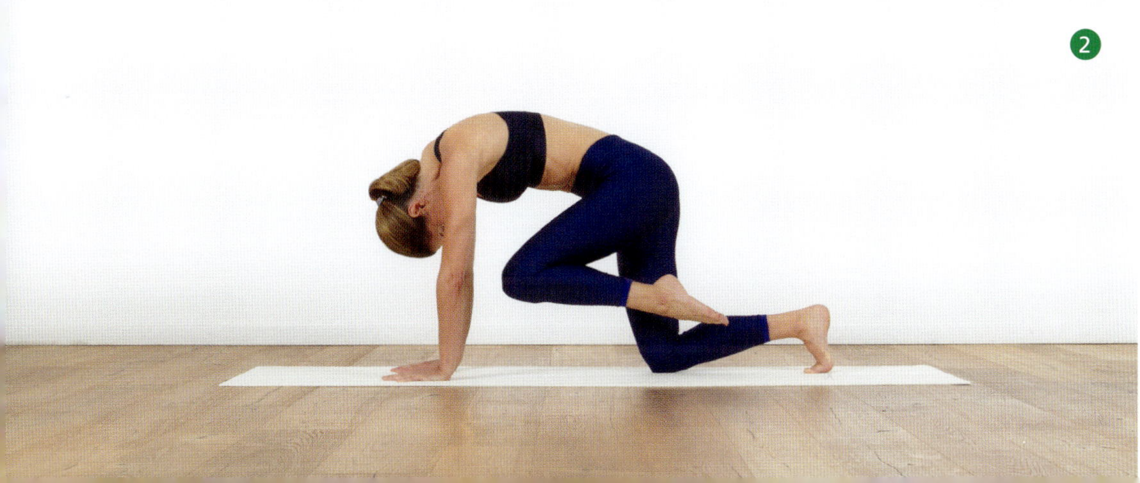

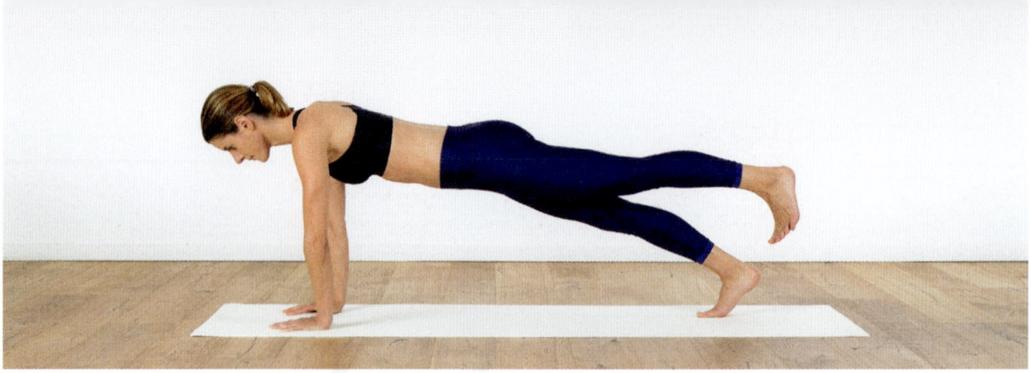

6 Brett mit gehobenem Bein

Gehe zuerst in den Vierfüßlerstand. Die Schultern sind senkrecht über den Handballen platziert.

Strecke dann ein Bein nach dem anderen nach hinten aus und stelle die Zehenballen mit geschlossenen Beinen auf. Spanne die Oberschenkel fest an und ziehe den Bauchnabel nach innen. Spüre die Stabilität in der Körpermitte und achte darauf, dass der gesamte Körper wie ein dickes Brett ganz gerade gehalten wird und im Becken nicht durchhängt. Hebe dann ein Bein nach oben.

Halte diese stabile Position für 4–6 kraftvolle Atemzüge. Gerne auch länger. Sobald du aber merkst, dass die Kraft nachlässt, lege dich kontrolliert auf den Boden ab und mache eine kleine Pause in der Kindesstellung. Übe anschließend mit dem anderen Bein.

7 Kobra mit angewinkelten Armen

Lege dich auf den Bauch, deine Beine sind lang und die Fußrücken drücken aktiv in den Boden. Drücke dein Schambein sanft in die Matte, ohne die Spannung während der Übung wieder zu lösen.

Hebe nun dein Brustbein an und halte deine Arme seitlich angewinkelt über dem Boden.

Verlängere deinen Nacken, indem du ein kleines Doppelkinn machst und den Scheitel nach vorne schiebst. Ziehe gleichzeitig deine Schulterblätter Richtung Gesäß. Du hast nun das Gefühl, dass dein Hals auf allen Seiten ganz lang ist.

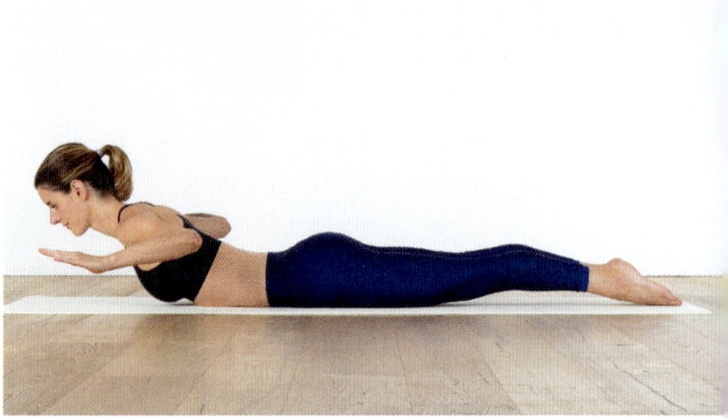

Halte diese Position für 4–6 Atemzüge und versuche, dabei in den Brustkorb zu atmen.

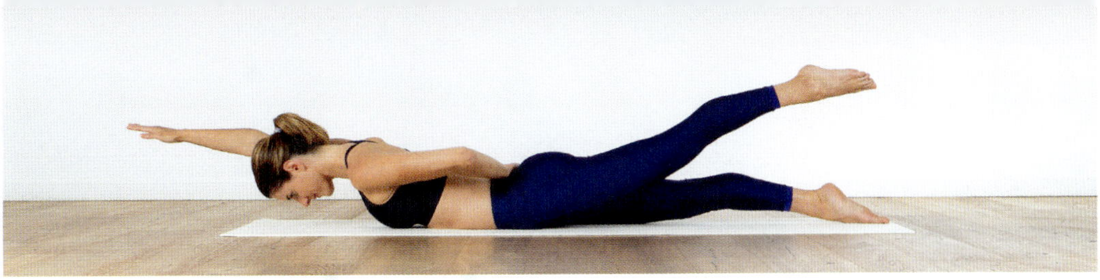

8 Halbe Heuschrecke

Lege dich auf den Bauch und berühre mit deiner Stirn die Matte. Deine Beine sind lang nach hinten ausgestreckt, die Fußrücken drücken in den Boden, dein Schambein drückt ebenfalls sanft auf die Matte. Strecke den rechten Arm nach vorne und lass ihn in aktiver Streckung noch am Boden liegen. Lege die linke Hand bequem auf dem Rücken ab.

Nun beginnt die Aktivität. Hebe mit dem Einatmen den Kopf, das linke Bein und den rechten Arm vom Boden. Stelle dir vor, dass du dich diagonal auseinanderziehen willst.

Halte diese Position für 4–6 tiefe Atemzüge und versuche, dabei in den Brustkorb zu atmen. Wiederhole die Übung nach einer kurzen Pause auf der anderen Seite.

Erhole dich anschließend in der Kindesstellung (siehe Seite 146).

9 Nach unten blickender Hund

Beginne im Vierfüßlerstand. Fächere deine Finger weit auf und drücke sie sanft in die Matte. Bringe deine Hände ein Stück weiter nach vorne, sodass sie sich vor der Schulterlinie befinden. Stelle deine Zehenballen auf und hebe dein Becken nach oben in Richtung Himmel. Die Arme sind lang und fest, die Schultern nach außen gedreht. dein Rücken ist lang, dein Brustkorb geweitet.

Halte diese Position für 6–8 tiefe Atemzüge.

! Beim »Nach unten blickenden Hund« ist es wichtiger, den Rumpf in die Länge zu ziehen, als die Beine komplett durchzustrecken. Achte deshalb vor allem auf eine gestreckte Wirbelsäule und beuge, wenn nötig, die Knie.

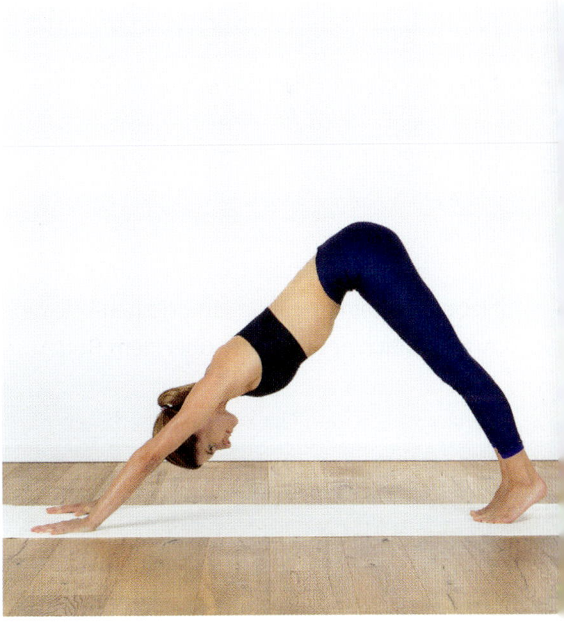

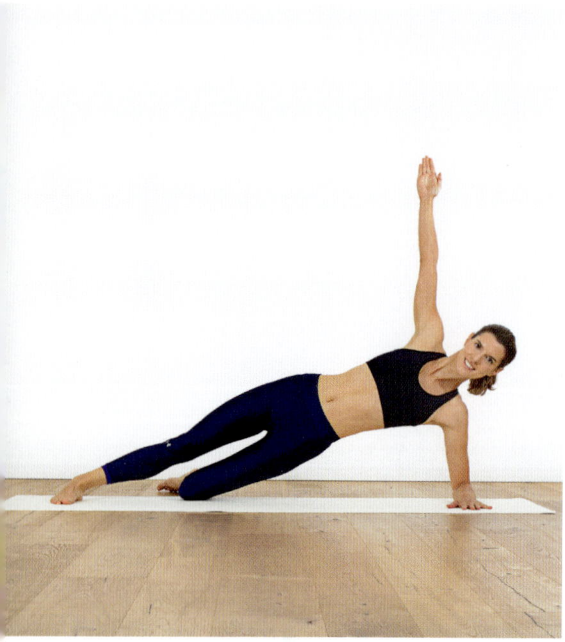

10 Kleiner Seitstütz

Gehe in die linke Seitenlage und stütze dich mit dem Ellbogen ab. Deine Beine sind vorerst nach hinten angewinkelt und die Knie liegen übereinander. Oberschenkel, Becken und Brustkorb sind in einer Linie ausgerichtet.

Drücke dich dann aus deiner linken Schulter heraus hoch und hebe dein Becken vom Boden. Strecke anschließend dein rechtes Bein aus und setze den Fuß fest auf der Matte ab. Spanne das Bein fest an. Nimm nun den rechten Arm nach oben in den Himmel und mache ihn so lang, als würdest du etwas von oben greifen wollen.

Atme 6–8 Mal tief ein und aus. Senke anschließend das Becken ab und wiederhole die Übung auf der anderen Seite.

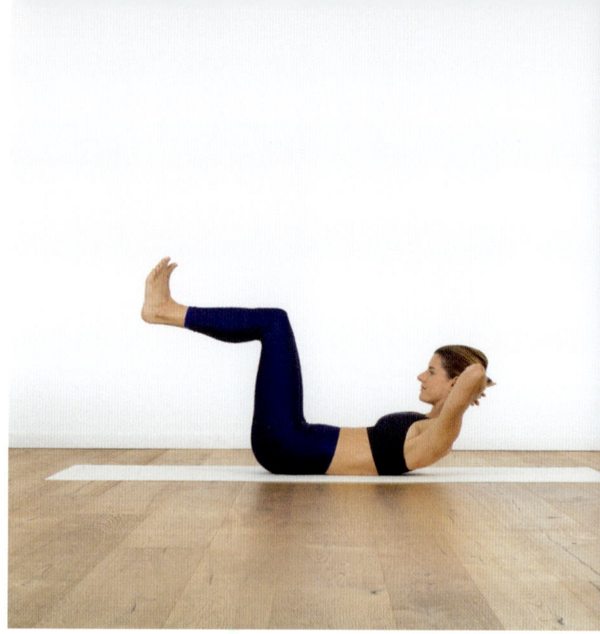

11 Das Boot 1

Lege dich auf den Rücken und stütze deinen leicht angehobenen Kopf mit den Händen. Hebe deine Beine in die sogenannte »Stufenposition« (siehe Abbildung). Ziehe deine Zehenspitzen zu dir heran.

Bringe nun deinen unteren Rücken in eine aktive und feste Lumbalpresse (»Lumbalpresse«, siehe Seite 114). Versuche, deine Schultern und deine Schulterblätter weiter vom Boden anzuheben.

Halte diese Position für 4–6 Atemzüge. Wiederhole die Übung nach einer kleinen Pause.

! Ziehe deinen Bauchnabel während der Haltephase nach innen zur Wirbelsäule und atme in die Flanken des Brustkorbs.

Ziehe den Oberkörper so wenig wie möglich mit den Armen nach oben, sondern aktiviere dazu deine Bauchmuskeln.

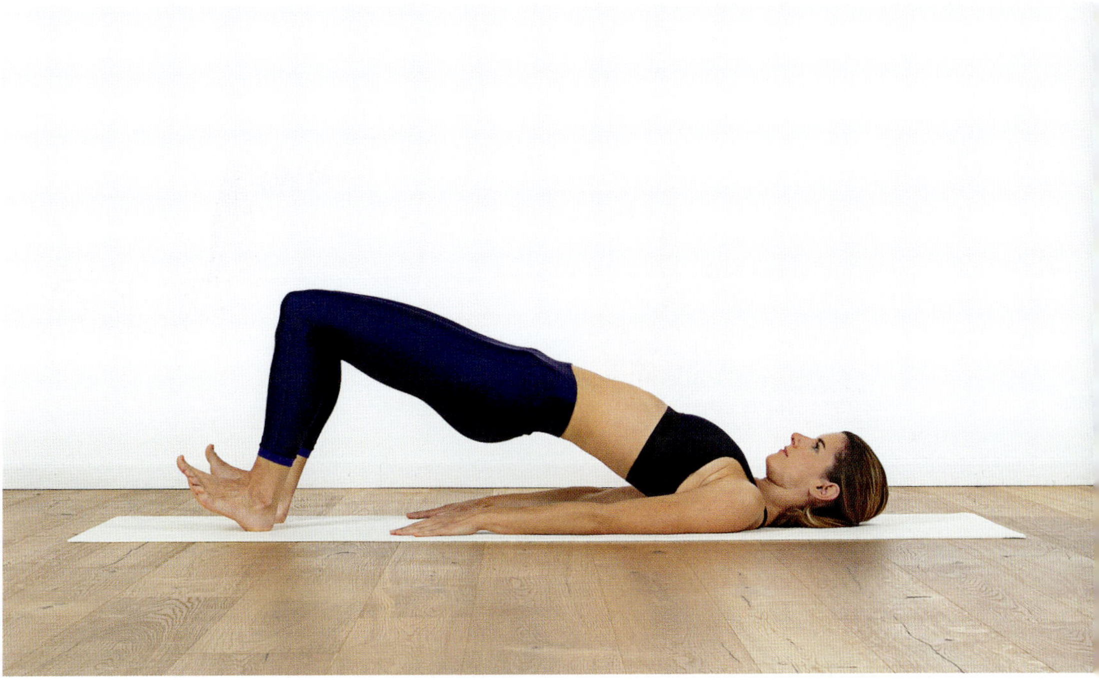

12 Schulterbrücke mit aufgestellten Fersen

Bleibe auf dem Rücken liegen. Deine Beine sind aufgestellt. Die Füße sind vor der Knieebene schulterweit und parallel platziert. Deine Arme liegen eng neben deinem Körper auf der Matte, die Handflächen zeigen zum Boden. Hebe nun deine Zehenspitzen an, sodass nur noch die Fersen auf die Matte drücken.

Hebe dein Gesäß mit dem Einatmen so weit an, bis der Oberkörper, das Becken und die Oberschenkel eine gerade Linie bilden.

Halte diese Position für 6–8 tiefe Atemzüge. Löse diese Stellung dann auf und bleibe zum Nachspüren einige Momente ruhig liegen. Gerne kannst du diese Übung anschließend ein zweites Mal wiederholen.

! Versuche, das Gewicht des Körpers so zu verteilen, dass die vier Auflagepunkte (beide Schultern und beide Fersen) gleich fest mit dem Boden verankert sind.

Die Übung ist nicht »besser«, wenn du dein Becken so hoch wie möglich hebst. Versuche vielmehr, eine für den unteren Rücken angenehme Beckenhöhe zu erreichen.

Bei Unwohlsein im unteren Rücken senke das Gesäß wieder ein wenig ab oder versuche, den unteren Rücken zu verlängern, indem du dein Schambein in Richtung Brustbein ziehst (Übung »Schambein nach 12 Uhr«, siehe Seite 38).

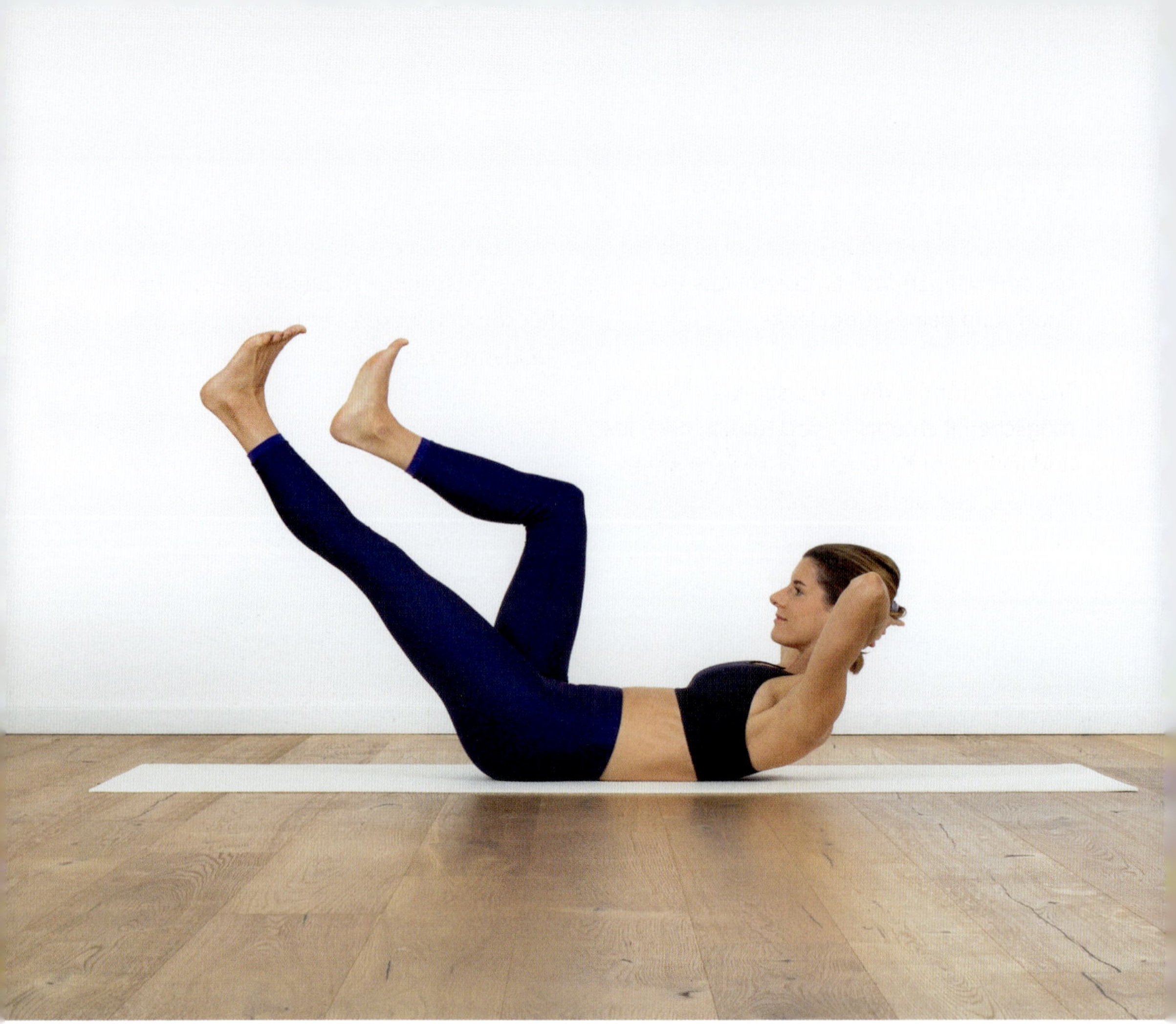

13 Das Boot 2

Lege dich auf den Rücken und stütze deinen leicht angehobenen Kopf mit den Händen. Hebe deine Beine in die sogenannte »Stufenposition«. Ziehe deine Zehenspitzen zu dir heran.

Bringe nun deinen unteren Rücken in eine aktive und feste Lumbalpresse (»Lumbalpresse«, siehe Seite 114). Versuche anschließend, deine Schultern und deine Schulterblätter weiter vom Boden anzuheben.

Schiebe dann das linke Bein mit der Ferse voran lang und fest nach vorne.

Halte diese Position für 4–6 Atemzüge und wiederhole die Übung nach einer kurzen Pause auf der anderen Seite.

! Halte den unteren Rücken fest mit der Matte verbunden, wenn du das Bein nach vorne ausstreckst.

14 Knie an die Brust

Ziehe beide Knie zu dir heran und halte sie mit den Händen fest. Entspanne deinen Bauch und deine Hüftgelenke.

Die Arme führen die Beine spielerisch in alle möglichen Richtungen: vor, zurück, nach links und rechts, im Kreis. Lass dir einfach etwas einfallen und denke nicht über richtig oder falsch nach.

Das spielerische und freie Bewegen deiner Beine entspannt den Bauch, den unteren Rücken und lockert Verspannungen in der Lendenwirbelsäule.

! Alternativ zu dieser Übung kannst du dich auf dem Boden lang ausstrecken. Rekle und strecke dich in alle Richtungen und dehne damit die Vorderseite des Oberkörpers.

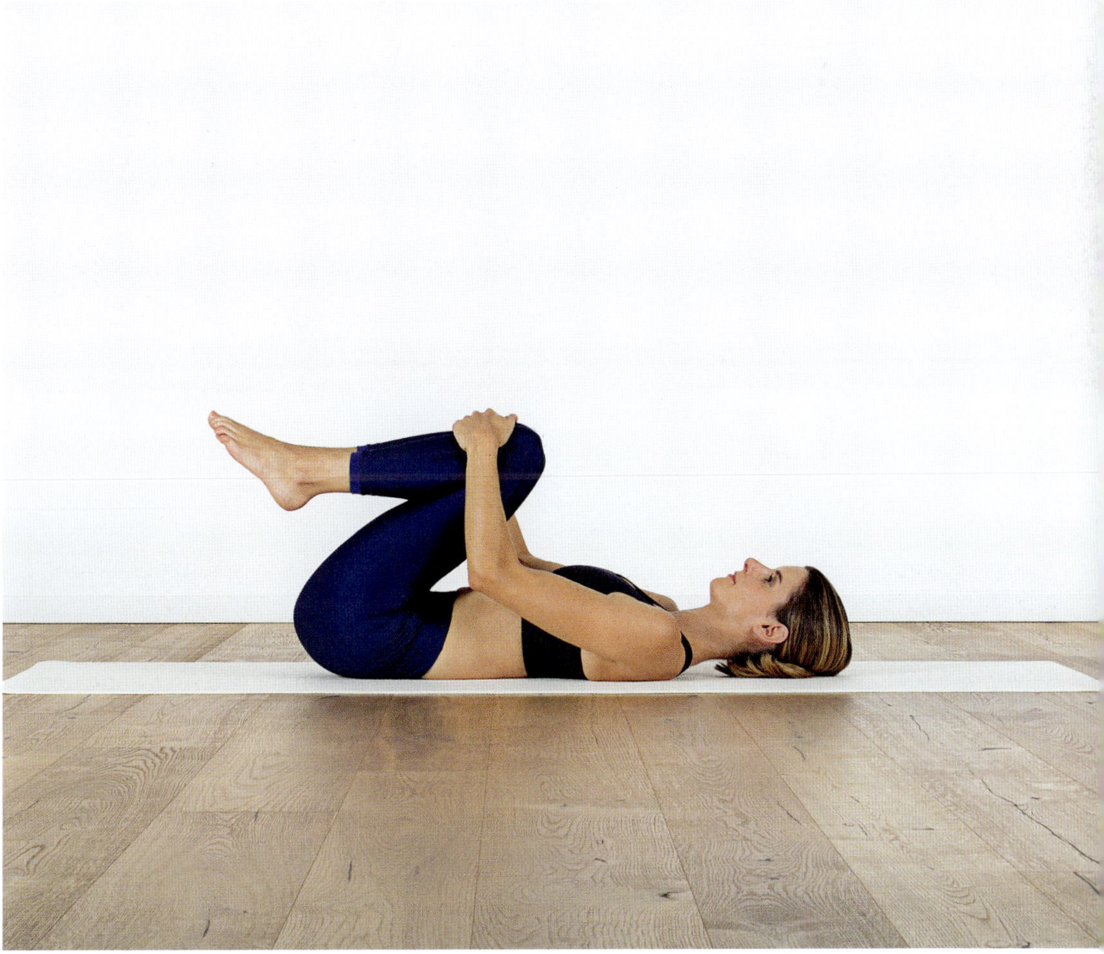

15 Schulterbrücke mit gehobenem Bein

Bleibe auf dem Rücken liegen. Deine Beine sind aufgestellt und die Füße sind unter den Knien platziert. Deine Arme liegen vorerst neben deinem Körper auf der Matte, die Handflächen zeigen nach unten.

Hebe dein Gesäß mit dem Einatmen so weit an, bis der Oberkörper, das Becken und die Oberschenkel eine gerade Linie bilden. Spanne deine Beckenbodenmuskeln an, hebe dann ein Bein und schiebe es aktiv nach vorne. Wenn du dich hier stabilisiert hast, hebe zusätzlich beide Arme an und drehe die Handflächen zusammen.

Halte diese Position für 4–6 tiefe Atemzüge. Wiederhole anschließend die Übung mit dem anderen Bein.

! Obwohl du deine Arme hebst, bleiben die Schultern mit dem Boden verbunden.

Beide Beckenknochen bleiben in gleicher Höhe.

Spanne das gehobene Bein im Oberschenkel fest an und schiebe die Ferse aktiv nach vorne.

Vermeide ein Hohlkreuz! Um den unteren Rücken zu verlängern, ziehe dein Schambein in Richtung Brustbein (Übung »Schambein nach 12 Uhr«, siehe Seite 38).

Bevor du einen zweiten Durchgang mit dem anderen Bein übst, verweile kurz in der Übung »Knie an die Brust« (siehe Seite 153).

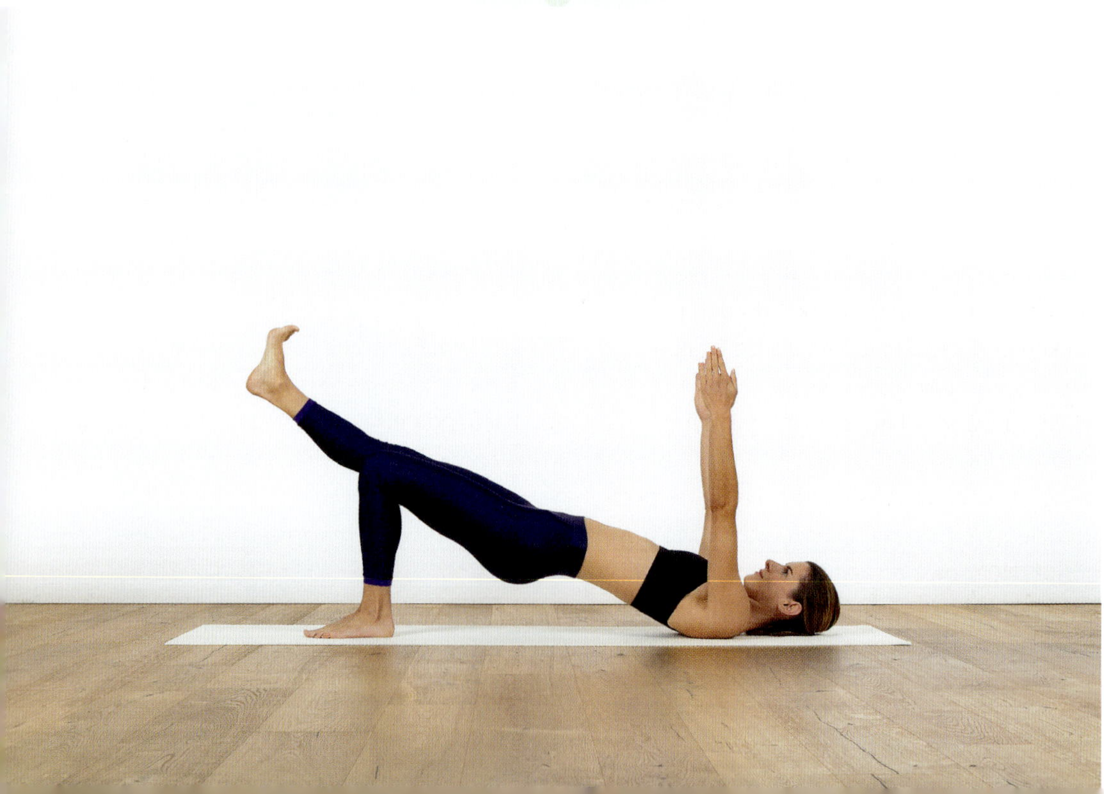

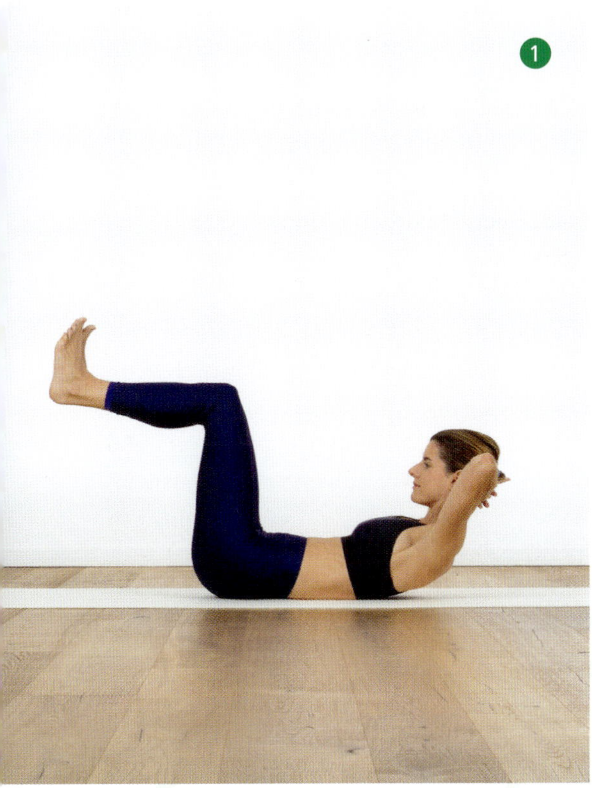

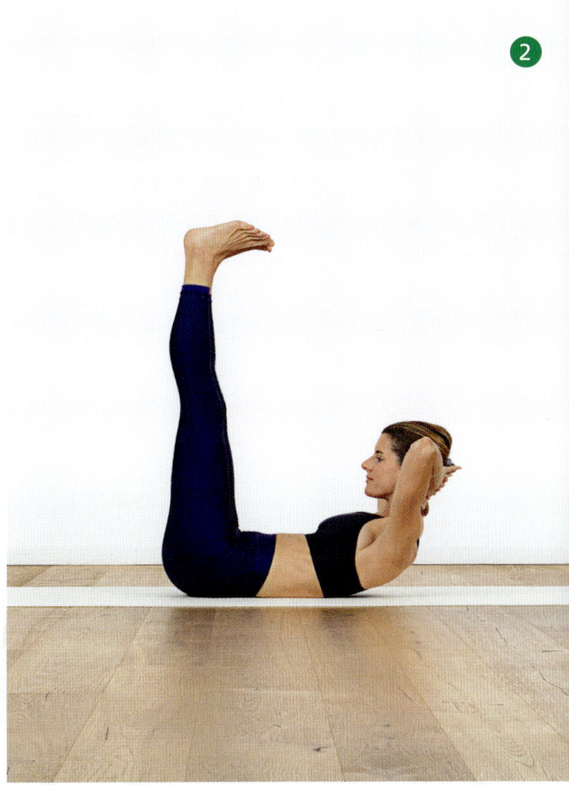

16 Das Boot 3

1| Lege dich auf den Rücken, hebe deinen Kopf und stütze ihn mit beiden Händen. Bringe dann deine Knie in die »Stufenposition« (siehe Abbildung 1).

In dieser Startposition drückst du den unteren Rücken in die Matte hinein. Diese Lumbalpresse (»Lumbalpresse«, siehe Seite 114) hältst du während der gesamten Übung.

Du wirst merken, dass bereits diese Startposition die ganze Kraft deiner Bauchmuskeln benötigt. Nun folgt zusätzlich eine Bewegung.

2| Schiebe beim Ausatmen deine Fersen senkrecht nach oben in den Himmel. Spanne zusätzlich die Muskeln in beiden Oberschenkeln fest an, wenn die Fersen ganz oben angekommen sind.

Winkel beim Einatmen die Beine wieder an. Wiederhole diese Bewegung 6–8 Mal. Mache anschließend gerne eine Pause mit der Übung »Knie an die Brust« (siehe Seite 153).

! Stelle dir vor, du möchtest die Zimmerdecke mit den Fersen kraftvoll nach oben drücken.

Register

Danke

Mein Weg zum Yoga war keineswegs geradlinig. In meinem Leben folgte ich vielen Tälern und Bergen. Manchmal war es nicht leicht, den richtigen Pfad zu finden. Neben einigen anderen Faktoren haben mich auch meine eigenen Rückenprobleme dazu gebracht, ein achtsameres Leben zu führen. Seit mehr als 25 Jahren gebe ich nun mit Leidenschaft meine Erfahrungen und mein Wissen an interessierte Schüler und Lehrer weiter. Ich kann mir keine andere Aufgabe in meinem Leben vorstellen.

Ich danke meiner Lehrerin Angela Englmann (2007 verstorben). Sie hat die ersten Versuche unternommen, mich in die Kunst des Hatha-Yoga einzuweisen. Ich danke auch Dharmavirsing Mahida. Bei ihm durfte ich in Indien ein intensives Iyengar-Yoga-Teacher-Training absolvieren und bekam erste Einblicke in den Bereich der Yogaphilosophie. Im Laufe der Jahre ließ ich mich von vielen weiteren Lehrern inspirieren, las etliche Bücher von großartigen Autoren und Yogameistern und habe durch eine regelmäßige Praxis meine eigenen Erfahrungen über Yoga stetig erweitert. Ich danke meinen Schülern, die mich teilweise seit vielen Jahren begleiten, mich motivieren und auch von ihren eigenen Sorgen und Ängsten erzählen. Ohne euch wäre ich nicht dort, wo ich jetzt bin, und ich wäre nicht der, der ich jetzt bin. Ich danke euch allen!

Danke an den Christian Verlag, insbesondere Doreen, die mir dieses Buchprojekt ermöglicht und mich während der Entstehungsphase betreut hat. Danke für deine Geduld und deine Empathie.

Danke an Claudia, die als Model für dieses Buch zwei anstrengende Tage an meiner Seite war. Es war einfach toll anzusehen, wie leicht du mit deinem Körper umgehen kannst.

Danke auch an die Firma SportScheck, die das Sponsoring für das Outfit übernahm.

Yoga zum Weiterlesen

- Patañjalis Yogasutra – Der Königsweg zu einem weisen Leben von Ralph Skuban (Arkana Verlag)
- Yoga – Tradition und Erfahrung von T.K.V. Desikachar (Via Nova Verlag)
- Licht fürs Leben – Die Yoga-Vision eines großen Meisters von B.K.S. Iyengar (O.W. Barth Verlag)
- Der Urquell des Yoga – Die Yogasutras des Patañjali von B.K.S. Iyengar (O.W. Barth Verlag)

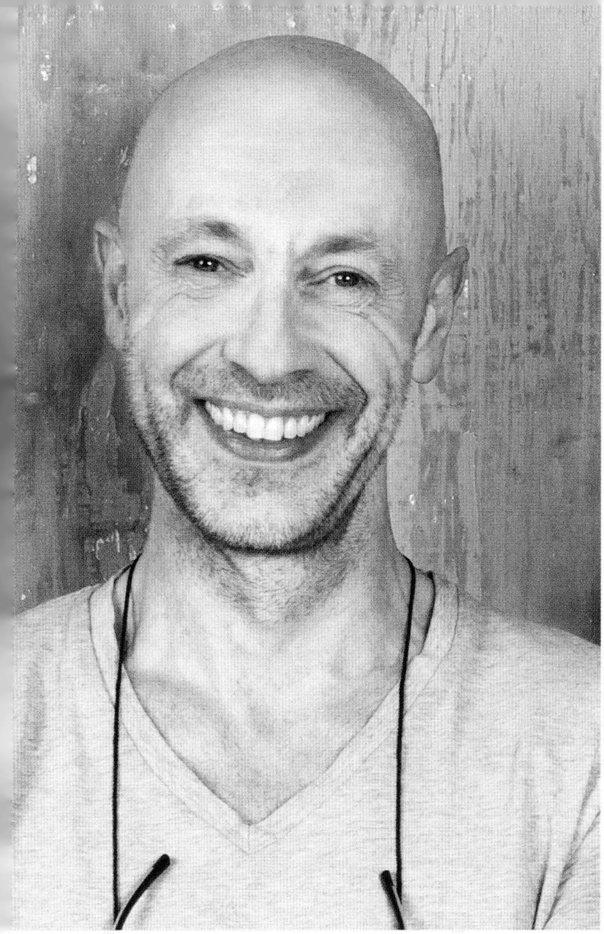

Der Autor

Wolfgang Mießner ist seit über 25 Jahren als Bewegungspädagoge tätig. In den letzten 15 Jahren hat er sich auf somatische Körperarbeit für den Menschen von heute spezialisiert. Als Yogalehrer greift er hierfür auf traditionelle und bewährte Methoden zurück, sucht und findet aber auch immer wieder neue, moderne und individuelle Wege für das Wohlbefinden seiner Schüler und Klienten. In seinem privaten Leben und im Unterricht hat die Achtsamkeit einen hohen Stellenwert. Der regelmäßige Austausch mit Kollegen aus den Bereichen Therapie und Medizin trägt dazu bei, dass seine Arbeit lebendig ist, sich immer weiterentwickelt und er stets auf dem Laufenden der aktuellen Erkenntnisse ist.

Nach drei eigenen gesundheitlich orientierten Bewegungs- und Yogastudios arbeitet Wolfgang nun ausschließlich als freiberuflicher Lehrer, Referent, Ausbilder und Autor. Er gibt regelmäßigen Unterricht für Gruppen und Einzelpersonen in München und bietet im deutschsprachigen Raum verschiedene Workshops und Fortbildungen an.

Weiter Informationen und seinen Kontakt findest du auf seiner Homepage:
www.wolfgang-miessner.de

Impressum

Produktmanagement: Doreen Wolff
Textredaktion: Franziska Sorgenfrei
Korrektorat: Susanne Langer
Layout und Satz: Silke Schüler
Umschlaggestaltung: *zeichenpool, München unter Verwendung von Fotos von Wolfgang Mießner
Repro: Repro Ludwig, Zell am See
Herstellung: Barbara Uhlig
Texte: Wolfgang Mießner
Fotografie: Wolfgang Mießner, außer Shutterstock: S.11 (udaix), S. 12 & 13 l. (Ellen Bronstayn), S. 13 r. (logika600), S. 20 (Melodia plus photos)
Make-Up: Constanze Ryniak, Pinselstrolch
Ausstattung Kleidung: SportScheck GmbH

Printed in Italy by Printer Trento

Unser komplettes Programm finden Sie unter

www.christian-verlag.de

Alle Angaben, Ratschläge und Übungen dieses Werkes wurden vom Autor sorgfältig recherchiert und auf den neuesten Stand gebracht sowie vom Verlag geprüft. Lassen Sie sich in allen Zweifelsfällen zuvor durch einen Arzt oder Therapeuten beraten. Die im Buch enthaltenen Informationen ersetzen in keinem Fall ärztliche Hilfe oder Rat. Weder die Autoren noch der Verlag können für eventuelle Nachteile oder Schäden, die aus den im Buch gegebenen praktischen Hinweisen entstehen, eine Haftung übernehmen.

Die Deutsche Nationalbibliothek verzeichnet diese Publikation in der Deutschen Nationalbibliografie; detaillierte bibliografische Daten sind im Internet über http://dnb.d-nb.de abrufbar.

ISBN 978-3-95961-137-4

★★★★★

Sind Sie mit diesem Titel zufrieden? Dann würden wir uns über Ihre Weiterempfehlung freuen.
Erzählen Sie es im Freundeskreis, berichten Sie Ihrem Buchhändler oder bewerten Sie bei Onlinekauf. Und wenn Sie Kritik, Korrekturen, Aktualisierungen haben, freuen wir uns über Ihre Nachricht an Christian Verlag, Postfach 40 02 09, D-80702 München oder per E-Mail an lektorat@verlagshaus.de